(Conserver la couverture)

Travail du Service de M. le Docteur PIERRE MARIE

ANDRÉ LERI

ANCIEN INTERNE DES HOPITAUX DE PARIS

CÉCITÉ ET TABES

(ÉTUDE CLINIQUE)

PARIS

J. RUEFF, ÉDITEUR

106, BOULEVARD SAINT-GERMAIN, 106

—

1904

CÉCITÉ ET TABES

(ÉTUDE CLINIQUE)

Td 88
1056

DU MÊME AUTEUR.

La spondylose rhizomélique. *Rev. de médecine*, août, septembre, octobre 1899.

Autopsie d'un cas de spondylose rhizomélique (en collaboration avec le Dʳ Pierre Marie). *Soc. médicale des hôpitaux*, 24 février 1899.

Sarcomes mélaniques primitivement localisés au membre inférieur, puis généralisés dans la plupart des organes (en collaboration avec le Dʳ Hallopeau). *Soc. anatomique*, 7 juillet 1899; *Soc. de dermatologie*, 13 juillet 1899.

Dermatite pustuleuse provoquée chez un enfant galeux par une friction avec le baume du Pérou (avec le Dʳ Hallopeau). *Soc. de dermatologie*, 9 mars 1899.

Condylomes acuminés massifs développés sur des syphilides végétantes; danger des cautérisations chroniques (avec le Dʳ Hallopeau), *Soc. de dermatologie*, 13 avril 1899.

Féminisme. Actions de la syphilis. Pathogénie des malformations dentaires (avec le Dʳ Hallopeau). *Soc. de dermatologie*, 9 novembre 1899.

Proliférations locales dans la lèpre (avec le Dʳ Hallopeau). *Soc. de dermatologie*, 9 novembre 1899.

Contribution à l'étude de la nature des Myopathies. (Les réflexes tendineux dans cette maladie). *Rev. neurologique*, 15 juin 1901 (Communic. à la *Soc. de neurologie*, 6 juin 1901).

Injections intra et extra-durales de cocaïne à dose minime dans le traitement de la sciatique (avec du Pasquier). *Soc. de biologie*, juillet 1901 et *Bulletin de thérapeutique*, 15 août 1901.

Méningite cérébro-spinale ayant évolué pendant huit mois. Recherches bactériologiques, cytologiques et cryoscopiques. *Archives générales de médecine*, avril 1902.

Des caractères du liquide céphalo-rachidien dans les méningites, et en particulier de la prétendue perméabilité méningée dans la méningite tuberculeuse. *Soc. de biologie*, 5 juillet 1902 et *Archives de médecine des enfants*, août 1902.

Des modifications du volume de la rate dans la grossesse étudiées par la phonendoscopie (avec Bianchi). *Soc. de biologie*, 26 juillet 1902.

Un cas de pseudo-hermaphrodisme avec autopsie. Cas de mariage entre hommes et de règles chez un homme. *Médecine moderne*, 17 décembre 1902 ; *Soc. anatomique*, 5 décembre 1902 (avec le Dʳ Barth).

Atrophie généralisée de la musculature de tous les viscères dans une amyotrophie progressive, type Aran-Duchenne. *Rev. neurol.*, 15 mai 1902 (Communic. *Soc. de neurologie*, 17 avril 1902).

Lésions des centres nerveux des nouveau-nés issus de mères malades (mécanisme et conséquences) (avec le Pʳ Charrin). *Académie des sciences*, 16 mars 1903.

Le réflexe des orteils chez les enfants (valeur diagnostique et pronostique de l'extension et de la flexion des orteils). *Rev. neurologique*, 30 juillet 1903 (Communic. *Soc. de neurologie*, 2 juillet 1903).

Aspect ondulé des racines rachidiennes après un affaissement brusque de la colonne vertébrale (avec Mocquot). *Soc. de neurologie*, 2 juillet 1903.

Méningite syphilitique en plaques avec épilepsie jaksonienne, datant de sept ans, *Soc. anatomique*, 17 juillet 1903.

Un cas de microsplénie excessive. *Soc. anatomique*, 17 juillet 1903.

Luette double. *Soc. anatomique*, 17 juillet 1903.

Contribution à l'étude des malformations congénitales du système nerveux. Pathogénie de l'anencéphalie (avec Vurpas). *Académie des sciences*, 20 juillet 1903.

Contribution à la classification pathologique des monstres anencéphaliens (avec Vurpas). Congrès des aliénistes et neurologistes. Bruxelles, août 1903.

Sur la prolongation anormale de la gestation dans les cas d'anencéphalie (avec Bender) *Soc. de biologie*, 25 juillet 1903.

De l'atrophie constante des capsules surrénales chez les anencéphales (avec Bender), *Soc. de biologie*, 25 juillet 1903.

Atrophies musculaires progressives spinales et syphilis. Congrès de Bruxelles, août 1903.

Évolution de l'amaurose tabétique (avec le Dʳ Pierre Marie). *Soc. de neurologie*, 4 février 1904.

Cécité et tabes (Étude anatomique). Mémoire remis pour le concours des prix de l'Internat. (Inédit).

Collaboration à l'article *Maladies de la moelle*, par Pierre Marie. *Traité de médecine* de Charcot, Bouchard et Brissaud, 2ᵉ *édition*, 1904.

Articles: *Myélites. — Atrophie musculaire spinale* (type Aran-Duchenne). — *Hérédo-ataxie cérébelleuse* in *Traité de médecine* de Charcot, Bouchard et Brissaud, 2ᵉ *édition*.

ANDRÉ LERI

ANCIEN INTERNE DES HOPITAUX DE PARIS

CÉCITÉ ET TABES

(ÉTUDE CLINIQUE)

PARIS

J. RUEFF, ÉDITEUR

106, BOULEVARD SAINT-GERMAIN, 106

1904

PRÉFACE

En arrivant au terme de notre internat, c'est pour nous
un vif plaisir de trouver dans la publication de cette thèse
une occasion d'exprimer toute notre reconnaissance aux
maîtres éminents qui ont guidé de leurs bienveillants conseils nos études médicales.

M. le Dr PIERRE MARIE, professeur agrégé à la Faculté de
médecine et médecin de l'infirmerie de Bicêtre, nous a
donné maintes fois, pendant les deux années que nous
avons eu l'honneur d'être attaché à son service, la preuve
du dévouement et de l'affection qu'il sait avoir pour ses
élèves ; maintes fois nous avons eu la preuve qu'ils ne
s'adressent jamais en vain à sa bienveillance quand ils ont
besoin d'un conseil ou d'un appui ; il nous a montré qu'il
sait toujours payer de sa personne quand il peut leur être
utile. Il nous permettra de lui redire ici avec quelle profonde sympathie, en de pénibles circonstances, nous avons
su partager ses douleurs.

Le présent sujet de travail n'est pas le seul dont il ait
bien voulu nous confier l'étude ; pour celui-ci, comme
pour les autres, il a mis à notre disposition sa riche docu-
mentation bibliographique et nous a grandement facilité

toutes les recherches; il nous a ainsi rendu la tâche fort aisée.

Notre seule ambition sera satisfaite s'il veut bien estimer que nous n'avons pas tiré mauvais emploi de ses précieux conseils et de ses importants documents. Il voudra bien agréer l'expression de notre sincère et respectueuse gratitude.

M. le P⁰ CHARRIN, MM. HALLOPEAU et WURTZ, Pʳ agrégés, et MM. les Dʳˢ BABINSKI, BARTH, COMBY, DALCHÉ, ont été nos maîtres d'internat : tous ont été pour nous pleins de marques de sympathie, tous nous ont prodigué les enseignements de leur grande expérience clinique; certains ont eu pour nous, hors même de l'hôpital, des attentions qui nous ont vivement touché ; à tous nous sommes heureux d'exprimer notre vive reconnaissance.

M. le Dʳ LABADIE-LAGRAVE a été pour nous un maître excellent dont nous avons toujours eu plaisir à admirer le profond sens clinique ; pour nous et pour les nôtres, il s'est montré toujours un conseiller dévoué et un ami fidèle; il sait quelle particulière affection nous lui avons vouée.

MM. les Dʳˢ MILLARD, LACOMBE, MÉRY, MOSNY, FLORAND, ont guidé nos débuts dans les services de médecine; M. le Pʳ TERRIER, MM. les professeurs agrégés MONOD, HARTMANN, GOSSET nous ont enseigné les meilleurs principes de la chirurgie moderne ; nous espérons dans toute notre carrière ne pas démériter de nos premiers maîtres. A M. le Pʳ TERRIER nous devons, il le sait, une toute spéciale reconnaissance.

MM. les Dʳˢ ROUX et METCHNIKOFF, à l'Institut Pasteur; M. le Dʳ GOMBAULT et notre ami le Dʳ DOMINICI, à la Faculté; M. le Dʳ NAGEOTTE, à la Pitié, nous ont inculqué les principes qui doivent toujours guider le clinicien dans ses recherches de laboratoire ; grâce à eux, nous espérons pouvoir associer ces recherches, aujourd'hui si indispensables, à toutes nos constatations cliniques.

Pour la composition de ce mémoire, MM. les docteurs Féré, médecin de Bicêtre, et Auguste Marie, médecin de Villejuif, nous ont été fort utiles en nous ouvrant libéralement leur service et en nous permettant ainsi d'examiner un certain nombre de paralytiques généraux. Notre excellent ami, le Dr Poulard, chef de clinique ophtalmologique à l'Hôtel-Dieu, nous a initié avec la plus grande patience aux examens délicats des fonds d'yeux et aux premières règles de l'ophtalmologie. Nous les remercions sincèrement.

Au milieu de circonstances personnelles pénibles, nous avons eu le bonheur de rencontrer un maître éminent, M. le Pr Teissier (de Lyon), qui, joignant aux qualités d'une intelligence supérieure, d'un esprit à la fois sûr, puissant et délicat et d'une conscience scrupuleuse et digne de toute admiration, celles d'un cœur excellent et profondément affectueux, a prodigué à nous et aux nôtres, avec un dévouement sans bornes, les conseils les plus précieux et les encouragements les plus chers ; il sait quelle profonde affection nous avons pour lui et pour les siens, nous et les nôtres, et combien nous avons été affligé quand nous l'avons su frappé par le sort le plus cruellement injuste.

M. le Dr Létienne, M. le Dr Porge (de Saint-Nectaire), nous ont rendu des services personnels que nous ne pourrons oublier.

Nous avons trouvé pendant notre internat des collègues dévoués qui nous en rendent la terminaison pénible ; mais, pour n'être plus quotidiens, nos rapports dans l'avenir n'en resteront pas moins cordiaux, ni notre attachement moins réciproque; ce ne sera pas le moindre bienfait que nous aurons tiré des années de sympathie et de confiance mutuelle que sont les années d'internat. Notre collègue, le Dr GASTON LEGROS, nous a toujours été particulièrement dévoué, dans les moments pénibles comme dans les moments heureux.

M. le Pr JOFFROY nous permettra de lui exprimer notre respectueuse gratitude pour le grand honneur qu'il nous fait en acceptant la présidence de notre thèse ; il nous avait déjà plusieurs fois donné des marques de sa sympathie.

Nous sommes reconnaissant à M. J. RUEFF d'avoir bien voulu entreprendre et soigner personnellement la publication de cette thèse.

Le présent travail n'est qu'une portion d'un travail plus étendu que nous avons entrepris, sous la direction de M. Pierre Marie, à l'hospice de Bicêtre ; dans une seconde partie que nous publierons ultérieurement, nous avons étudié les caractères *anatomiques* de l'amaurose tabétique et les relations *anatomiques* des lésions des voies optiques avec les lésions médullaires du tabes ; c'est la partie *clinique* seule de notre travail que nous présentons aujourd'hui.

CÉCITÉ ET TABES

(ÉTUDE CLINIQUE)

I

FRÉQUENCE DE LA CÉCITÉ DANS LE TABES
FRÉQUENCE DU TABES COMME CAUSE D'AMAUROSE

(Statistiques des auteurs et statistiques personnelles.)

La cécité a été considérée, depuis que l'on connaît le tabes, comme un des phénomènes les plus graves et les plus précoces de cette affection : jusqu'à ces derniers temps, elle en a été envisagée comme une terrible complication et beaucoup de médecins ont encore l'opinion qu'un tabétique est fort exposé à devenir aveugle.

Dans sa description initiale de la maladie, Duchenne (de Boulogne), en 1858, notait que, « chez la plupart des malades, la paralysie de la sixième paire ou de la troisième paire, ou l'affaiblissement et même la perte de la vue avec inégalité des pupilles, étaient des phénomènes ou de début ou précurseurs des troubles de la coordination des mouvements ». Dans les observations qu'il cite, on trouve, en effet, l'amblyopie et l'amaurose notées avec une grande fréquence, et les deux cas qu'il rapporte comme les plus remarquables par leur longue durée, concernent deux sujets chez lesquels la première période seule, constituée par les troubles oculaires et les douleurs, dura douze et vingt ans. — Mais l'anatomie pathologique de la maladie n'existait pas encore et la maladie de Duchenne était « caractérisée par des troubles généraux de la coordination des mouvements » : aussi la cécité ne pouvait être considérée comme dépendant de « l'ataxie locomotrice » que du jour où les troubles ataxiques avaient paru.

La découverte du signe de Westphal et des nombreux grands et petits signes de la période préataxique du tabes, que l'on doit en toute première ligne au professeur Fournier, permit d'attribuer à cette maladie bien des cas de cécité dont jusqu'alors on ignorait la nature.

D'autre part, l'examen du fond de l'œil à l'aide de l'ophthalmoscope avait déjà montré à Duchenne « une décoloration à divers degrés en blanc de la papille du nerf optique et une atrophie des vaisseaux de la rétine en raison directe des degrés d'affaiblissement de la vue » : la justesse de cette observation fut affirmée par les nombreuses recherches ultérieures, et Galézowski et Charcot purent décrire l'aspect spécial de la « papille tabétique ». Il serait exagéré cependant de prétendre qu'actuellement encore le seul examen à l'ophthalmoscope puisse permettre d'affirmer le tabes : nous aurons à revenir sur ce sujet.

Quoiqu'il en soit, le tabes débutant par la cécité était dès lors plus facile à dépister à la fois par la multiplication des signes révélateurs de l'affection spinale et par les caractères mêmes de l'affection oculaire.

On reconnut aussitôt l'extrême fréquence de l'amaurose dans le tabes, et l'on put affirmer que le tabes est de beaucoup l'affection du système nerveux qui s'accompagne le plus fréquemment de l'atrophie des nerfs optiques.

Les statistiques des différents auteurs sur ce sujet ne peuvent prendre une valeur qu'à partir du moment où l'on a bien connu les symptômes de la période préataxique du tabes : aussi les statistiques anciennes donnent-elles des chiffres extrêmement variables ; Duchenne (1) trouve dix-sept fois sur vingt des troubles

(1) Duchenne, *Traité de l'électrisation localisée*, 2ᵉ édit., 1861.

moteurs ou sensoriels de l'œil ; Eisenmann (1), trente fois sur soixante-huit ; Topinard (2), cinquante et une fois sur cent deux ; Erb (3), seulement trois fois sur soixante-dix. Les statistiques plus modernes sur les troubles de la vision dans le tabes n'ont encore qu'une valeur très relative, et cela se conçoit, car, *a priori*, les oculistes doivent observer bien plus souvent des troubles visuels chez les tabétiques que les neurologistes, étant donné que, comme nous le dirons, ces troubles sont le plus souvent peu marqués dans le tabes confirmé. C'est ainsi que E. Berger (4) aurait constaté dans 46, 7 p. 100 des cas de tabes des troubles fonctionnels du nerf optique et que certains oculistes donnent des statistiques dépassant 50 p. 100 : Leimbach (5), au contraire, parmi quatre cents tabétiques observés par Erb ne trouve que vingt-sept fois l'atrophie optique, soit dans 6,5 p. 100 des cas, et six fois seulement à titre de symptôme initial ; Allen Blair Bonar (6) chez deux cent quatre-vingt-six tabétiques de la clinique d'Allen Starr ne trouve la cécité que dans 8,74 p. 100 des cas. La plupart des auteurs donnent des chiffres intermédiaires entre ces extrêmes, variant surtout entre 10 et 30 p. 100 : 10 p. 100 (Bernardt), 11 p. 100 (Riley), 12 p. 100 (Erb, Marina), 13-15 p. 100 (Gowers), 13,5 p. 100 (Moeli), 14 p. 100 [Collins (7)], 15 p. 100 (Fournier), 15,3 p. 100 (Buzzard), 20 p. 100 (Uhthoff), 22 p. 100 (Bramwell), 25 p. 100 [Lebert, Galézowski (8), etc.], 30,4 p. 100 (V. Sarbó), 32 p. 100 (Schupfer), etc.

C'est un chiffre moyen entre tous ces derniers que nous a donné le relevé des cas actuellement en traitement à l'hospice de Bicêtre et de ceux qui y sont décédés dans ces dernières années.

(1) Eisenmann, *Die Bewegungsataxie*, Vienne, 1863.
(2) Topinard, *De l'ataxie locomotrice*, Paris, 1864.
(3) Erb, *Erkrankungen des Rückenmarks*.
(4) Berger, *Archiv. für Augenheilkunde*, Wis Wiesbaden, 1889.
(5) Leimbach, Deutsche, *Zeitschrift für Nervenheilkunde*, 1895, p. 493.
(6) Allen Blair Bonnar, *Journal of nervous and mental disease*, mai 1901.
(7) Collins, *Médical News*, mars 1903.
(8) Galézowski, *Gazette hebdomadaire de médecine et de chirurgie*, 1888.

Sur cinquante-huit tabétiques actuellement vivants à Bicêtre, treize sont aveugles, soit 22,5 p. 100 ; sur soixante-six tabétiques décédés dont nous avons eu l'observation, vingt étaient aveugles, soit 30 p. 100 ; l'ensemble nous donne trente-trois aveugles sur cent vingt-quatre tabétiques, soit 26, 5 p. 100. Nous avons tendance à penser que ce chiffre doit se rapprocher de la réalité, si l'on ne compte que les cas de tabes avec symptômes sérieux, car les malades y sont admis pour une infirmité quelconque, aussi bien pour la cécité que pour les troubles de la marche ; mais il est certainement au-dessus de la réalité si l'on compte tous les cas de tabes, car bon nombre de tabétiques ne présentent que des symptômes trop atténués pour rendre leur existence trop difficile et nécessiter leur entrée dans un hospice. C'est une considération dont assurément beaucoup de statistiques n'ont pas tenu suffisamment compte.

Pour ce qui concerne la fréquence du tabes comme cause de l'atrophie optique, les statistiques sont moins discordantes ; si l'on fait abstraction des statistiques anciennes (Lebert, 26 p. 100 ; de Graefe, 30 p. 100, etc.), on voit que les auteurs sont d'accord pour admettre l'extrême fréquence de l'atrophie tabétique et presque la rareté de l'atrophie optique avec lésion du système nerveux autre que le tabes. Galézowski admet que sept cent dix-sept atrophies optiques sur mille vingt-neuf sont tabétiques ; Charcot va plus loin et considère que la *grande majorité* des aveugles de la Salpêtrière ont *ou auront plus tard* des signes de tabes ; Fournier affirme que huit fois sur dix on découvrirait le tabes en cherchant chez les aveugles par atrophie le signe de Westphal ou les troubles de la sensibilité subjective ou objective. L'examen de tous les aveugles de Bicêtre (en dehors des aveugles par cataractes ou lésions d'origine externe) nous permet d'affirmer que *l'atrophie simple, non tabétique, est relativement très rare* ; dans plusieurs cas, nous avons cru devoir réserver notre diagnostic en attendant l'apparition de quelques signes révéla-

leurs d'un tabes que nous soupçonnons, car l'examen opthal-
moscopique ne suffit pas, à notre sens, pour affirmer le tabes.

Une affection bien caractérisée du système nerveux central
ne faisait pas partie du milieu dans lequel ont observé ni
Charcot, ni Fournier, ni les ophthalmologistes; nous voulons
parler de la paralysie générale. Les statistiques au sujet des
troubles de la vision dans cette maladie sont dues presque
exclusivement aux aliénistes : la plupart d'entre eux ont admis
la grande rareté de ces troubles comparativement à leur fréquence dans les tabes. Récemment encore Binswanger (1) décla-
rait que « l'atrophie optique appartient surtout, *sinon exclusivement*, au syndrome tabétique, alors que les paralysies des muscles extrinsèques de l'œil sont à considérer aussi bien comme
un symptôme de paralysie que comme un signe de tabes ». Cette
assertion doit certainement être modifiée. Un examen plus
approfondi a, en effet, permis à certains auteurs de découvrir un
nombre assez grand d'atrophies optiques chez les paralytiques
généraux.

Bouchut, dès 1866, signale trois fois l'atrophie papillaire dans
trois observations de paralysie générale; Voisin, Magnan, en
1868, en rapportent des cas relativement nombreux; Clifford
Allbutt trouve l'atrophie papillaire dans 78 p. 100 des cas;
Jehn de Siegburg, dans 19 p. 100; Raoult, Auguste Marie (2),
dans 11 p. 100; Doutrebente et Boy, dans 5 à 10 p. 100; Uhthoff,
dans 8, 6 p. 100; Siemerling, dans 6 p. 100; Mendel, dans 4 à
5 p. 100; Peltesohn, dans 3 p. 100.

Ces différences si considérables tiennent évidemment à ce que
certains auteurs n'ont considéré comme cas d'atrophie du nerf
optique que les cas où la cécité était complète ou ceux du moins
où l'affaiblissement de la vue était fort avancé, alors que d'autres

(1) Binswanger, Zur allgemeinen, Pathologie und pathologischen, Anatomie
der Taboparalyse, *Monatschrift für Psychiatrie und Neurologie*, 1901, p. 361.
(2) Auguste Marie, Contribution à l'étude des troubles oculaires dans la
paralysie générale, *Thèse de Paris*, 1890.

ont mis sur le compte de l'atrophie optique commençante les lésions les plus minimes qu'ils ont pu observer à l'ophtalmoscope.

C'est ainsi que Tébaldi, en 1870; Noyès, en 1872, trouvent le fond de l'œil des paralytiques presque toujours altéré; que Uhthoff, en 1883, y constate des lésions dans 50 p. 100 des cas; que Schmidt-Rimpler, en 1898, y trouve des altérations plus que dans toute autre maladie, et Kéraval et Raviart, en 1903, dans 82, 35 p. 100 des cas : ces lésions consistent surtout en un état de trouble, en une détermination peu nette, nuageuse de la papille, en un peu de congestion et d'infiltration. En revanche, Billot, en 1875, ne constate l'amaurose vraie que chez trois sujets sur quatre cents; Galézowski, en 1866, chez un seul sur quarante; Klein, en 1883, chez deux sur quarante-deux; Dawson et Rambaud, en 1898, chez trois sur trente. Le professeur Martin (de Genève) (1), à qui l'on doit la première étude d'ensemble sur le tabes avec cécité, considère la cécité comme beaucoup plus rare dans la paralysie générale que dans le tabes.

Nous nous sommes livré nous-même à quelques recherches des lésions du fond de l'œil chez les paralytiques généraux. Grâce à la bienveillance de M. le docteur Féré et à celle de M. Auguste Marie, nous avons pu examiner le fond d'œil de dix-sept paralytiques généraux internés à Bicêtre et d'une quarantaine de paralytiques de Villejuif; la plupart étaient dans une période avancée de la maladie. Dans l'ensemble, nous n'avons trouvé que trois aveugles : deux complètement, le troisième presque complètement; nous avons trouvé chez eux l'atrophie papillaire blanche typique, en pain à cacheter, telle qu'on la trouve chez les tabétiques. Chez beaucoup d'autres, nous avons trouvé les bords de la papille plus ou mois flous, les vaisseaux plus ou moins dilatés, dénotant parfois par une anse légère sur le rebord de la papille soit l'épaisissement de ce rebord, soit la dépression du centre; mais pour qui sait les variations que

____

(1) J. Martin, Communication orale.

présente normalement l'aspect d'une papille et les difficultés
que l'on éprouve à délimiter l'état physiologique de l'état
pathologique, il sera facile de comprendre que nous ne voulions
tenter d'établir aucun pourcentage des lésions de la papille dans
la paralysie générale. Nous ne voulons retenir que ce seul fait :
pour nous comme pour beaucoup d'auteurs, l'amaurose *totale*
est rare dans cette maladie, du moins à la période où on
l'observe dans les asiles : nous l'avons trouvée trois fois sur
environ soixante cas, soit à peu près dans une proportion de
5 p. 100.

Mais une constatation nous a frappé dans le cours des recherches bibliographiques : un bon nombre d'observations ont été
rapportées où l'atrophie papillaire précéda, parfois pendant de
nombreuses années, le développement des troubles mentaux de
la paralysie générale : nous citerons seulement celles de
Magnan (1), de Nettleship (2), de Foville, de Hirschberg (3), de
Wiglesworth et Bickeston (4), de Neil Jameson (5), etc.

Ces deux faits, *rareté de la cécité dans la paralysie générale
confirmée, existence parfois de l'atrophie papillaire comme
symptôme précurseur* de la maladie, nous conduiront à nous
poser une question à propos de l'anatomie pathologique et de
la symptomatologie des lésions des voies optiques et du
cerveau. Nous aurons à nous demander s'il n'est pas logique de
penser que la cécité est rare dans la paralysie générale vraie,
bien développée, pour la même raison qu'elle est rare dans le
tabes vrai, arrivé à son complet développement. Ne la constate-
t-on pas si rarement uniquement parce que la paralysie générale
avec cécité peut être « arrêtée », pour ainsi dire, à une période
« prémentale » où elle ne serait pas reconnaissable, comme le

(1) Magnan, *Gazette médicale*, 1868.
(2) Nettleship, *Ophthalmol. Hosp. Report*, t. IX, p. 178.
(3) Hirschberg, *Neurol. central Blatt*, 1883.
(4) Wiglesworth, *Journ. of Mental Sciences*, 1889.
(5) Neil Jameson, *New-York american journ. of insane*, 1893.

tabes avec cécité peut être arrêté à la période préataxique?
N'y a-t-il pas un certain nombre d'aveugles qui ne présentent
d'autres symptômes de maladie nerveuse que quelque symptôme
commun à la paralysie générale et au tabes, comme le signe de
Westphal, par exemple? et même le processus ne peut-il être
plus limité encore; ne peut-on trouver, comme l'admettait
Robin, un tabes monosymptomatique caractérisé uniquement
par la cécité et qu'on pourrait tout aussi bien dénommer paralysie générale monosymptomatique?

II

INFLUENCE DE LA CÉCITÉ SUR L'ÉVOLUTION DU TABES.

Historique.

C'est à Bénédikt (de Vienne) (1) que l'on doit la première remarque sur la bénignité ordinaire des symptômes médullaires du tabes quand ils accompagnent la cécité (1881). Les auteurs avaient bien remarqué depuis longtemps que l'amaurose pouvait évoluer seule ou presque seule pendant de nombreuses années, mais ils considéraient l'amaurose tout comme un autre symptôme prodromique quelconque et ne lui attribuaient pas de valeur spéciale sur l'évolution générale de la maladie. Il fallait au moins la connaissance du signe de Westphal, qui ne date que de 1875, pour qu'on sût que tel ou tel amaurotique était déjà un tabétique et que l'amaurose était un symptôme et non un prodrome du tabes.

Les observations que Duchenne, dans sa description première, en 1858, avait citées comme remarquables par leur longue durée étaient précisément, comme nous l'avons dit, deux cas de tabes avec cécité. Plus tard, en 1873, Charcot présenta comme des types d'ataxie lente trois tabétiques aveugles : « En ce qui concerne, dit-il à leur sujet, l'existence isolée de l'amaurose tabétique durant une suite d'années, c'est là un fait dont

(1) Bénédikt, Ueber Aetiologie, Prognose und Thérapie der Tabes. *Wiener med. Presse*, 1881, p. 101.

la réalité peut être facilement établie dans cet hospice à l'aide d'observations faites sur une grande échelle. » Gowers décrivit des tabes frustes et Leyden, en 1876, des tabes abortifs avec perte de la vue. Schmidt-Rimpler (1), en 1878, rapporta un cas d'atrophie progressive des nerfs optiques avec abolition du phénomène du genou et douleurs dans les jambes, sans ataxie ni signe de Romberg. Robin, en 1880, insista sur la cécité comme signe de longtemps précurseur du tabes et déclara qu'il existait certainement des cas de tabes dont l'unique symptôme était l'amaurose.

Mais aucun de ces auteurs n'avait noté la *relation* entre la cécité et la bénignité *définitive* de l'affection spinale. Bien loin de là, Leyden (2) admettait que la cécité est, en général, une complication ultime du tabes, et tous les auteurs considéraient l'amaurose comme une grave complication d'une maladie déjà très grave par elle-même.

Bénédikt, en 1881, se prononça très nettement sur la bégninité du tabes qui s'annonce par la cécité : « Je veux avant tout, dit-il, vous citer deux formes de tabes qui, soumises à un traitement approprié, comportent un pronostic éminemment favorable : le fait est purement empirique. L'une de ces formes est celle avec atrophie prodromique des nerfs optiques : alors que cette atrophie évolue rapidement jusqu'à son dernier stade, nous pouvons porter un pronostic tout à fait favorable pour ce qui concerne les symptômes spinaux. De très anciens cas seuls font peut-être exception. Il peut arriver qu'à l'exception des oscillations dans la station debout les yeux fermés et de l'absence des réflexes tendineux qui ne reparaissent plus, tous les symytômes ataxiques fassent défaut ; les oscillations dans la station debout, les yeux fermés, peuvent elles-mêmes manquer. »

(1) Schmidt-Rimpler, *Klinische Menatsblätter für Augenheilkunde*, 1878, p. 205.
(2) Leygen, *Clinique des maladies de la moelle*, 1874-1876, p. 343.

Le professeur Fournier (1), en 1882, donne dans ses leçons une très belle description de la « forme amaurotique » : « Forme fruste par excellence, dit-il, fruste en ce sens que les symptômes propres qui la composent, c'est-à-dire les troubles visuels, peuvent exister *seuls*, ou presque seuls, indépendamment des symptômes habituels, communs du tabes... Le tabes, dans cette forme, consiste purement et simplement en ceci : une atteinte progressive portée aux fonctions visuelles et s'élevant de l'amblyopie à l'amaurose, sans que les phénomènes usuels de la maladie (tels que douleurs fulgurantes, troubles divers de la sensibilité, paralysies oculaires, désordres locomoteurs, troubles urinaires, etc.) prennent place dans la scène morbide, au moins pour un temps plus ou moins long.

« Combien de temps le tabes peut-il rester borné, comme expressions cliniques, à des manifestations exclusivement oculaires, j'entends à des troubles visuels, amblyopie, amaurose progressive? Plusieurs années, c'est-à-dire trois, quatre, cinq années. Voilà, du moins, ce que j'ai observé pour ma part, et ce dont je puis garantir l'authenticité. Mais on a cité des chiffres bien plus élevés; on a parlé de cas où les symptômes oculaires auraient existé seuls pendant huit, dix, douze ans et même davantage. »

Dans cette description si nette, Fournier, on le voit, n'apporta cependant aucun fait nouveau; revenant sur les constatations déjà faites par Charcot, il considérait le tabes amaurotique comme une forme essentiellement fruste, mais momentanément, par son début, et non définitivement, par son évolution ultérieure et terminale.

Gowers (2), en 1883, apporta dans la question une remarque nouvelle : il sépara nettement les cas où la cécité est l'un des premiers signes de la maladie et reste au premier plan, et ceux où la cécité survient comme une complication ultime. « Lorsque

(1) Fournier, *De l'ataxie locomotrice d'origine spécifique*, 1882.
(2) Gowers, *British ophthalmol. soc.*, 1883 (Lancet, juin 1883).

l'atrophie, dit-il, commence dans le premier stade du tabes, la tendance progressive de l'atrophie est souvent grande et celle de la maladie spinale est faible; et, inversement, lorsque l'atrophie commence dans une période plus avancée du tabes, lorsque les troubles de la démarche sont devenus bien marqués, la tendance de l'atrophie à progresser est beaucoup moins prononcée.... Dans quelques cas où elle était survenue d'une façon précoce, l'atrophie a progressé jusqu'à la perte complète de la vue, et pendant deux, trois et même cinq ans, il n'y a pas eu augmentation des symptômes spinaux, pas de troubles de la démarche, même après que l'influence rectificatrice de la vision eut fait défaut. D'autre part, dans plusieurs cas, l'amblyopie survenant dans le second stade du tabes est demeurée stationnaire pendant un et deux ans, et même quelquefois s'est améliorée. » Gowers admet d'ailleurs que la cécité est beaucoup plus souvent précoce que tardive dans le tabes; cependant il soutient qu'il n'existe pas une seule observation dans laquelle la névrite optique aurait devancé l'abolition du réflexe patellaire « ou même les douleurs fulgurantes ».

M. Babinski (1), alors chef de clinique de Charcot, pratiqua le premier, en 1887, l'autopsie d'un cas de tabes avec cécité essentiellement fruste : il s'agissait d'une malade qui, aveugle depuis 1853, eut par la suite des douleurs fulgurantes et des crises gastriques, et chez qui Charcot porta, en 1869, après un examen ophthalmoscopique, le diagnostic de tabes; après la découverte de Westphal, en 1876, il constata que les réflexes rotuliens avaient disparu; à partir de 1878, les douleurs diminuèrent et elles cessèrent à dater de 1881; la malade mourut de pneumonie à soixante-dix ans, en 1886, sans jamais avoir présenté aucun signe d'incoordination. Or, M. Babinski constata l'existence manifeste de lésions des cordons postérieurs : il s'agissait bien d'un tabes qui, en dehors de la cécité et du signe

(1) Babinski, *Soc. de biologie*, 1887.

de Westphal, ne s'était manifesté que par des symptômes douloureux et qui, cliniquement, était guéri après plus de vingt-cinq ans, puisque tout symptôme douloureux avait disparu. M. Babinski range ce tabes avec cécité parmi les tabes « bénins », mais sans faire allusion au rapport que peut présenter la cécité avec cette bénignité : dans la même communication, il rapporte deux autres cas de tabes bénin sans cécité.

Dans une seconde note, publiée à l'occasion de la communication de Babinski, Bénédikt (1) croit pouvoir pousser plus loin encore qu'en 1881 son optimisme à l'égard des tabétiques aveugles ; de l'opposition signalée déjà par Gowers entre le pronostic de la cécité prodromique et celui de la cécité tardive, il n'est plus question. « Une règle, dit Bénédikt, à laquelle je ne connais *aucune exception* jusqu'à ce jour, c'est que les symptômes moteurs spécifiques du tabes, quel que soit le degré qu'ils aient atteint, *rétrocèdent* aussitôt que la maladie s'est compliquée d'atrophie du nerf optique. Par contre, ce symptôme en lui-même a un très mauvais pronostic, et il est probable que les réactions du nerf optique ne reparaissent jamais plus. Le malade Lésigang peut servir de cas type du genre... Exemple encore à citer, j'ai observé depuis mon premier travail un sujet avec atrophie prodromique du nerf optique, qui n'était absolument pas dans le cas de se tenir debout ni de faire un pas, mais qui, sous l'influence d'un traitement approprié, fut rétabli au point de faire dans la ville les courses les plus difficiles, et cela durant des années et malgré une cécité complète, jusqu'au jour où il succomba à un mal de Bright. »

En 1889, Bénédikt revint, dans une discussion au Collège médical de Vienne (2), sur le pronostic favorable de l'atrophie prodromique des nerfs optiques au point de vue de l'ataxie.

Autant la première assertion de Bénédikt parut juste pour ce

(1) Bénédikt, Ueber die Prognose und Thérapie der Tabes, Lettre ouverte, *Wiener Med. Presse*, 1887.

(2) Bénédikt, *Wiener medizin. Wochenschrift*, novembre 1889.

qui concerne l'arrêt des symptômes tabétiques à la première période quand ils s'accompagnent d'atrophie papillaire, autant sa seconde assertion, concernant la rétrocession des symptômes moteurs sous l'influence de la cécité, parut peu en rapport avec l'ensemble des faits observés.

Dès 1889, Déjerine et J. Martin (1) publièrent la statistique des tabes avec cécité observés à Bicêtre. Sur une centaine de tabétiques, ils en trouvèrent dix-huit complètement aveugles par atrophie papillaire constatée à l'ophthalmoscope. Leur conclusion fut la suivante : « L'atrophie papillaire survenant au début du tabes arrête presque toujours l'évolution de la sclérose des cordons postérieurs, en même temps qu'elle diminue les symptômes d'ordre sensitif (douleurs fulgurantes, etc.). Il ne nous paraît plus en être de même quand elle survient à une époque plus avancée du tabes : lorsque l'incoordination est établie, la cécité n'influe en rien sur la marche de cette dernière- Cette éventualité est, du reste, peu commune, car un tabétique arrivé à la période d'incoordination devient rarement complètement amaurotique ».

Joannès Martin (2) réunit l'année suivante, dans un important travail, les observations du service de M. Déjerine. Il rapporta vingt et une observations qu'il groupa sous deux chefs. La première catégorie comprenant quinze malades concernait des tabétiques restés, depuis un plus ou moins grand nombre d'années, à la période préataxique ; dans neuf cas, le début avait été marqué des phéno-mènes douloureux seuls ou associés à des troubles amblyopiques ; dans les six autres, les lésions de la vue avec ou sans troubles oculo-moteurs avaient été les premières en date. Chez un seul de ces malades, il n'y avait jamais eu aucun phénomène douloureux. Onze malades présentaient des douleurs au moment où l'amaurose avait été complète ; chez cinq d'entre eux, il y eut une amélioration plus ou moins rapide et plus ou moins considérable de ce symptôme depuis la perte de la vue, « les améliorés con-

<hr>

(1) Déjerine et Martin, *Soc. de biologie*, 22 juin 1890.
(2) Joannès Martin, *Thèse de Berne*, 1890.

stituant donc le tiers de tous les tabétiques non ataxiques ». Chez ces quinze tabétiques sans incoordination, la durée de la période préataxique avait été jusque-là de :

> 3 ans chez 2 malades;
> 5 à 10 ans chez 2 malades ;
> 10 à 20 ans chez 5 malades ;
> 20 à 30 ans chez 5 malades ;
> 33 ans chez un malade.

La deuxième catégorie des observations de J. Martin comprend six malades et se rapporte à des ataxiques proprement dits ; chez quatre, peut-être cinq d'entre eux, il y a eu complication de l'atrophie papillaire lorsque le tabes était déjà arrivé à la période ataxique. Chez deux de ces malades entrés dans la période ataxique, la perte de la vision a été suivie d'un amendement notable des phénomènes douloureux.

« Il est incontestable, dit Martin, qu'un tabétique frappé d'amaurose au début de son affection devient très rarement ataxique et que dans bien des cas les phénomènes douloureux spécifiques diminuent d'intensité. Quant à prétendre que les troubles de la motilité, une fois établis, puissent rétrocéder sous l'influence de l'atrophie papillaire, nos observations ne nous y autorisent pas. Au reste, les tabétiques arrivés à la période d'incoordination sont rarement frappés d'amaurose, et dans les quelques cas où cette éventualité s'est produite, nous n'avons pas remarqué d'atténuation des troubles locomoteurs. Une fois, nous avons bien constaté une diminution des désordres de la motilité, mais il ne faut point oublier que des rémissions sont assez fréquentes dans le tabes et que cet exemple isolé ne saurait entraîner la conviction ». Il faut reconnaître, en effet, que cette observation de Martin est des moins convaincantes, car l'amélioration est indiquée par ce seul fait : « le malade dit que, depuis qu'il est aveugle, c'est-à-dire depuis une année, il lance beaucoup moins les jambes et sa marche est plus régulière » ; cependant, quand on l'examine, il ne peut se tenir debout sans être soutenu et d'ordinaire ne marche qu'à l'aide de son chariot; l'incoordination des membres inférieurs est très visible.

Pierre Marie (1), dans ses leçons sur les maladies de la moelle, en 1892, adopte une manière de voir qui se rapproche beaucoup de celle de Déjerine et de Martin. « Il est certain, dit-il, que les cas dans lesquels la névrité optique se montre d'une façon précoce, arrivent en général rapidement à l'amaurose, mais ont peu ou pas d'incoordination; au contraire, les cas dans lesquels la névrite optique se montre seulement après l'incoordination, ne s'accompagnent ordinairement que d'une amblyopie légère et très rarement d'amaurose. On a même été jusqu'à prétendre que, lorsque la névrite optique survient, on voit l'incoordination diminuer. Cette dernière assertion me semble un peu hasardée. Pour ma part, j'admets fort bien la première partie de la proposition, c'est-à-dire que les cas de tabes dans lesquels le nerf optique est atteint, constitueraient jusqu'à un certain point une forme spéciale, le *tabes supérieur* ou le *tabes cérébral*; dans cette forme, l'évolution resterait assez bénigne pour ce qui concerne certains organes autres que ceux de la vision. Mais quant à admettre une action directe de la névrite optique sur la maladie, cela me semble bien peu vraisemblable ».

Thomas Buzzard (2), en 1893, parle dans le même sens; il n'a observé que quatre cas d'ataxie chez quinze tabétiques amaurotiques et certainement trois d'entre eux, au moins, avaient présenté d'autres symptômes tabétiques, des douleurs en particulier, depuis de nombreuses années; il parle d'une véritable immunité contre l'ataxie chez les tabétiques aveugles de bonne heure, mais il ne croit pas à l'effet bienfaisant de la lésion optique sur la lésion spinale.

Quelques rares auteurs ont cependant signalé une amélioration notable de l'ataxie chez des tabétiques à la suite de la cécité. Bouchaud (3), en 1892, rapporte un cas d'ataxie locomotrice

(1) P. Marie, *Leçons sur les maladies de la moelle*, 1892, p. 212.
(2) Thomas Buzzard, *British med. journal*, 7 octobre 1890.
(3) Bouchaud, *Gazette hebd.*, novembre 1892.

progressive avec nystagmus, hallucinations et cécité ; l'incoordination motrice s'améliora beaucoup, au dire du malade, « et sur ce point il est très précis, très affirmatif », du moment où l'amaurose est devenue complète ; Bouchaud ajoute au témoignage du malade celui d'un oculiste qui pendant longtemps lui avait donné des soins.

Ingelrans (1), dans le service de M. Déjerine, a observé une certaine amélioration des troubles moteurs après la cécité chez deux femmes tabétiques qui ne présentaient qu'un degré assez léger d'incoordination.

Déjerine *Ingelrans* (in *Thèse*) aurait même constaté un fait plus curieux encore : les réflexes patellaires, totalement disparus chez un tabétique devenu aveugle, auraient reparu progressivement sans qu'il y ait eu d'hémiplégie ; observé à Bicêtre par J. Martin, ce malade figure dans sa thèse en 1890 (observation V) comme ayant perdu ses réflexes patellaires ; or, en janvier, ces réflexes auraient existé, mais peu apparents ; en novembre de la même année, ils auraient été complètement revenus. Nous ne savons ce qu'il faut penser de cette constatation, nous n'avons pas eu l'occasion de revoir nous-même ce malade, mais il était resté à Bicêtre dans le service de M. Pierre Marie, son observation y fut reprise en juillet 1900 (nous la rapportons plus loin) et nous y avons trouvé notée l'absence de réflexes tendineux (observation de Frey...). Berger seul (2) aurait également constaté une fois la réapparition des réflexes patellaires : d'ailleurs, dans un cas de tabes sans cécité.

Förster (de Breslau) (3) rapporta, en 1900, deux cas de rétrocession de l'ataxie sous l'influence de la cécité ; mais dans ces deux cas, l'incoordination était extrêmement modérée, leur

(1) Ingelrans. Étude clinique des formes anormales du tabes. *Thèse de Paris*, 1897.

(2) Berger, *Centralblatt für Nervenheilk*, 1890.

(3) Contribution à la symptomatologie du tabes dans la période préataxique ; influence de l'atrophie optique. *Monatsch. f. Psych.*, 1900, t. VIII.

description n'est rien moins que probante. Pour Foerster dans le tabes amaurotique à la période préataxique non seulement les douleurs fulgurantes et les autres symptômes subjectifs disparattraient, mais les réflexes rotuliens et pupillaires pourraient reparaître.

Benenati (1), en 1901, rapporte également deux cas d'ataxie légère améliorée par la cécité.

Schupfer (2), enfin, en 1902, a cité quelques exemples de rétrocession d'une incoordination très légère après l'apparition de la cécité.

Aucun autre auteur, à notre connaissance, n'a publié de cas de disparition complète ou incomplète de l'ataxie sous l'influence apparente de l'amaurose. Encore, dans tous les cas que nous avons cités, s'agissait-il d'une incoordination essentiellement atténuée. Ce petit nombre d'auteurs frappe surtout quand on le compare au nombre des auteurs qui, dans ces dernières années, ont affirmé : 1° que l'amaurose prémonitoire annonce une forme fruste, abortive, bénigne du tabes ; 2° que les douleurs peuvent disparaître quand la cécité s'est constituée. Nous avons déjà signalé à ce sujet l'opinion de quelques auteurs : nous citerons encore quelques faits et quelques opinions :

Dillmann (3) cite, en 1889, deux cas de tabes avec atrophie optique précoce et ralentissement évident de l'évolution depuis le début de l'atrophie.

Peishings (4), en 1892, rapporte cinq observations de tabes où l'atrophie optique fut le premier et, pendant longtemps, le seul signe de la maladie : le tabes évolua pourtant dans la suite.

Le professeur Raymond (5) admet avec Déjerine et Martin que l'amblyopie, quand elle se montre comme manifestation initiale

(1) Benenati, *Riv. critica. die clinica medica*, 1901.
(2) Schupfer, *Rivista sperim. di freniatria*, 1902.
(3) Dillman, *Symptômes oculaires du tabes*, Leipzig, 1889.
(4) Peishings, *Medical News*, 26 mars 1892.
(5) Raymond, *Progrès médical*, 1896, p. 342.

du tabes dorsalis, comporte un pronostic favorable relativement à la longévité du sujet, mais que, lorsque, — éventualité exceptionnelle, — l'amblyopie se montre à la période ataxique du tabes, elle est sans influence sur l'évolution progressive de la maladie.

De Grandmaison (1) rapporte l'observation d'un tabétique dont la maladie a débuté à soixante et un ans par l'affaiblissement rapide et la disparition de la vue et s'est manifestée uniquement pendant les treize ans qu'il a survécu par l'abolition des réflexes rotuliens et un ténesme intestinal très prononcé, sans trace d'incoordination.

J.-B. Charcot (2) insiste sur l'absence à peu près constante du signe de Romberg chez les tabétiques aveugles.

Ingelrans (3) admet que neuf fois sur dix l'atrophie optique survenant avant l'incoordination motrice, cas le plus fréquent, diminue les couleurs et arrête le tabes. Nous avons dit qu'il admet aussi qu'elle peut diminuer et même guérir les troubles moteurs, quand ceux-ci existent déjà.

Spiller (4) communique deux exemples de tabes dorsal « arrêté par la cécité » ; au cours de la discussion William Osler, Dercum, Hendrie Lloyd déclarent qu'il s'agit peut-être d'une évolution particulièrement lente ou d'un arrêt momentané sans rapport avec la névrite optique.

Schmidt-Rimpler, en 1899, rapporte deux cas de tabes avec cécité prodromique qui évoluèrent avec un minimum de symptômes, sans signe de Romberg ni d'Argyll-Robertson, sans trace d'incoordination, avec seulement quelques douleurs.

Starr (5) déclare que « vingt-cinq fois sur trente cas d'atrophie optique la cécité avait devancé de nombreuses années tout autre symptôme de tabes, excepté l'abolition des réflexes rotuliens ».

(1) De Grandmaison, *Médecine moderne*, 1896, n° 20.
(2) Charcot, *Soc. de biologie*, 23 mai 1896.
(3) Ingelrans, *Thèse de Paris*, 1897.
(4) Spiller, *Soc. de neurol. de Philadelphie*, 23 novembre 1897.
(5) Starr, *Philadelphia med. journal*, 3 juin 1899.

Tous ces faits concordaient pour faire admettre que le tabes avec cécité, au moins dans certains cas, est « quelque chose de spécial ». Assurément les formes frustes du tabes sont de mieux en mieux connues, les cas sans incoordination se découvrent de plus en plus facilement à mesure qu'on recherche mieux l'ensemble des petits signes de la période préataxique, et l'on sait aujourd'hui qu'ils sont de beaucoup les plus nombreux et qu'ils évoluent souvent pendant de nombreuses années sans conduire à l'ataxie. MM. Pierre Marie et Mocquot (1) ont même montré récemment que la longévité moyenne des tabétiques n'est pas, fait en apparence paradoxal, inférieure à la longévité moyenne des gens sains. Mais ce n'est pas seulement par leur absence de troubles moteurs que se distinguent les tabétiques avec cécité précoce, c'est souvent aussi par le degré minime et le petit nombre des signes de la période préataxique elle-même, par l'état souvent parfait de leur nutrition générale, par leur air de santé et leur embonpoint. Les tabétiques vulgaires ont, au bout d'un temps souvent restreint, l'aspect hâve et décharné qu'ont décrit les différents auteurs; ils ont les joues creuses, la peau mince et flasque, les yeux cernés, le teint mat; les tabétiques aveugles sont, au contraire, le plus souvent de « beaux aveugles », forts et rigoureux, bien en chair, le teint clair et la démarche franche; ils n'ont pas de crises viscérales, ni gastriques, ni laryngées, ni intestinales; ils urinent à peu près bien et n'ont guère d'affaiblissement génital. C'est pour différencier « ces petits tabétiques » que notre maître, M. Pierre Marie, a proposé, en collaboration avec Switalski (2), la dénomination de *tabétisants*.

« Il y a lieu de séparer nettement l'une de l'autre, disent P. Marie et Switalski, deux formes de tabes avec cécité : *a*) le tabes avec atrophie papillaire ; *b*) l'atrophie des tabétisants. La première de ces formes, la moins fréquente, puisque nous n'en comptons

(1) P. Marie et Mocquot, *Semaine méd.*, octobre 1903.
(2) P. Marie et Switalski, *Congrès de Paris*, 1900, Section de Neurologie.

que cinq cas sur dix-neuf tabétiques aveugles que nous avons étudiés, comprend les tabétiques offrant tout l'aspect du tabes à un degré le plus souvent très prononcé... Dans la seconde forme l'aspect des malades est tout différent. Il ne se présente pas, ainsi que cela avait lieu pour la première forme, comme des tabétiques, mais plutôt comme des aveugles; chez eux, le tabes peut être recherché avec soin sous peine d'être méconnu. »

Ces deux formes répondent non seulement à une différenciation clinique, mais aussi à une dissemblance anatomique : les lésions médullaires des tabétisants sont analogues à celles des tabétiques vulgaires, mais moins profondes, moins étendues; comme l'avaient déjà remarqué Babinski (1887) et Déjerine (1887), ce sont celles du tabes classique, mais arrêtées à leur première période. Elles ont, d'ailleurs, toutes deux la même étiologie, la syphilis.

De cette dissemblance entre la plupart des cas de tabes avec cécité et la plupart des cas de tabes vulgaire, il fallait chercher l'explication. D'après P. Marie et Switalski, il s'agit probablement, non pas de deux espèces morbides essentiellement distinctes, mais bien « de localisations différentes d'un même processus de deux types cliniques et anatomo-pathologiques distincts du processus syphilitique sur les centres nerveux ».

Assurément, comme l'a fait remarquer notre maître M. Babinski, à propos de la communication de MM. P. Marie et Switalski, les formes frustes du tabes sont beaucoup plus communes que la forme complète; sans doute, le terme de « tabétisant » ne doit-il pas s'appliquer uniquement aux tabétiques avec cécité; sans doute, trouvera-t-on les mêmes lésions de la moelle arrêtées à leur stade initial chez des tabétiques sans cécité qui, atteints depuis un grand nombre d'années, n'ont jamais dépassé la période préataxique.

Mais peut-on véritablement appeler fruste une affection qui aboutit en peu de temps à la perte complète de la vision? Fruste, la forme amaurotique l'est en effet, mais uniquement par ses symptômes médullaires ; combien profonde, au contraire, elle est par ses symptômes cérébraux ! et nous verrons que souvent ce n'est pas à la cécité rapide et absolue seule que se bornent les symptômes cérébraux.

A notre sens, le faible développement des symptômes spinaux dans la plupart des cas de cécité tabétique *doit* s'expliquer autrement que par une coïncidence remarquablement fréquente ; il ne *peut* s'expliquer par une influence spéciale exercée par la cécité sur l'évolution du tabes : cette « explication » n'en est pas une, c'est reculer la question sans la résoudre.

Certains auteurs l'ont bien compris et ont cherché dans la physiologie pathologique diverses explications. Benenati soutient que la cause de la diminution de l'ataxie dans le tabes avec cécité doit être recherchée dans le développement compensateur des sens auditif, tactile et musculaire ; mais, d'une part, ces sens ne sont nullement plus développés dans le tabes avec cécité que chez les tabétiques vulgaires incoordonnés, ils sont même parfois très atteints ; d'autre part, cette explication ne serait, en tout cas, valable que pour l'ataxie et non pour tous les troubles sensitifs, viscéraux et trophiques qui font défaut en même temps que l'ataxie chez les tabétisants.

Pour Schupfer, c'est en rendant plus parfaits les centres qui président à l'exécution des mouvements intentionnels que la cécité empêche l'ataxie. Mais, en réalité, l'ataxie est le plus souvent, sinon toujours, en rapport avec des troubles de la sensibilité objective, superficielle ou profonde, du sens musculaire entre autres ; c'est surtout parce que le tabétique ne sent pas l'énergie déployée par ses muscles que ses mouvements sont irréguliers, saccadés et incoordonnés ; or, assurément, s'il existait de grosses lésions des cordons postérieurs, ce n'est pas le développement, si parfait puisse-t-il être, des centres cérébraux de l'incoordination des mouvements qui pourrait empêcher l'ataxie.

De Grandmaison, en 1896, avait déjà cherché à expliquer l'absence d'ataxie dans le tabes avec cécité par le fait que, « la vue ayant perdu son contrôle, le malade ne se rend plus compte des difficultés qui l'entourent ». L'explication n'a qu'une valeur essentiellement hypothétique et ne rend, en tout cas, pas compte de toutes les autres particularités du tabes avec cécité.

Aucune hypothèse ne nous permet donc jusqu'ici de rattacher la lésion optique à la lésion spinale ni de comprendre la relation entre elles que la clinique semble souvent montrer. De nos jours comme du temps où Joannès Martin écrivait son mémoire, en 1890, « il reste à nous demander pourquoi, dans le tabes à début optique, on voit s'arrêter presque constamment l'évolution de la sclérose des cordons postérieurs, tandis que l'atrophie papillaire survenant chez un ataxique dont l'affection est déjà avancée, ne paraît modifier en rien l'évolution de cette dernière ».

Pour résoudre ces questions, nous avons cru utile de nous adresser à l'anatomie et nous avons pratiqué les coupes de la moelle et des voies optiques d'un grand nombre de cas de tabes avec cécité, morts à Bicêtre dans le service de M. Pierre Marie ; nous publierons ultérieurement le résultat de nos recherches anatomiques. Dans le présent travail, nous voulons seulement comparer les tableaux *cliniques* présentés par les différents tabétiques aveugles que nous avons pu examiner ou dont notre maître nous a fourni l'observation encore inédite.

Nous avons eu le désir de contribuer à résoudre les deux questions suivantes : 1° *quels sont les caractères cliniques de l'amaurose qui s'accompagne de symptômes tabétiques? 2° quelles sont les relations cliniques entre ces symptômes tabétiques et l'amaurose?*

Pour atteindre ce double but, nous avons pu mettre à profit *quarante-cinq observations* de tabétiques aveugles décédés à Bicêtre ou encore actuellement en traitement. Seize malades sont encore vivants et ont été tout récemment examinés par nous. L'observation de la plupart d'entre eux avait déjà été prise plus ou moins longtemps auparavant; nous avons ainsi pu comparer leur état actuel avec leur état antérieur et suivre l'évolution de la maladie, la comparaison nous a paru des plus intéressantes, elle nous a permis, dans bien des cas, de nous soustraire aux appréciations souvent fantaisistes et involontairement erronées des malades eux-mêmes. C'est un avantage appréciable que nous avons eu sur ceux qui nous ont précédé dans ce genre d'examens.

Le nombre des cas que nous avons pu examiner nous a paru suffisant pour nous permettre de tirer des conclusions personnelles et de confirmer ou d'infirmer certaines notions qui ont pu être admises jusqu'ici sans preuves suffisamment nombreuses.

DOCUMENTS PERSONNELS — CLASSIFICATION

Nos recherches personnelles reposent sur *quarante-cinq observations* de cécité chez des tabétiques. Sur les quarante-cinq malades, seize sont encore vivants. Parmi les autres, quelques-uns, examinés depuis fort longtemps, l'ont été malheureusement trop superficiellement et ne nous fourniront que quelques données intéressantes. En particulier, l'attention avait bien été attirée, dès cette époque, sur les rapports de la cécité avec les troubles moteurs, mais non sur ses relations avec l'état de la nutrition générale et sur les différentes formes du tabes avec cécité. Aussi, des renseignements nous manquent sur l'état général d'un certain nombre de malades. De plus, quelques-uns n'ont été observés que peu de jours avant leur mort, ils étaient dans un état de cachexie avancée et l'on ne sait quelle part il faut attribuer dans leur état à la cachexie terminale ou au tabes. Aussi, tout en étant bien sûrs que ces cas rentrent dans notre cadre, qu'il s'agit bien de tabes avec amaurose tabétique, nous ne tenterons pas de les classer dans telle ou telle catégorie de tabes avec cécité.

Nous avons dû éliminer, de parti pris, un certain nombre d'observations qui nous paraissent pourtant entrer, selon toute probabilité, dans le cadre des tabes avec amaurose tabétique, et cela pour deux raisons : ou bien il s'agit d'un tabétique aveugle, mais les éléments nous manquent pour affirmer que sa cécité dépend sûrement du tabes; ou bien il s'agit d'un aveugle par atrophie du nerf optique, mais les symptômes du tabes sont encore trop peu nombreux ou trop peu nets pour qu'on puisse affirmer, malgré la présence d'antécédents syphilitiques, que cet aveugle est bien un tabétique. C'est ainsi que pour le premier de ces motifs nous n'avons pas voulu tenir compte d'un tabétique présentant un glaucome double, car le glaucome suffit à lui seul pour expliquer la cécité absolue ; nous n'avons pas compris non plus dans nos observations un tabétique, aveugle depuis quelques années, mais possédant encore la notion de la lumière, parce que ce tabétique était atteint de cataractes (l'anatomie pathologique nous a, d'ailleurs, prouvé depuis que nous avons eu raison, car le nerf optique était sain).

En revanche, nous avons compté parmi nos tabes avec cécité un tabétique (observation de Fin...) qui possédait une double cataracte polaire antérieure congénitale, qui était aveugle avant même d'avoir pris la syphilis, mais aveugle incomplètement, distinguant encore le jour de la nuit, voyant les lumières ; or, actuellement, ce malade ne voit plus rien, il ne distingue plus le jour de la nuit, il ne sait plus où est la fenêtre ; ce seul fait nous permet d'affirmer qu'il existe une lésion du fond des yeux bien que l'opacification des cristallins nous empêche de la constater : une cataracte double n'empêche jamais de reconnaître la lumière du jour ni l'endroit d'où vient soit la lumière solaire, soit une lumière artificielle un peu vive.

Le second motif qui nous a fait éliminer quelques malades dans nos statistiques se comprend aisément ; la caractéristique, nous l'avons dit déjà, de la plupart des tabes avec cécité est précisément de comprendre un nombre très minime de symptômes tabétiques. Ces symptômes peuvent se réduire à leur minimum, et, sans aucun doute à notre sens, il existe des tabes caractérisés uniquement par l'atrophie papillaire ; nous en voulons pour preuves, d'une part, le fait que chez un de nos malades, c'est alors qu'il existait déjà une atrophie optique bien caractérisée avec cécité complète, que l'on a vu se développer tous les

symptômes du tabes et notamment la disparition du réflexe rotulien (Bréav...); d'autre part, la constatation anatomique, dans un
cas de cécité chez un syphilitique sans aucun autre signe de
tabes, de lésions tabétiques semblables à celles de l'atrophie
tabétique. Cependant, dans l'impossiblité de reconnaître la
nature tabétique d'une atrophie papillaire, il nous a fallu choisir
parmi les symptômes de la série tabétique celui qui nous permettrait le mieux d'affirmer qu'il existe vraiment des lésions des
cordons postérieurs; c'est, bien entendu, le signe de Westphal
que nous avons pris, et nous n'avons voulu donner comme
tabétiques aveugles que des aveugles avec atrophie papillaire et
abolition des réflexes rotuliens. Ce n'est pas à dire cependant
que le signe de Westphal soit constant dans le tabes, il manque
assez souvent dans les « tabes supérieurs », par exemple, et, en
particulier, dans le tabes avec cécité, il serait, d'après Förster (1),
deux fois plus rare que dans le tabes sans cécité. Pour deux
observations seulement (observations de Pot... et de Rain...)
nous avons fait exception à cette règle, dans deux cas où d'autres
symptômes du tabes étaient assez nets pour que l'hésitation ne
fût pas permise.

Nous avons, de parti pris, éliminé tous les cas où des troubles
plus ou moins accusés de la vision peuvent laisser prévoir une
cécité future, et nous n'avons pris que les cas où la cécité est
complète ou à peu près. Aussi n'est-ce pas une étude des troubles
initiaux de la vision dans le tabes que nous nous proposons de
faire, mais une étude des troubles divers du système nerveux
qui accompagnent l'amaurose tabétique constituée, la localisation
définitive et primordiale du processus syphilitique sur les voies
optiques. Nous avons, d'ailleurs, eu peu l'occasion d'observer les
troubles initiaux de la vision, subjectifs ou objectifs, car les
sujets d'un âge par trop avancé n'entrent guère à Bicêtre que
quand ils sont ou tout à fait aveugles ou tout à fait infirmes; or,

____

(1) Förster (de Breslau), *Monatsch. f. Psychiatrie*, juillet et août 1900.

les vrais tabétiques, les tabétiques infirmes, deviennent très rarement aveugles.

C'est après toutes ces éliminations qu'il nous est resté
quarante-cinq observations d'amaurotiques présentant des symptômes certains de lésions des cordons postérieurs.

La classification de ces observations ne laisse pas que d'être
quelque peu embarrassante. Joannès Martin avait divisé ses
malades en tabétiques amaurotiques restés à la période préataxique et tabétiques ataxiques chez lesquels l'amaurose est
généralement secondaire, surajoutée à l'incoordination motrice
préexistante. Cette classification est excellente quand il s'agit de
sujets qui, comme ceux de Martin, ont été examinés à une
période de leur existence, mais non suivis jusqu'à leur mort ; et
cependant, même dans ce cas, elle a bien des occasions de se
trouver en défaut. Mais elle devient tout à fait insuffisante quand
il s'agit de malades qui, comme beaucoup des nôtres, ont été
suivis pendant de nombreuses années consécutives et souvent
jusqu'à leur mort. On se rend compte alors que bien souvent la
maladie évolue, que, même quand l'atrophie optique a été le
symptôme initial, elle ne reste pas toujours, comme le croyait
Bénédikt, bénigne quant aux symptômes médullaires. Pour
longue qu'elle soit, comme l'avaient si bien vu Charcot, puis le
professeur Fournier, la période préataxique des tabétiques amaurotiques ne dure pas toujours jusqu'à la mort, et le tabes le plus
confirmé, le plus incoordonné, le plus cachectisant, peut se
développer tardivement, nos observations le démontrent amplement (observations de Chéz..., de Bréav..., etc.).

Il n'est pas, il est vrai, de classification qui permette de ranger
tous les cas ; celle qui a été proposée par notre maître,
M. P. Marie, nous paraît assurément la meilleure, parce que,
sans présumer de l'évolution clinique ultérieure, elle fournit une
dénomination qui combine les particularités à la fois de l'état
clinique et de l'état anatomique *actuel* du malade. Le *tabétisant*

est un sujet, aveugle ou non, chez lequel, pendant un temps anormalement prolongé, n'apparaissent ni les troubles de la coordination, ni ceux de la nutrition générale, ni les plus importants des troubles viscéraux qui caractérisent les vrais tabétiques et dont la moelle ne contient que des lésions minimes, initiales, des cordons postérieurs. Mais cette dénomination n'implique nullement que le malade soit destiné à rester indéfiniment un « petit » tabétique, le tabétisant peut tardivement devenir un très grand tabétique. A côté des tabétisants et des tabétisants vrais, il faut donc faire une place à part aux « tabétisants devenus tabétiques ».

Certains malades enfin présentent tel ou tel des troubles du tabes vrai, sans en présenter l'ensemble clinique ; tel, par exemple, aura avec une incoordination extrême un air de santé, un teint rose et frais et un embonpoint presque normal. Ces cas anormaux déroutent véritablement toute tentative de classification, ces malades ne sont ni des tabétisants ni des tabétiques ; ils ont bien des chances, cependant, de finir grands tabétiques : nous en ferons la catégorie à part des « douteux ».

Comme on le voit, cette classification est, en bonne partie, conventionnelle ; elle a le mérite de faire comprendre d'un mot un ensemble clinique et au besoin d'en faire saisir son évolution.

Elle a surtout le mérite de rapprocher des données cliniques des constatations anatomiques et de répondre du même coup à des ensembles symptomatiques et à des localisations anatomo-pathologiques : nous l'avons surtout compris après avoir étudié l'anatomie pathologique, cérébrale et médullaire, des différents tabes avec cécité. Mais il ne faut pas oublier qu'aucune description clinique ne se trouve réalisée, complète et isolée, chez un malade quelconque, et que les cas intermédiaires, les cas mixtes ou peu accusés, ne font jamais défaut, quelle que soit l'affection considérée. Aussi nous tiendrons compte de cette classification dans la mesure où elle nous paraîtra être justifiée par des tableaux anatomo-cliniques, mais nous n'y attacherons ni une importance capitale, ni une valeur définitive : telle est, d'ailleurs, à cet égard l'opinion de notre maître, M. Pierre Marie, qui a proposé cette classification, et ce n'est pas à la justifier que nous comptons employer ces pages.

Ces réserves étant faites, voici comment se divisent nos quarante-cinq observations :

Des seize malades encore vivants, neuf entrent plus ou moins dans la catégorie des tabétisants ; deux seulement sont de vrais et grands tabétiques ; deux sont devenus plus ou moins complètement tabétiques après avoir été longtemps des types de tabétisants ; trois, enfin, ne rentrent vraiment dans aucun de ces groupes et, par des troubles importants, *isolés*, soit de la coordination, soit de la nutrition générale, soit de certains viscères, méritent d'être rangés parmi les cas anormaux, parmi les « douteux ».

Parmi les vingt-neuf malades décédés, seize doivent être considérés plutôt comme des tabétisants, six comme des tabétiques vrais, deux comme des tabétisants devenus tabétiques, trois comme des douteux ; deux malades, enfin, ont été examinés à la période tout à fait terminale, nous n'avons pas voulu les classer parmi les tabétiques vrais dont ils avaient plus ou moins l'aspect parce que nous n'avons pas su si l'on devait rattacher leurs troubles trophiques et moteurs à la cachexie terminale ou au tabes.

Le pourcentage est donc le suivant :

Tabétisants..............	Vivants 50, 2 p. 100		Morts	55, 2 p. 100	
Tabétiques vrais.......	—	12, 5	—	—	20, 7	—
Tabétisants devenus	—		—	—		—
tabétiques...........	—	12, 5	—	—	0, 0	—
Douteux...............	—	18, 7	—	—	10, 3	—
Impossibles à classer.	—		—	—	0, 0	—

En rapprochant ces chiffres en tenant compte du fait que, parmi les tabétiques décédés, un certain nombre avaient certainement été des tabétisants, on est frappé de leur concordance.

Si nos chiffres sont si différents de ceux de Joannès Martin que nous avons déjà cités, et si nous trouvons seulement un peu plus de la moitié de tabétisants, c'est d'abord certainement parce que notre classification ne répond pas absolument à la sienne, ensuite, surtout, parce que beaucoup de nos malades ont été suivis pendant plusieurs années avant leur mort et que certains d'entre eux, après avoir été fort longtemps des tabétisants, après avoir répondu entièrement à la classe des « tabétiques restés à la période préataxique » de Martin, sont devenus tardivement de vrais et grands ataxiques. Le fait est si vrai que plusieurs sujets, les uns morts grands tabétiques, d'autres encore vivants et actuellement des plus incoordonnés sont préci_sément *les mêmes* que Joannès Martin avait, en 1890, rangés dans sa première catégorie : nous pouvons citer parmi les vivants le cas de Jouvain, parmi les morts ceux de Mélina et de Frey.. : la comparaison entre la description de Joannès Martin et celle qui a été faite de nombreuses années après, nous paraît des plus intructives ; aussi pour tous les cas dont il s'agit, avons-nous fait précéder notre description de celle de Martin.

Le tableau suivant résume notre tentative de classification.

		Tabétisants.	Tabétiques vrais.	Tabétisants devenus tabétiques.	Douteux.	Impossibles à classer.
Vivants.	16	9 (56,2 0/0)	2 (12,5 0/0)	2 (12,5 0/0)	3 (18,7 0/0)	
Morts..	20	16 (55,2 0/0)	6 (20,7 0/0)	2 (6,9 0/0)	3 (10,3 0/0)	2 (6,9 0/0)
Total...	45	25 (55,5 0/0)	8 (17,8 0/0)	4 (8,9 0/0)	6 (13,3 0/0)	2 (4,4 0/0)

IV

LE « TABES AMAUROTIQUE »

Dans les pages qui vont suivre, nous prendrons un par un les différents symptômes que présentent plus particulièrement les tabétiques avec cécité ; nous séparerons des symptômes spinaux du tabes vulgaire les symptômes d'origine cérébrale, qui, comme nous le dirons, nous ont paru prendre dans la forme amaurotique une importance particulière.

Nous étudierons la fréquence de tous ces signes en nous basant spécialement sur nos constatations personnelles et nous verrons plus tard comment les faits cliniques que nous avons observés, concordent avec nos recherches anatomiques.

A. — TROUBLES D'ORIGINE ENCÉPHALIQUE

I

TROUBLES DE LA VISION : L'AMAUROSE TABÉTIQUE.

Duchenne (de Boulogne), après avoir, en 1858, dans sa première description, signalé la fréquence de l'amaurose dans l'ataxie locomotrice, fut le premier à en rechercher la cause. Dans la seconde édition de l'*Électrisation localisée*, il nota qu'il avait trouvé chez certains ataxiques, à l'aide de l'ophthalmoscope récemment découvert par Helmholtz (en 1851), une atrophie de la papille très nette; dans la troisième édition du même ouvrage, en 1872, il fit la remarque que cette lésion était constante chez les tabétiques aveugles, qu'elle était la cause certaine de l'amaurose. Ce fut à Galézowski (1) et à Charcot (2), et plus tard au professeur Fournier (3) que revint l'honneur de faire ressortir les caractères fonctionnels et ophtalmoscopiques de l'amaurose tabétique, non seulement à sa période de constitution définitive, mais aussi dans ses stades de début.

---

(1) Galézowski, Études ophthalmoscopiques sur les altérations du nerf optique et sur les maladies cérébrales dont elles dépendent, *Thèse de Paris*, 1866. — *Aperçu sur les atrophies de la papille du nerf optique et sur leur étiologie*, 1872. — *Traité des maladies des yeux*. — *Traité icon. d'ophthalmos.*, 1876.

(2) Charcot, *Maladies du système nerveux*, 1873.

(3) Fournier, *De l'ataxie locomotrice d'origine syphilitique*, 1882.

Au début, d'après la description de ces auteurs, l'atrophie optique du tabes serait marquée par la diminution de l'acuité visuelle, le rétrécissement du champ visuel avec ou sans scotomes et la dyschromatopsie.

La diminution progressive de l'acuité visuelle est certainement le fait le plus frappant : le malade a la sensation d'un voile ou d'un brouillard qui s'étend petit à petit devant ses yeux. Nous ne voyons nullement d'utilité à admettre, avec Samelsohn, que cette sensation de brouillard est due à une excitation du nerf optique ; il nous semble tout naturel de comprendre qu'un malade dont l'acuité visuelle se trouve diminuée, non seulement pour la vision à distance, mais aussi pour la vision rapprochée, ait la sensation d'un nuage uniforme de plus en plus épais qui s'interpose entre son œil et les objets.

C'est de ce brouillard progressivement épaissi que la grande majorité de nos malades se sont plaints au début. Le plus souvent, c'est à l'occasion d'un exercice délicat de la vue que le sujet se sent gêné ; la lecture quotidienne d'un journal si profondément entrée dans les mœurs, est, à cet égard, des plus précieuses ; beaucoup de malades se sont tout d'abord aperçus qu'ils avaient de plus en plus de mal à lire leur journal (observations de Barr..., Bou..., Cou..., etc.). Si on mesure à ce moment leur acuité visuelle, avec l'échelle de Snellen, par exemple, on s'aperçoit qu'elle est déjà très réduite.

Certains se sont brusquement aperçus un jour qu'ils ne pouvaient plus lire leur journal, alors que, la veille encore, ils l'avaient lu à peu près sans hésiter. D'autres, moins nombreux encore, se trouvent en pleine rue incapables de voir de l'un ou de l'autre œil ou parfois des deux à la fois. C'est ainsi que le malade Rain... descendait un jour du train, à la gare de Sceaux, quand, brusquement, il n'a plus vu clair ; il a fallu qu'on le reconduisît chez lui. Le malade Beauv..., charretier, conduisait un jour sa voiture rue de Rivoli ; il accrocha une voiture sur sa gauche, il ferma instinctivement l'œil droit et fut tout étonné de ne plus rien voir du tout; il s'aperçut ainsi que la vision de l'œil gauche était absolument perdue; l'œil droit voyait encore mais déjà assez mal. Le malade Bréav..., après une nuit génitalement active, se reveilla un matin aveugle. Il faut dire, d'ailleurs, que la cécité brusque, comme la diplopie brusque, n'est jamais persistante et que la vue revient d'ordinaire dans les heures ou les jours qui suivent, mais notablement atténuée et pour disparaître ensuite progressivement.

Les deux symptômes que, en dehors de la diminution de l'acuité visuelle, on considère comme annonçant l'amaurose tabétique, sont le rétrécissement du champ visuel et de la dyschromatopsie. Ces deux symptômes nous ont paru fort loin d'être constants ou même communs; nous avons eu peu l'occasion, nous l'avons dit, d'examiner des tabétiques aux premiers stades de leurs troubles visuels, mais nous avons interrogé soigneusement beaucoup de tabétiques aveugles sur le début de leurs troubles, et nous avons été frappés du petit nombre de ceux qui ont reconnu dans leurs antécédents les deux symptômes en question. Nous reconnaissons, cependant, qu'il peut être difficile à des sujets non prévenus, souvent peu attentifs ou peu intelligents, de faire la part de semblables modifications de leur vision tant qu'elles ne sont pas considérables : aussi nous ne prétendons attacher qu'une importance relative aux renseignements fournis par nos malades à ce sujet.

Les opinions les plus diverses ont été émises sur les *modifications du champ visuel* des tabétiques; Lebert considère qu'il se limite concentriquement, Galézowski parle aussi d'un rétrécissement périphérique; Charcot indique qu'il est bien concentrique, mais inégalement, et insiste sur la différence qu'il présente avec le rétrécissement concentrique régulier de l'hystérie; Von Graefe, au contraire, admet le rétrécissement du côté nasal; et Schweigger, Förster, le rétrécissement du côté temporal. La seule diversité de ces opinions doit faire penser qu'il n'existe pas, en réalité, de forme de rétrécissement caractéristique du tabes.

Les auteurs signalent aussi l'existence assez fréquente de scotomes qui, d'abord périphériques, formant encoches, gagneraient le centre, mais en n'occupant généralement qu'un ou plusieurs secteurs ou quadrants. La continuité de deux de ces quadrants donnerait lieu parfois à un véritable rétrécissement à forme hémiopique qu'il y aurait lieu de distinguer de l'hémianopsie véritable : Bunge (1), Althaus, Berger, Panas (2) ont signalé des rétrécissements tabétiques à forme hémianopsique ; M. Jocqs (3) est revenu récemment sur ce sujet et en a rapporté trois exemples. Nous avons nous-même rencontré chez un tabétique très incoordonné avec troubles de la vision au début une hémianopsie « dans le sens vertical », si l'on peut s'exprimer ainsi, c'est-à-dire l'extinction de toute la moitié inférieure du champ visuel de l'œil droit : nous avons pu constater à l'ophthalmoscope que toute la moitié supérieure de la papille correspondante était beaucoup plus blanche que la moitié inférieure.

Un seul fait est bien admis par tous les auteurs, c'est qu'on ne constate, pour ainsi dire, jamais dans le tabes le scotome central, qui est la signature, dans bien des cas, des amblyopies toxiques; de Grosz (4) a encore récemment insisté sur ce sujet, et sur cent un cas de tabes il aurait constaté cent fois un rétrécissement du champ visuel périphérique et une seule fois un scotome central : nous dirons plus loin quel intérêt prend, à notre sens, cette constatation clinique quand nous chercherons à apprécier le point de départ anatomique des lésions de l'amaurose tabétique.

Parmi nos tabétiques aveugles, un petit nombre seulement ont reconnu dans leurs antécédents les signes d'un rétrécissement

(1) Bunge, *Ueber Gesichtsfeld und Faserverlauf Halle*, 1884.

(2) Panas, *Traité des maladies des yeux*, 1894.

(3) Jocqs, Du rétrécissement hémiopique du champ visuel chez les tabétiques, *Clinique ophthalmologique*, 10 mars 1902.

(4) De Grosz, Atrophie tabétique des nerfs optiques, *Clinique ophthalmologique*, 10 septembre 1899, *Congrès d'Utrecht*, 1899.

concentrique du champ visuel : ils avaient perdu la vue « comme
s'ils avaient vu dans un entonnoir dont l'orifice se serait petit à
petit rétréci, d'abord large comme une pièce de cinq francs, puis
comme une pièce de deux francs, puis comme une pièce de
cinquante centimes » (observations de Jouv..., de Dupl..., de
Gor..., etc.); tel tabétique, par exemple, habitué à voir de sa
fenêtre d'un seul coup d'œil une vaste campagne, s'aperçoit qu'il
ne voit plus qu'un champ, puis qu'une maison dans ce champ,
puis qu'un arbre devant la maison. Mais dans ce cas, presque
toujours, le rétrécissement s'accompagne d'un obscurcissement
du champ visuel ; il doit être très exceptionnel de rencontrer un
rétrécissement considérable avec une acuité intacte : ce fait qui,
pour Galézowski, serait absolument caractéristique du tabes,
paraît, en réalité, se rencontrer presque exclusivement dans le
glaucome chronique simple, dans l' « atrophie de la papille avec
excavation » de Graefe ; nous ne l'avons, pour notre part, jamais
rencontré : un seul de nos malades (observation Dupl...) nous a
dit avoir eu encore une vision centrale assez nette alors que son
champ visuel était déjà devenu très étroit.

Plusieurs de nos malades ont paru présenter soit un rétrécissement soit un scotome tout à fait périphérique du côté nasal
(observations de Barra..., de Bloch...); ils ont été, nous ont-ils
dit, pendant quelque temps capables de voir en tournant la tête
et « regardant en dehors » ce qu'ils n'étaient plus capables de
voir en regardant de face. Un autre (Dupl...) paraît avoir présenté, au début, un scotome temporal ; il a eu nettement la sensation d'un corps étranger dans l'angle externe de l'œil droit,
puis de l'œil gauche; il a vu ensuite sa vision diminuer successivement dans la partie inférieure, puis dans la partie supérieure
du champ visuel de chaque œil, enfin concentriquement : mais
le malade, comptable, homme intelligent, avait su s'observer, et
nous ne saurions affirmer que de tels phénomènes n'aient pu se
produire chez d'autres de nos malades sans qu'ils aient été
capables de nous en rendre compte. Des scotomes multiples

semblent s'être produits chez Bloch..., chez Dor..., peut-être chez Gor.... D'après l'ensemble de nos cas, malgré les réserves que nous avons faites, nous croyons que le rétrécissement accentué du champ visuel, quelle qu'en soit la forme concentrique ou en secteurs, avec ou sans scotomes, est, en somme, un symptôme assez rare du début de l'amaurose tabétique, et que la diminution de l'acuité visuelle, l'épaississement graduel et progressif d'un brouillard devant les yeux, est l'évolution ordinaire des troubles visuels qui aboutissent à la cécité.

Ce que nous venons de dire des modifications du champ visuel s'applique aussi, à notre sens, à la *dyschromatopsie*. La dyschromatopsie a été signalée au début de l'atrophie tabétique, d'abord par Bénédikt de Vienne, puis par Voinow et Lebert ; Annuské l'aurait rencontrée deux fois comme symptôme tout à fait initial. Galézowski et Charcot ont indiqué que la dyschromatopsie suit dans le tabes une évolution à peu près fixe : c'est le vert qui disparaîtrait le premier, puis, bientôt après, le rouge ; le jaune et le bleu survivraient très longtemps, et le bleu disparaîtrait le dernier. Charcot a insisté sur la différence qui sépare cette dyschromatopsie tabétique de celle qui se voit dans l'hystérie : dans cette dernière affection, en effet, c'est généralement la notion du rouge qui survit seule pendant un temps très long. Müller (de Gratz) a considéré que l'existence de la dyschromatopsie est un signe diagnostique entre l'amblyopie du tabes et l'amblyopie de la sclérose en plaques.

Nous ne trouvons notée la dyschromatopsie que dans deux de nos observations, celle de Sal... et celle de Dupl..., mais nous reconnaissons qu'il faut parfois être assez observateur de soi-même pour s'apercevoir de la perte d'une ou de plusieurs couleurs, et que, souvent, c'est à un pur hasard que l'on doit cette constatation : notre malade Dupl..., par exemple, un jour qu'il s'était blessé, fut fort surpris de voir son sang vert. Notons même à ce propos que la dyschromatopsie n'a pas, dans ce cas, suivi la marche classique, puisque la notion du rouge a disparu avant celle du vert, et que, peut-être fréquente, cette évolution classique n'est, en tout cas, pas constante et immuable.

Nous venons d'énumérer les trois phénomènes aujourd'hui admis du début de l'amaurose tabétique, amblyopie progressive, rétrécissement concentrique du champ visuel avec ou sans scotomes périphériques ou en secteurs, dyschromatopsie. Nous avons dit avec quelle constance, à notre avis, on observait le *premier seul* de ces phénomènes ; mais l'inconstance des deux autres n'enlève rien à leur valeur diagnostique quand on a la bonne fortune de les constater au début d'un tabes : il importe seulement que l'on sache que leur absence ne plaide nullement contre l'hypothèse d'un tabes.

Dans l'*évolution* de ces différents symptômes deux particularités auraient, d'après Galézowsky et d'après Fournier, une importance diagnostique primordiale : le début serait monoculaire ; l'évolution serait lente, continue et graduellement progressive.

A la première de ces assertions nous nous associons pleinement : « Le *début mono-oculaire des troubles de la vision* est, dit Fournier, un mode d'évolution sinon constant, au moins très habituel. » En effet, sur vingt-deux de nos malades qui ont été interrogés spécialement à ce sujet, vingt et un ont pu dire par quel œil avait commencé l'affaiblissement visuel, un seul a déclaré qu'il avait commencé en même temps pour les deux yeux.

Ce signe peut être important pour différencier de l'amaurose tabétique au début certaines névrites optiques, les névrites toxiques entre autres, où le début des troubles oculaires est généralement simultané pour les deux yeux. Aucun côté ne paraît présenter une prédisposition spéciale et nous avons trouvé dix fois l'œil droit pris le premier et onze fois l'œil gauche (1). Nous

(1) Voir les observations de Barra..., Beuch..., Dupl..., Giraud..., Leeb..., River..., Bréav..., Laverg..., Rei..., Souch... dont l'œil droit a été pris le premier ; celles de Beauv..., Bloch..., Chéz..., Dig..., Ramel..., Verb..., Cotten...,

ne nous expliquons guère l'opinion aujourd'hui classique que « l'atrophie commence deux fois plus souvent à gauche qu'à droite » (Panas) : *a priori*, cette opinion nous avait paru étrange, nos observations ne la confirment nullement.

Le temps qui s'écoule entre l'atteinte de l'un et de l'autre œil, est fort variable, mais nous a paru, en général, assez restreint, plus restreint que ne l'admettent la plupart des auteurs (« de deux mois à dix ans », dit Panas). Chez la plupart de nos malades il n'a pas dépassé un, deux, trois, quatre, huit mois ; chez deux seulement il a atteint un an ; chez un seul, deux ans (1). Mais l'atteinte du second œil paraît fatale à échéance plus ou moins éloignée, c'est ce qu'admettent tous les auteurs. Nous ne connaissons à cette loi inéluctable qu'un fait opposé, c'est celui qu'a rapporté Galézowski, celui d'un syphilitique tabétique qui, vingt ans après la perte d'un œil, conservait encore *intacte* la vision du second œil ; ce malade s'était fait traiter énergiquement ; il est logique d'attribuer au traitement une part, au moins, dans cette favorable évolution, et de considérer ce fait comme des plus intéressants à signaler, « ne serait-ce, dit Fournier, qu'à titre d'encouragement offert à la thérapeutique ». Mais, en regard de ce cas unique, combien de malades, tout aussi énergiquement traités n'ont pas échappé à l'évolution fatale !

Une autre remarque que nous avons pu faire, c'est que l'affection, jusqu'à l'amaurose complète, est presque toujours plus intense du côté qui a été le premier pris ; les lésions des deux yeux ne s'égalisent, si l'on peut ainsi dire, à aucun moment de leur évolution jusqu'à la cécité. Cette remarque

Dor..., Lejeu..., Rain..., Plusquell... dont l'œil gauche a été pris le premier. Jouv... aurait vu son acuité visuelle diminuer et son champ visuel se rétrécir en même temps pour l'œil droit et pour l'œil gauche.

(1) L'intervalle qui s'est écoulé entre l'atteinte du premier œil et celle du second a paru être de : à peine un mois chez Leeb..., un mois chez Dupl..., Verb..., deux ou trois mois chez Beauv..., Bréav..., Lejeu..., trois et quatre mois chez Barra..., Dig..., six mois chez Bloch..., huit mois chez Bouch..., River..., un an environ chez Dor..., Rei..., deux ans chez Giraud....

avait déjà été très justement faite par Galézowski : « Au début même de la maladie, dit-il, la papille est encore indemne de toutes lésions appréciables. A cette époque, un seul signe se présente pour éclairer le diagnostic, c'est l'inégalité de l'acuité visuelle d'un œil à l'autre... A un moment quelconque de la maladie (sauf, bien entendu, à la période ultime d'amaurose) on les trouve toujours inégalement affectées comme intensité de troubles fonctionnels. En d'autres termes, *l'amblyopie est toujours inégale d'un œil à l'autre.* »

La lenteur de l'évolution est des plus difficiles à apprécier. Un seul fait est bien certain, c'est que la cécité tabétique, pour un œil ou pour les deux, *n'est jamais soudaine.* Pourtant dans deux conditions la cécité peut *paraître* soudaine : ou bien l'amaurose, en apparence, subite est unilatérale, ou bien elle est bilatérale. Dans le premier cas, des troubles accusés de la vision ont pu se développer depuis fort longtemps sur un œil, la vision de cet œil peut même être complètement perdue sans que jamais le sujet s'en soit douté : il faut que, par hasard, il ferme l'autre œil pour s'en apercevoir. Tel fut le cas de notre malade Beauv..., qui, conduisant une voiture, accrocha sur sa gauche, ferma l'œil droit, et s'aperçut qu'il ne voyait plus du tout à gauche. Fournier cite deux cas du même genre : l'un concerne un malade d'hôpital qui reçoit une poussière dans l'œil droit, ferme cet œil et est tout étonné de ne plus voir du tout; l'autre concerne un malade de ville, pourtant bon observateur de sa personne, qui, couché sur son lit, la tête enfouie à demi dans l'oreiller et l'œil droit recouvert, entend crépiter le feu, regarde dans la direction du foyer avec l'œil gauche resté seul découvert et est tout étonné de ne pas voir du feu; ce dernier cas montre qu'il n'est pas nécessaire d'appartenir à une classe où l'on est peu soucieux de soi-même et où l'on analyse fort mal ses sensations pour rester borgne un temps parfois fort long sans s'en apercevoir. Dans la plupart de ces cas, d'ailleurs, quand le malade s'aperçoit qu'un de ses yeux ne voit plus rien, la vision de l'autre œil est déjà plus ou moins fortement atteinte.

Dans d'autres cas, la cécité paraît subite et absolue, les deux yeux sont pris en même temps ; tels les cas de nos malades Rain... et Bréav... qui furent pris d'amaurose brusque, l'un dans la rue en descendant d'un train, l'autre un matin, après une nuit agitée. Mais, dans ces cas, l'amaurose n'est jamais persistante, la paralysie du nerf optique est tout à fait comparable aux mille petits accidents du tabes, aux paralysies oculomotrices en particulier ; la cécité brusque est passagère comme la diplopie brusque, comme le ptosis brusque. Au bout de quelques minutes, de quelques heures ou, au plus, de quelques jours, le malade voit clair de nouveau, mais il s'aperçoit alors que sa vision est très altérée. Sans doute, en réalité, la vision n'est-elle pas plus altérée qu'avant « l'attaque amaurotique », mais cet accident a attiré son attention sur des troubles que peut-être, longtemps encore, il n'aurait pas remarqués.

Ce que nous venons de dire de l'amaurose s'applique aussi, et plus souvent peut-être, à l'amblyopie : une diminution brusque ou rapide de la vue, qu'elle soit complète ou incomplète, est fréquemment suivie d'une amélioration. Cette amélioration est généralement mise sur le compte du traitement employé, peut-être non sans raison si l'on a institué le traitement antisyphilitique (observations de Bout... et de Bot...) : elle a trop souvent l'inconvénient de faire croire à une guérison réelle, alors que le trouble passager n'a été qu'un signe avant-coureur de troubles plus graves, et de faire abandonner un traitement, alors qu'il serait peut-être encore temps de l'appliquer énergiquement avec quelques chances de succès.

Toujours donc l'amaurose tabétique évolue lentement, mais la durée de l'évolution est difficile à apprécier, parce que les sujets évaluent très différemment le moment où ils jugent la cécité complète : les uns se trouvent complètement aveugles alors qu'ils voient non seulement les lumières, mais même des objets, à partir seulement du moment où ils n'en distinguent plus les formes ou même les couleurs ; d'autres, au contraire, prétendent voir encore alors qu'ils distinguent à peine le jour de la nuit, alors qu'ils ne savent plus où se trouvent les lumières les plus intenses ; leur imagination supplée souvent à leurs images visuelles et ils interprètent de très bonne foi dans un sens qui leur paraît logique soit des ombres qui leur restent seules, soit même de pures hallucinations visuelles sans *primum movens* objectivement constatable. L'intelligence, en particulier, est un facteur capital dans l'appréciation par les malades du degré de leur cécité. « On voit avec le cerveau, dit Truc (1), autant qu'avec les yeux, et la même vision fera un clairvoyant d'un sujet intelligent ou fortuné et un aveugle d'un indigent ou faible d'esprit. »

Un fait nous a frappé, c'est la durée généralement considérable de l'état que l'on appelle « demi-aveugle » ou « demi-voyant » (2), autrement dit, de la période pendant laquelle le malade est incapable de distinguer aucun objet, mais peut seulement dire d'où vient la lumière, distingue le jour de la nuit et sait où est la fenêtre, reconnaît la direction des lampes et parfois voit passer « quelque chose » quand on interpose la main entre la lumière et son œil. *A priori*, ce fait paraît logique puisque l'impression lumineuse est perçue par presque toute l'étendue de la rétine, alors que la vision distincte paraît exclusivement réservée à la petite surface de la macula ; nous l'avons mieux compris encore quand l'anatomie pathologique nous a eu montré quelle petite quantité de fibres était nécessaire pour que subsistent encore des impressions lumineuses. L'exemple le plus frappant que nous puissions citer est celui de notre malade

(1) Truc, Degrés et limites de la cécité, *Annales d'oculistique*, mai 1903.

(2) Le terme de « clairvoyant » indiquerait un degré de moins dans la cécité, les demi-voyants ne distinguant aucun objet et étant, au point de vue social, complètement aveugles ; les clairvoyants, au contraire, distinguant encore à peu près certains objets, ayant 0,1 d'acuité visuelle d'après Truc, étant par là même souvent en état de gagner leur vie autrement que des aveugles.

Mélin... dont les troubles de la vue remontaient à 1864, qui, dès 1865, était presque aveugle, pouvait distinguer le jour de la nuit, mais à peine les objets et, en tout cas, pas du tout leur couleur; et qui, en 1895, c'est-à-dire plus de trente ans après, avait encore la vague perception de la lumière : nous regrettons de ne pas savoir s'il voyait encore le jour au moment de sa mort, en 1898; mais le fait est des plus vraisemblables, car ses nerfs optiques comptaient encore un assez grand nombre de fibres saines, éparses, trente-quatre ans après le début des troubles visuels, trente-trois ans après une cécité plus complète que celle des vieillards atteints de la cataracte double la plus accusée!

La grande majorité de nos tabétiques aveugles savaient encore distinguer le jour de la nuit et la plupart distinguaient les becs de gaz comme des lueurs; beaucoup même reconnaissaient quelque peu l'état du ciel et savaient s'il était clair ou sombre. Sur trente-deux malades qui ont été spécialement interrogés à ce sujet, onze seulement n'avaient plus aucune perception lumineuse. Parmi les vingt et un autres, quatre distinguaient les objets qui passaient devant leurs yeux, au moins les objets blancs, mais sans reconnaître leur forme (1). Et pourtant, parmi les vingt et un « demi-aveugles » certains se considéraient comme complètement aveugles depuis de nombreuses années déjà, et l'étaient, en effet, autant, et plus même, que les aveugles par cataracte double la plus complète. C'est ainsi que, parmi les vivants, nous citerons Ramel... dont la cécité avait évolué de 1890 à 1892 et qui, depuis 1892, est complètement aveugle, ce qui ne l'empêche pas de voir une ombre quand on passe la main devant

---

(1) Barra..., Ramel..., Bout..., Laver..., lors de leur dernier examen, distinguaient les objets blancs qui passaient devant leurs yeux ou voyaient les ombres des objets. Beuch..., Chéz..., Court..., Dig..., Leeb..., River..., Verb..., Desmar..., Bot..., Cous... Frey..., Ler..., Souch..., Despr..., voyaient le jour et les lumières; Girod..., Bloch..., Lejeu... semblent les avoir à peine distingués; Beauv..., Dupl..., Fin..., Jouv..., Bréav..., Cotten..., Dor..., Dudo..., Pot..., Rei..., Gor..., n'avaient plus aucune impression lumineuse.

ses yeux et de distinguer suffisamment les obstacles pour se diriger merveilleusement et sans hésiter à travers une salle de malades. De même Cour... est aveugle depuis 1894 et pourtant, aidé d'une simple canne, il se promène toute la journée d'un pas alerte et rapide, il va de Bicêtre à Belleville ou à Ménilmontant, à pied, comptant les rues qu'il traverse et se fiant avec raison à sa mémoire pour arriver où il veut aller.

Parmi les morts dont l'état demi-voyant s'est prolongé de très longues années, nous signalerons, en dehors du cas de Mélin..., celui de Lejeu..., qui, aveugle depuis 1873, avait encore en 1895 la vague perception du jour et de la nuit ; celui de Frey..., qui, aveugle depuis 1887, distinguait encore en 1900 la lumière du jour, etc.

La rapidité de la disparition de la vision nette, la longue durée de l'état « demi-voyant » n'ont guère été jusqu'ici signalés : c'est, sans doute, à cette négligence qu'est due la dissemblance entre nos remarques et celles de la plupart des auteurs. C'est par quelques années que ceux-ci comptent, en général, la durée de l'évolution depuis les premiers troubles jusqu'à la cécité complète ; Berger, par exemple, l'évalue en moyenne à trois ans ; c'est par mois, par un ou deux ans au plus, qu'il faut, en général, nous le croyons, compter la durée de l'évolution depuis le début des troubles visuels jusqu'à la perte complète de la notion des objets, de leur couleur et de leur forme ; c'est, au contraire, à de nombreuses années que l'on peut évaluer, en général, la perte de toute impression lumineuse. En fait, la plupart de ceux qui nous ont dit que leur cécité avait évolué très lentement, n'avaient plus aucune sensation lumineuse : tels Cotten... (dix ans), Pot... (dix ans), Dudo... (trois ans), etc.; ceux-là, très vraisemblablement, s'étaient estimés aveugles à partir seulement du jour où ils n'avaient plus connu la sensation de lumière.

Ces remarques sont pourtant loin d'être sans exception, et nous n'avons pas la prétention d'en faire des lois ; mais nous n avons pas rencontré de malade dont l'affection optique évoluât depuis moins de trois ans et qui fût déjà incapable de distinguer la lumière du jour.

Nous pouvons dire seulement que, sauf exceptions, il faut en moyenne de cinq à six mois à un, deux ou, au maximum, trois ans, pour qu'un malade devienne incapable de distinguer autre chose que la lumière du jour, parfois la lumière des becs de gaz, parfois les ombres des objets ; qu'il faut, au contraire, en général, au minimum trois ou quatre ans, et souvent beaucoup plus, cinq, six, dix ans et plus, pour qu'il devienne incapable de distinguer le jour de la nuit.

L'amaurose évolue-t-elle vraiment plus lentement, ainsi que le voulait Gowers, quand elle survient dans une période avancée du tabes, lorsque les troubles de la démarche sont devenus bien marqués? Nos observations ne nous permettent pas de répondre définitivement à cette question, parce que ces faits sont rares, mais nous pouvons affirmer, du moins, que la règle établie par Gowers n'est pas constante. Nous n'en voulons pour preuve que l'observation de Lee... : c'est un grand incoordonné, homme assez intelligent et observateur de sa personne; il affirme que les troubles de la vision n'ont débuté qu'en janvier 1903; or, en avril, il ne peut plus voir que la silhouette des personnes et, en novembre, il distingue avec peine le jour de la nuit. Cette observation seule ne nous permet évidemment pas d'infirmer une règle qui, dans l'ensemble, est, sans doute, exacte. Mais nous croyons que Gowers pousse trop loin les différences qu'il veut établir entre la cécité précoce et la cécité tardive du tabes quand il prétend que « quelquefois cette dernière s'est améliorée » : nous n'avons jamais observé cette amélioration que quand il s'était agi d'amauroses subites, amauroses d'un caractère tout différent et dont la cause est, bien entendu, un trouble fonctionnel ou toxique, surajouté ou non à une amblyopie de cause organique : ce sont ces amauroses seules, toutes momentanées où les amblyopies de même origine que l'on voit

s'améliorer ; mais le fait se produit aussi bien dans les amblyopies précoces que dans les amblyopies tardives. L'amaurose
tabétique vraie est toujours *graduellement progressive*, quoique
non toujours avec la même rapidité.

Nous avons énuméré les particularités fonctionnelles de
l'amaurose tabétique et ses différents stades d'évolution ; quels
en sont les *caractères objectifs, ophthalmoscopiques ?*

Charcot a, parmi les premiers, cherché à bien différencier les caractères de la « papille tabétique ». « La papille, dit-il (1), n'a pas
éprouvé de changement, soit dans sa forme, soit dans ses di-
mensions ; ses contours sont toujours très accentués. Les vaisseaux
restent ce qu'ils étaient auparavant ; seulement, contrairement à ce
qui a lieu dans l'état normal, on ne peut plus les suivre, pénétrant à
une certaine distance dans l'épaisseur de la papille, sur laquelle
ils paraissaient être simplement appliqués. Rien, d'ailleurs, qui
s'éloigne profondément de l'état normal ; mais voici le caractère
décisif. Par suite du changement de texture qu'a subi le nerf
optique, et, en conséquence surtout de la disparition du cylindre
de myéline, la papille a cessé d'être transparente ; elle réfléchit,
au contraire, fortement la lumière et ne laisse plus voir dans sa
profondeur les vaisseaux propres. Il s'ensuit qu'elle ne présente
plus la teinte rosée normale, et qu'elle offre, au contraire, une
coloration blanche, crayeuse, comme nacrée. »

Il y aurait peu à ajouter à cette description, malgré l'époque à
laquelle elle fut faite, si, d'une part, on n'avait voulu la considérer
comme formelle, absolue, caractérisant nettement la papille
tabétique à tous ses stades et elle seule, si, d'autre part, on
n'avait tenté de la différencier par des distinctions subtiles de
coloration et d'aspect de lésions qu'on prétendait similaires
mais non identiques : ces distinctions ont, peut-être, été guidées
parfois par des idées théoriques tant soit peu préconçues.

La papille des tabétiques est décolorée, le fait est évident,

(1) Charcot, *Leçons sur les maladies du système nerveux*, 1873, p. 44.

mais le degré de la décoloration est essentiellement variable et suivant le stade de l'atrophie, et suivant aussi les individus, suivant les extrêmes variations du fond de l'œil chez les sujets les plus normaux: on sait, par exemple, combien les rebords de la papille sont différents chez les bruns et chez les blonds. Au début de l'amaurose, on peut dire que presque toujours la papille est indemne de toute lésion appréciable; il faut déja, le plus souvent, que la vision, centrale ou périphérique, soit extrêmement altérée; qu'il y ait, en somme, un très grand nombre de fibres détruites, pour que la papille commence à se décolorer. En revanche, on peut voir, quoique plus rarement, des papilles presque absolument blanches, nacrées, avec une acuité visuelle à peu près normale ; M. Pierre Marie nous signalait récemment le cas d'un tabétique fruste dont la papille avait paru nettement blanche, complètement décolorée, à un ophthalmologiste très distingué ; or le malade, grand chasseur, continuait à chasser sans s'être jamais aperçu que sa vue baissât. Amblyopie et décoloration papillaire ne sont donc nullement, au début, phénomènes connexes, et le plus souvent c'est le médecin, autant et plus que l'oculiste, qui devra s'apercevoir du début de l'atrophie ; mais les cas, si rares soient-ils, où la décoloration papillaire précède, parfois de longtemps, la diminution apparente de l'acuité visuelle, suffiront pour justifier un examen précoce et répété au fond de l'œil des tabétiques. Plusieurs ophthalmologistes (1) ont insisté récemment sur ce sujet, car ils pensent que l'atrophie optique des tabétiques, et des syphilitiques en général, prise dès la période initiale, peut être entravée dans son évolution par un traitement spécifique.

Une fois constituée, la papille tabétique ne présente pas toujours un aspect identique : elle est tantôt grise et tantôt très blanche, tantôt à bords très nets, véritablement en pain à

(1) Babinski, *Soc. neurol.*, 1900, Antonelli, Fabre, etc., ont insisté sur l'effet bienfaisant de la médication antisyphilitique, que beaucoup d'auteurs avaient jusqu'ici prétendue nuisible.

cacheter, et tantôt à bords un peu flous. Un seul fait est constant, c'est que ces bords, à cause de la décoloration de l'ensemble du disque, tranchent plus qu'à l'état normal sur le fond rouge de la rétine. Rarement le disque papillaire nous a paru tout à fait blanc; dans les cas à demi-récents surtout, il était toujours plus ou moins grisâtre. La longue durée de la coloration grise tient peut-être à la très longue persistance dans bien des cas d'un certain nombre de fibres dans les nerfs optiques des tabétiques aveugles, fait dont, cliniquement, on aurait pu se douter de par la très longue durée de l'état demi-voyant et dont maintes fois nous avons eu la confirmation anatomique.

Chez les quelques paralytiques généraux avec amaurose plus ou moins absolue que nous avons pu examiner, nous avons observé exactement les mêmes variations de coloration, et la distinction que l'on a voulu faire entre l'atrophie grise ou « spinale » des tabétiques et l'atrophie blanche ou « cérébrale » des paralytiques généraux ne nous a nullement paru justifiée. Charcot (1) avait déjà signalé que, « dans la paralysie générale, on observe quelquefois une lésion de la papille qui ne diffère en rien d'essentiel de celle qui se montre dans l'ataxie ». Il est dangereux en ophthalmoscopie de vouloir faire de ces distinctions subtiles, l'aspect du fond de l'œil est trop variable même à l'état physiologique.

Le rebord de la papille ne nous a paru non plus avoir forcément, les contours nets et tranchés « qui établissent entre elles et les tissus voisins une ligne de démarcation brutale »; assurément, nous n'avons guère vu au pourtour des papilles l'épaisse zône de transition rosée que l'on voit dans certaines névrites, les névrites par tumeur cérébrale par exemple; nous n'avons vu ni l'excavation centrale que l'on rencontre parfois même à l'état normal (Förster, Jaeger), ni la saillie inflammatoire des rebords, ni le coude fait par les vaisseaux en franchissant cette

(1) Charcot, *Leçons sur les maladies du système nerveux*, 1873, p. 47.

saillie ; nous n'avons guère vu non plus les dépôts pigmentaires et les encoches que laissent souvent les névrites pendant un temps très long. Mais nous avons eu à faire le plus souvent à des atrophies très anciennes, et s'il y avait eu névrite antérieurement, tout symptôme ophthalmoscopique aurait eu le temps de disparaître.

Cependant, dans un cas relativement peu ancien (observation de River...), où la cécité s'était constituée lentement entre 1898 et 1900, et n'était pas absolue, nous trouvons noté dans la fiche d'examen ophthalmoscopique rédigée par M. Poulard : « Les papilles, blanches, présentent à la périphérie de petites inégalités et des taches de pigment qui semblent dénoter la préexistence d'un léger œdème papillaire (névrite) » : le malade a été revu depuis et ces inégalités et ces taches pigmentaires semblaient avoir disparu. Un autre malade, Verb..., vit sa cécité évoluer dans le courant de 1901 ; l'examen fait le 11 janvier 1902 montre une « atrophie des papilles consécutive probablement à une double névrite » ; l'examen répété en 1903 montre « qu'il n'y a pas dans le bord des papilles ni dans les vaisseaux de lésions suffisantes pour dire qu'il y a eu névrite avec œdème antérieurement ».

Dans bien des cas, des lésions de ce genre n'apparaissent pas quand, comme on le fait généralement, on examine la papille à l'image renversée ; mais quand on prend la peine de l'examiner à l'image droite, on la voit beaucoup plus volumineuse, et, dans ce cas, on voit souvent à son pourtour des inégalités, des effilochures, des taches brunâtres pigmentaires que l'on ne rencontre pas à l'état normal et qui semblent être peut-être les résidus d'un léger travail inflammatoire : notre ami Poulard a fait cette constatation nette chez plusieurs de nos malades (observations de Barra..., Leeb..., etc.).

Quant au système vasculaire de la papille, il n'est nullement, comme on l'avait prétendu tout d'abord, intact : ce n'est parfois que tardivement, il est vrai, que les vaisseaux paraissent manifestement diminués de volume ; mais, assez souvent, on constate, dès une période assez précoce, une certaine disproportion entre le volume plutôt augmenté des veines et celui plutôt diminué des artères (observations de Barra..., Beuch..., Dig..., etc.) ; tardivement artères et veines diminuent presque toujours de volume les unes et les autres.

Nos observations sont donc bien loin de prouver d'une façon absolue que l'atrophie optique des tabétiques est consécutive à une névrite ; elles ne nous montrent, cependant, pas qu'elle présente des caractères permettant d'éliminer l'hypothèse d'une lésion inflammatoire : un certain nombre de cas récents semblent même présenter dans le fond de l'œil quelques résidus d'un travail inflammatoire antérieur léger, sans œdème et sans bouleversement péripapillaire. Aussi nous nous demandons s'il est bien justifié d'écrire, comme certains auteurs, que, « s'il existe un trouble papillaire quelconque, il faudra se garder de le mettre sur le compte de l'ataxie (1) ».

En résumé, voici les remarques que nous avons faites sur les troubles de la vision chez les tabétiques, sur l'évolution et les caractères subjectifs et objectifs de l'amaurose à ses différents stades :

Il n'est pas de signe caractéristique de l'amblyopie et de l'amaurose tabétique. La diminution graduelle et progressive de l'acuité visuelle, l'extension et l'épaississement d'un voile ou d'un brouillard devant un œil d'abord, et, peu de temps après, devant l'autre, est le seul phénomène qui marque à peu près toujours les débuts de la lésion. Le rétrécissement progressif, inégalement concentrique, du champ visuel est très loin d'être constant. Des scotomes parfois multiples peuvent voiler soit une portion périphérique, soit un ou plusieurs secteurs et parfois la moitié du champ visuel de l'un ou de l'autre œil, mais le fait

(1) Jénart, Étude clinique sur les phénomènes oculaires du tabes, *Thèse de Paris*, 1894.

paraît assez rare; en tout cas, il n'y a jamais de scotome central. La dyschromatopsie classique des amauroses tabétiques, allant progressivement du vert, puis du rouge, aux autres couleurs et, finalement, au jaune et au bleu, paraît rare et n'évolue pas toujours selon la règle établie.

Presque toujours les deux yeux sont pris successivement et non simultanément : l'œil droit, contrairement à l'opinion reçue, est aussi souvent pris le premier que le gauche; le second œil est atteint de un mois ou moins à un ou deux ans après le premier, rarement beaucoup plus. L'amaurose tabétique est toujours assez lente; l'amaurose subite complète n'est jamais que passagère; l'amaurose unilatérale ne paraît subite que parce qu'un hasard amène l'occlusion isolée de l'œil resté plus ou moins complètement indemne. L'atrophie optique des tabétiques amène généralement très rapidement, en quelques mois ou en un an ou deux, la perte de toute vision distincte; elle n'aboutit le plus souvent qu'au bout de très longues années, dix, vingt ans (plus de trente-quatre ans dans un cas !) à la perte de toute impression lumineuse pour laquelle suffit la persistance d'un très petit nombre de fibres visuelles.

L'image ophthalmoscopique de la papille n'est pas caractéristique. L'aspect de la papille dite « tabétique » peut exister avec une acuité visuelle à peu près normale; plus souvent, une acuité visuelle déjà très altérée ne s'accompagne encore d'aucune modification ophthalmoscopique appréciable.

La papille tabétique est décolorée, mais la décoloration est des plus variables, la teinte est tantôt grise et tantôt blanche; il n'existe pas de différence entre une atrophie grise, dite à tort « spinale », des tabétiques et une atrophie blanche, dite à tort « cérébrale », des paralytiques généraux, par exemple.

La papille est généralement plane, ses bords sont nets et tranchés, ses vaisseaux ont leur volume normal; mais, à une période plus ou moins proche du début, il semble qu'on puisse voir les rebords de la papille assez flous, les veines un peu dilatées, le pourtour découpé de quelques inégalités ou entouré de quelques dépôts pigmentaires; plus tard, les vaisseaux peuvent diminuer de volume. Aucun caractère, en somme, ne permet d'éliminer résolument l'idée d'une inflammation névritique antérieure, plus ou moins accentuée.

II

TROUBLES OCULO-MOTEURS

a. — **La Pupille des Tabétiques amaurotiques.**

Duchenne (de Boulogne), qui a si remarquablement étudié tous les caractères de la maladie qu'il a décrite, est encore le premier qui ait été frappé par un phénomène remarquable et très spécial, à première vue, paradoxal : le *myosis* des tabétiques amaurotiques. En effet, l'atrophie de la papille a pour conséquence, dans presque toutes les circonstances, la dilatation de la pupille par suite de la suppression des excitations centripètes. Cette anomalie frappa si vivement Duchenne qu'il en chercha la pathogénie et crut la trouver dans un « état paralytique du filet cervical du grand sympathique ou du ganglion cervical supérieur ». « J'ai fréquemment observé, écrit-il (1), dans la première période de l'ataxie locomotrice, un phénomène oculo-pupillaire qui se trouve mentionné dans quelques-unes de mes observations, mais dont je n'ai pas fait ressortir suffisamment l'importance : je veux parler du resserrement de la pupille qui, dans ces cas, est comme je l'ai démontré, symptomatique d'un état paralytique du grand sympathique. Je l'ai vu se produire avant la deuxième période;... je l'ai rencontré au plus haut degré même chez des sujets ataxiques dont la papille du nerf optique était entièrement atrophiée, dont la pupille aurait dû être, au contraire, très dilatée ».

L'existence de ce resserrement pupillaire a été contrôlée par la

____

(1) Duchenne, *Électris. localisée*, 3ᵉ édit., p. 632.

plupart des auteurs, et le professeur Fournier le considère comme
« un excellent signe, suffisant, en quelques cas, à donner immédiatement l'éveil, dès le premier instant où l'on examine les yeux du
malade ». Il serait d'autant plus précieux qu'il coïnciderait rarement avec l'amaurose dans d'autres affections que le tabes, par
exemple, dans la syphilis cérébrale (Stolzenberg), dans l'intoxi-
cation sulfo-carbonée [Uhthoff (1)]. Chez nos tabétiques amaurotiques, nous avons observé assez fréquemment le myosis.
Sur vingt-deux cas où la dimension des pupilles se trouve notée
dans nos observations, nous les trouvons petites huit fois ; cette
étroitesse était tout particulièrement prononcée dans des cas
relativement récents, qu'il y ait eu ou non incoordination
motrice : par exemple, chez nos malades Barr... et Dig..., tous
deux nullement incoordonnés, l'un ayant une amaurose incomplète, l'autre une amaurose à peu près complète ; chez notre
malade Leeb..., grand incoordonné ; chez certains (Barra...,
par exemple), le myosis est poussé à l'extrême, les pupilles sont
presque punctiformes. Les pupilles paraissent, au contraire,
dilatées dans un certain nombre de cas, peut-être particulièrement dans les cas un peu anciens.

Mais des phénomènes que nous avons observés bien plus souvent sont l'*irrégularité* du rebord des pupilles et surtout l'*inégalité pupillaire*. Les pupilles sont le plus souvent irrégulières ou,
du moins, elles n'ont pas conservé la forme régulièrement circu-
laire que l'on observe le plus souvent chez les sujets sains ;
elles prennent une forme ovalaire et plus souvent encore ovoïde,
à grand diamètre oblique dans un sens ou dans l'autre, sans
direction déterminée. M. Terson (2) a signalé récemment cette
forme « oblique ovalaire » de la pupille des tabétiques que nous
avons pour notre part retrouvée chez un très grand nombre de
nos malades. L'ovoïde même est rarement régulier, il présente
des encoches et des saillies, mais ces encoches et ces saillies se

(1) Uhthoff, *Graef's Archiv.*, t. XXIII.
(2) Terson, *Soc. d'ophthalmologie*, février 1902.

font sans coudure brusque ; le rebord pupillaire est onduleux comme si les fibres du sphincter ou du dilatateur irien étaient inégalement contractées, mais il n'est jamais brisé comme par des synéchies, restes d'une iritis ancienne, d'une iritis syphilitique, par exemple.

Nous avons quelquefois noté que l'irrégularité des pupilles s'accentue quand elles sont dilatées par l'atropine. Assurément la forme des pupilles peut subir physiologiquement, chez les sujets normaux, et chez les vieillards en particulier, de grandes variations ; mais, certainement, la déformation n'a rien de comparable avec l'intensité ni surtout avec la fréquence de celle des tabétiques aveugles.

Quant à l'inégalité pupillaire, elle est assurément exceptionnelle, si tant est qu'elle existe, en dehors d'une affection oculaire d'origine interne ou externe : or nous l'avons trouvée presque constamment dans le tabes amaurotique, et c'est là certainement un symptôme de moins à compter à l'actif du diagnostic entre la paralysie générale et le tabes, le tabes amaurotique du moins. Classiquement, on admet, en effet, que les pupilles sont inégales dans la paralysie générale, égales dans le tabes ; M. Chevallereau a cependant fait la remarque que la dilatation pupillaire et unilatérale permet parfois de suspecter un tabes encore à son début. Nous avons trouvé les pupilles inégales dans la grande majorité des cas de paralysie générale que nous avons examinés, et nous avons pu vérifier à ce point de vue l'opinion admise. Mais dans le tabes amaurotique aussi, sur vingt-sept observations où nous trouvons notée la dimension relative des deux pupilles, il y avait vingt fois de l'inégalité pupillaire ; sur quinze cas que nous avons observés nous-même, les pupilles étaient inégales douze fois ; les trois seuls cas où nous les avons trouvées égales se rapportent à deux malades avec myosis prononcé et amaurose incomplète (observation de Barra..., Ramel...) et à un malade avec cataracte congénitale double et mydriase (observation de Fin...). Nous pouvons donc dire que *presque toujours* les pupilles sont inégales.

Nous pouvons ajouter, à titre de renseignement complémentaire, qu'il n'y a pas de sens prédominant de l'inégalité, qu'elle existe aussi fréquemment au profit de la pupille droite (huit fois sur quinze dans nos observations) qu'au profit de la gauche (sept fois sur quinze) : ce fait paraît à peu près évident *a priori*, nous ne l'aurions même pas signalé si l'on n'avait prétendu que les troubles oculaires du tabes, l'atrophie optique en particulier, sont beaucoup plus fréquents à gauche qu'à droite. D'ailleurs, dans quelques cas rares, nous avons vu, pour ainsi dire, une « inégalité à bascule » : un même malade dont la pupille droite était sensiblement plus dilatée que la gauche, se présentait peu de temps après avec la pupille gauche plus dilatée que la droite. La variabilité de la pupille des tabétiques avait déjà été mentionnée : elle est d'autant plus remarquable que, comme nous allons le dire, sa mobilité est extrêmement modérée en général, quel que soit l'agent excitant ou paralysant employé, physique, physiologique ou chimique.

L'abolition du réflexe pupillaire à la lumière qui constitue avec la conservation du réflexe accommodateur le signe d'Argyll-Robertson, est commune au tabes vulgaire et au tabes amaurotique; d'après les patientes recherches de MM. Babinski et Charpentier, on sait aujourd'hui que le signe d'Argyll-Robertson est l'un des signes les plus précoces de l'atteinte des centres nerveux par le virus syphilitique, et n'est un symptôme du tabes que parce que le tabes est toujours ou presque toujours syphilitique. Cependant, il ne faudrait pas croire que ce signe soit forcément constant et précoce, et qu'il doive inévitablement accompagner l'atrophie optique pour qu'on puisse dire celle-ci tabétique; nous avons été frappé de constater, chez un tabétisant indubitable, avec abolition complète des réflexes rotuliens (observation de Ramel...), pendant quelle longue période les pupilles peuvent réagir à la lumière tant que l'amaurose n'est pas absolument complète : notre malade est presque complètement amaurotique depuis 1892; depuis cette époque l'œil droit voit seulement passer les ombres des objets, et, cependant, ses pupilles réagissent encore faiblement à la lumière. Mais ce cas est tout à fait exceptionnel et nous ne voulons pas tenir compte du réflexe lumineux très faible constaté chez quelques autres malades (Bouch..., Bout..., par exemple), réflexe si faible qu'on n'en saurait affirmer l'existence, simulée peut-être par un léger degré d'accommodation.

Le *réflexe accommodateur* cesse d'ordinaire avec sa raison d'être, c'est-à-dire avec la perception des objets. Cependant, même chez des tabétiques à peu près complètement amaurotiques, il est parfois possible de retrouver à un faible degré le réflexe acommodateur ; le procédé courant consiste à prier le malade de « s'imaginer » alternativement qu'il regarde un objet rapproché ; mais cet effort d'imagination est souvent excessif pour des malades qui, depuis longtemps parfois, ont perdu l'habitude de regarder même imaginativement tout objet proche ou éloigné. Il est préférable de donner à leur imagination un objectif, et le procédé qui nous a paru préférable est de « faire suivre » au malade sa propre main que l'on écarte et que l'on rapproche alternativement de ses yeux. De cette façon nous avons pu constater que l'adaptation à la distance existe encore, quoique à un faible degré, chez quelques malades qui voient encore soit des ombres, soit seulement la lumière du jour et des becs de gaz (observations de Barra..., River...) ; mais qu'elle disparaît le plus ordinairement à une période assez précoce de l'amaurose quand le malade est encore nettement demi-voyant.

Gowers a signalé au début de l'amaurose tabétique une contraction et une dilatation alternatives de la pupille, un véritable nystagmus irien, sous l'influence de la lumière; nous n'avons jamais observé le signe de Gowers dans l'amaurose tabétique, sans doute parce que nous n'avons pas observé assez de cas au début, mais nous l'avons observé dans bien d'autres circonstances, chez beaucoup de malades qui n'étaient nullement tabétiques.

Un fait nous a souvent frappé dans l'examen que nous avons fait des fonds d'yeux de tabétiques aveugles ou non aveugles : c'est la fréquente lenteur, et parfois l'extrême lenteur, de la dilatation de la pupille sous l'influence de l'atropine; maintes fois il nous est arrivé d'atropiner un œil de tabétique et de n'obtenir au bout d'une demi-heure, d'une heure et parfois plus, qu'une dilatation moyenne. Le fait est surtout net chez certains amaurotiques myotiques, mais il n'est pas constant chez ces sujets : par exemple, nous avons obtenu bien plus rapidement une large dilatation chez notre malade Barra..., dont le myosis est extrême, mais dont les pupilles accommodent encore un peu, qu'une dilatation modérée chez Dig..., dont le myosis est pourtant moins accentué.

Nous ne pouvons donner d'indications précises au sujet de la dilatation sous l'influence des mydriatiques, parce que notre attention n'a été attirée sur ce point spécial que par la communication récente de MM. Toulouse et Vurpas (1) sur la lenteur de réaction à l'atropine et à l'ésérine de la pupille des paralytiques généraux. Depuis cette communication, nous n'avons pas voulu atropiner, de parti pris, les yeux de tous nos malades, dans le seul but de constater le temps de la réaction; mais nous faisons maintenant cette recherche quand un examen ophthalmoscopique nous rend l'atropinisation nécessaire, et nous pouvons dire, dès maintenant, que la remarque faite par Toulouse et Vurpas à propos des paralytiques généraux s'applique très fréquemment aux tabétiques amaurotiques. M. Antonelli(2) avait, d'ailleurs, déjà mentionné la lenteur de la réaction à l'atropine des tabétiques vulgaires, et Duchenne (de Boulogne) lui-même avait noté que, chez des ataxiques qui présentaient le resserrement pupillaire

(1) Toulouse et Vurpas, *Congrès des aliénistes et neurologistes*, Bruxelles, 1903.

(2) Antonelli, *Soc. d'ophthalmologie*, février 1902.

au plus haut degré, « il obtenait très difficilement la dilatation pupillaire, à l'aide de fortes doses de belladone ».

En résumé : petitesse fréquente et parfois extrême des pupilles contrastant en apparence avec l'atrophie papillaire, irrégularité plus fréquente encore et inégalité presque constante, variation souvent assez grande suivant les moments contrastant avec l'immobilité, à un moment donné, à la lumière et le plus souvent à l'accommodation et avec la diminution de la mobilité à l'atropine : tels sont les caractères qui nous ont paru les plus saillants dans la pupille des tabétiques amaurotiques.

b. — **Paralysies oculaires**.

Les paralysies oculaires présentent dans le tabes amaurotique exactement les mêmes caractères que dans le tabes vulgaire. Ces caractères ont été excellemment décrits par le professeur Fournier : au début, paralysies brusques mais partielles, « émiettées », parcellaires, transitoires et récidivantes ; plus tard, paralysies généralement plus lentes, mais plus complètes, plus généralisées, affectant plus souvent l'ensemble des muscles innervés par un des nerfs oculo-moteurs, et durant un temps plus long, souvent même permanentes et définitives. Aussi n'est-ce nullement sur le caractère de ces paralysies oculaires que nous voulons insister, mais sur leur extrême fréquence dans le tabes avec cécité.

Dans sa description primitive de l'ataxie locomotrice progressive, à laquelle nous revenons fréquemment parce qu'elle contient de nombreux faits justes que des recherches ultérieures ont prétendu démentir, Duchenne (de Boulogne) écrivait : « Chez tous mes diplopiques, la vue était plus ou moins affaiblie (on sait que ce fait n'existe pas dans le strabisme simple, et qu'il suffit, dans ce dernier cas, de les faire regarder d'un seul œil pour que la vue devienne parfaitement distincte). J'ai rencontré des cas dans lesquels le strabisme diminuait ou disparaissait, bien que la vue continuât à s'affaiblir progressivement. Cependant *le strabisme et l'amaurose marchent ordinairement parallèlement*. Mais le trouble de la vue, à l'état d'amaurose même complète, existe quelquefois sans strabisme au début de la maladie ». Assurément, on sait aujourd'hui que la diplopie existe fréquemment sans amblyopie ni amaurose, mais ce qu'il faut retenir de la description de Duchenne, c'est que l'amaurose marche *ordinairement* de pair avec le strabisme, sans pourtant affecter avec lui des rapports constants.

La fréquente cocomitance de ces troubles sensoriels et moteurs de l'œil a été notée par d'autres observateurs ; le professeur Panas(1) admet que, en réunissant diverses statistiques, on trouve les paralysies oculaires mentionnées dans 35 p. 100 des cas d'atrophie optique tabétique. M. Pierre Marie note, en 1892 (2), « qu'il semblerait que chez certains tabétiques l'œil est plus particulièrement frappé, car la névrite optique serait plus fréquente chez les sujets qui ont auparavant présenté des paralysies oculaires. »

Au contraire, Joannès Martin note dans sa thèse : « Contrairement aux assertions de certains auteurs, nous n'avons pas vu, dans nos recherches faites à Bicêtre, que les cas avec diplopie ou désordres oculo-moteurs en général aient une tendance plus marquée que les autres à l'atrophie papillaire. Le tabes abortif, ajoute Martin, à cette occasion, ne nous montre aucune particularité sortant du cadre nosographique du tabes. Sa place à part est seulement marquée par l'état rudimentaire du complexus symptomatique, par l'amélioration fréquente des symptômes douloureux ainsi que par l'extrême rareté de l'ataxie locomotrice. »

A cette assertion de Joannès Martin, nous opposerons notre statistique, faite comme la sienne sur les malades de Bicêtre, mais en différant par le fait que la plupart de nos malades ont été suivis pendant plusieurs années : or, on le sait, le caractère de bien des paralysies oculaires du tabes est d'être transitoires et d'avoir d'autant plus besoin d'être recherchées qu'il s'agit plus souvent de parésies que de paralysies véritables.

Or, sur les quinze malades encore vivants que nous avons pu examiner dans ces derniers temps, six seulement ne présentaient pas de paralysie ni de parésie oculo-motrice véritable. L'un

(1) Panas, *Traité des maladies des yeux*, p. 707.
(2) P. Marie, *Leçons sur les maladies de la moelle*, 1892, p. 211.

d'eux (observation Chez...) avait présenté au début de ses troubles oculaires une attaque subite de diplopie ; deux autres (observations Beauv... et Dupl...), sans avoir présenté de diplopie vraie, avaient pourtant vu pendant quelque temps les objets multipliés ; un quatrième (observation Fin...) avait perdu la vue par cataracte quand a commencé l'atrophie papillaire et ne peut avoir de ce fait présenté de diplopie. Donc, deux malades seuls sur les quinze (observations River... et Leeb...) ne paraissent pas avoir eu de diplopie et n'avoir pas présenté jusqu'ici de paralysie oculaire : or il s'agit de deux malades dont l'amaurose est de date relativement récente ; elle s'est développée chez l'un de 1898 à 1900, chez l'autre dans le courant même de la présente année (1903).

L'observation des malades décédés a quelquefois été prise sans attention suffisante et sans parti pris de rechercher les symptômes oculo-moteurs : aussi nous ne croyons pouvoir tenir compte que des cas dont l'observation porte explicitement indiquée soit la présence, soit l'absence de diplopie antérieure ou de paralysie actuelle.

Nous trouvons ainsi signalé que dans dix cas seulement on a demandé aux malades s'ils avaient vu double : or cinq fois sur dix il y avait eu de la diplopie avant la cécité. Seize malades ont été examinés au point de vue de la motilité du globe de l'œil ou des paupières ; sur ces seize, dix présentaient, lors de l'examen, une paralysie oculo-motrice. Nous ne trouvons signalée que chez trois malades (observations Bréav..., Laverg..., Souch...) l'association des deux faits négatifs : pas de diplopie antérieure, pas de paralysie oculaire actuelle. Un seul de ces trois malades présentait une amaurose dont la période d'évolution remontait à plus de deux ans. Nous ne voudrions pas attacher à ces dernières statistiques une importance exagérée ; en particulier, nous ne pouvons établir sur elles des pourcentages, car nous nous sommes trouvé obligé de ne pas employer toutes nos observations et de négliger celles qui ne parlent pas des troubles oculo-moteurs, précisément parce qu'elles n'ont pas été prises dans le but d'établir le degré de fréquence de ces troubles. Mais nous ne pouvons nous empêcher de remarquer que la proportion est à peu près la même chez nos malades décédés que chez nos malades encore vivants : chez ces derniers nous avons constaté deux fois sur quatorze (l'un d'eux doit être écarté à cause de sa cataracte double) l'absence de toute paralysie oculaire actuelle et de toute diplopie antérieure dénotant une paralysie passagère ; sur seize malades décédés, examinés au point de vue des troubles oculo-moteurs, six seulement n'avaient pas de paralysie ; tous n'ont pas été interrogés au point de vue de leurs troubles oculo-moteurs, mais nous n'en trouvons que trois qui, indemnes de toute lésion paralytique actuelle, aient déclaré n'avoir eu antérieurement aucune diplopie.

Ces chiffres rapprochés, malgré les imperfections regrettables de notre statistique, n'ont-ils pas leur éloquence et ne prouvent-ils pas la fréquence extrême, la *presque constance* des paralysies oculo-motrices dans le tabes avec amaurose ? Les paralysies oculo-motrices sont très fréquentes, il est vrai, dans le tabes vulgaire sans amaurose ; bien des statistiques considèrent qu'on le trouve à un moment donné dans le tiers des cas, mais, quelle que soit la statistique, elles sont loin d'être aussi fréquentes que chez nos tabétiques amaurotiques, le fait nous paraît indubitable.

Ces paralysies ne se présentent pas toujours nettes au premier abord et l'on sait que c'est précisément là le caractère ordinaire des paralysies oculaires du tabes à la période préataxique. Deux fois seulement chez les malades vivants et trois fois dans les observations des malades décédés, nous avons noté une grosse paralysie (1). Mais dans la grande majorité des cas, il

(1) Chez Verb... il existe une paralysie du moteur oculaire commun droit et du moteur oculaire externe gauche ; chez Jouv..., une paralysie de la troisième paire gauche. Chez Bout..., il existait une paralysie du moteur externe gauche et, chez Jonqu..., du moteur commun et, tardivement, une ophthalmoplégie bilatérale, peut-être totale ; chez Despr..., une paralysie des élévateurs des deux côtés et du releveur de la paupière gauche.

s'agissait d'une parésie légère de l'une ou l'autre branche du moteur oculaire commun : cette parésie se traduisait soit par un ptosis plus ou moins accentué (observations Bloch..., Sali..., Frey...), soit beaucoup plus souvent par une légère divergence des axes oculaires, par la déviation en dehors de l'une des pupilles et la limitation des mouvements en dedans de cette pupille. Erb, Charcot, Berger avaient déjà noté que l'oculo-moteur commun était le plus souvent atteint et surtout, parmi ses branches, celles du releveur de la paupière ; Watteville, Landolt, de Graefe avaient remarqué l'insuffisance fréquente de l'adduction. Parfois, sans paralysie prédominante d'un muscle ou de l'autre, nous avons constaté une extrême lenteur et un degré d'amplitude minime des mouvements de l'œil, à peu près également dans tous les sens.

En somme, il s'agit le plus souvent de paralysies à rechercher, dont les malades ne se plaignent pas, car ils les ignorent généralement quand elles sont survenues depuis la cécité, et ils les ont oubliées quand elles ne se sont manifestées avant la cécité que par une diplopie légère et transitoire. Les caractères de la grande majorité de ces paralysies sont donc les mêmes que ceux des paralysies de la période préataxique du tabes vulgaire, mais nos observations nous donnent, cependant, lieu de nous demander si, tout en conservant le caractère partiel, incomplet, de ces paralysies préataxiques, les parésies oculo-motrices du tabes amaurotique ne présentent pas une tendance à la persistance, à la prolongation plus accusée que celle du tabes vulgaire. Nous nous posons la question sans être en mesure encore de la résoudre : nous avons été frappé uniquement de ce fait que, plusieurs fois, le début des troubles de la vision s'était fait par de la diplopie ; quelquefois les malades avaient été assez observateurs pour nous dire dans quel sens les images leur avaient paru déviées ; or, c'est ordinairement dans le même sens qu'elles auraient été déviées, de par la parésie constatée au moment de l'examen, si les malades n'avaient depuis de plus ou moins longues années complètement perdu la vision.

De ces troubles de l'innervation oculo-motrice, nous croyons devoir rapprocher des secousses nystagmiformes que l'on observe très fréquemment dans le tabes amaurotique. Ces secousses, ordinairement transversales, sont plus lentes et plus amples que le nystagmus vrai ; Friedreich a attiré sur elles l'attention en les distinguant du nystagmus. Nous les avons rencontrées avec une grande fréquence, mais aussi fréquemment chez des aveugles non tabétiques que chez des tabétiques ; elles sont, à notre sens, une conséquence de la cécité et non un symptôme du tabes ; on les trouve, cependant, parfois très accentuées (observations de Beauv..., Chez..., Fin..., etc.). Gésénius, Parinaud, Moebius, P. Marie auraient observé du nystagmus vrai chez des tabétiques non aveugles. Charcot, Althaus, auraient constaté une véritable ataxie prononcée des muscles oculo-moteurs.

III

TROUBLES DE L'OUIE

Nous ne savons ce qu'il faut penser des troubles de l'ouïe chez les tabétiques vulgaires : la recherche de ces troubles a été jusqu'ici extrêmement négligée et les avis diffèrent du tout au tout quant à leur fréquence. Ainsi Marina (1) aurait trouvé chez trente-trois tabétiques sur quarante des troubles de l'audition de nature et d'intensité diverses ; Morpurgo (2) aurait constaté des troubles de l'ouïe chez 81,13 p. 100 des tabétiques et le plus souvent des troubles de l'appareil récepteur. Au contraire, Treitel n'a observé des troubles que chez cinq malades sur vingt, et, sur ces cinq cas, il existait une autre cause que le tabes aux troubles auditifs. Erb (3), publiant un cas de surdité chez un tabétique par dégénération probable du nerf auditif, exprime l'opinion que la surdité observée dans le tabes est généralement accidentelle. M. Fournier, le premier, a noté la relative fréquence de l'affaiblissement de l'ouïe au début du tabes, affaiblissement parfois lent, léger et longuement stationnaire, mais beaucoup plus fréquemment intense et menant rapidement à la surdité complète.

MM. P. Marie et Walton (4) ont observé des bourdonnements d'oreille et des vertiges chez dix-sept tabétiques sur vingt-quatre ; mais chez six seulement de ces malades l'acuité auditive pour la montre était réduite au contact du pavillon de l'oreille et chez

(1) Marina, *Arch. f. Psychiatrie*, t. XXI.
(2) Morpurgo, *Arch. f. Ohrenheilkunde*, 1890.
(3) Erb, *Ziemssens Handbuch*, 1878, p. 580.
(4) P. Marie et Walton, *Revue de médecine*, 1883, p. 42.

quatorze autres elle était abaissée à 30 centimètres environ, au lieu de 80 à 90 centimètres.

Chez nos tabétiques amaurotiques nous trouvons une proportion beaucoup plus considérable de diminution de l'acuité auditive. L'acuité auditive a été recherchée chez trente d'entre eux. Chez neuf de ceux-ci, elle n'a pas été évaluée numériquement par la distance à laquelle ils entendaient la montre : parmi ces neuf malades, quatre avaient une ouïe « bonne » ou « très bonne » ; les cinq autres avaient, deux, une ouïe très diminuée à gauche, et trois, l'ouïe diminuée sans que les observations nous aient spécifié le côté particulièrement atteint (1). Pour les vingt-et-un autres malades la recherche a été faite avec une montre ordinaire permettant à une oreille normale d'entendre le tic-tac à 80 ou 90 centimètres, environ. Or, deux seulement parmi les vingt-et-un malades entendaient à 50 ou 60 centimètres ; un, à 40 centimètres des deux côtés : c'étaient précisément trois malades dont la cécité était récente (observations de Barra..., de Verb... et de Leeb...). Tous les dix-huit autres avaient des troubles très marqués de l'acuité auditive, sept entendaient à peine la montre au contact de l'oreille ou même ne l'entendaient pas du tout, cinq ne l'entendaient qu'à la distance de quelques centimètres. L'ouïe était très inégale d'un côté et de l'autre chez la plupart d'entre eux, et cela plus souvent au profit du côté droit que du côté gauche (2). Le côté où l'acuité

(1) Cotten..., Mélin..., Abo..., Pot..., avaient une ouïe « bonne » ; Sal..., Despr..., entendaient mal de l'oreille gauche ; Ven..., Audib..., avaient l'ouïe dure ; Chez..., avait l'ouïe affaiblie quoique entendant la montre des deux côtés.

(2) Barra..., entendait la montre à 50 ou 60 centimètres ; Verb..., à 50 centimètres ; Leeb..., à 30 ou 40 ; River... l'entendait à 40 centimètres à droite, 15 à gauche ; Giraud..., à 30 à droite, 15 à gauche ; Bréav... et Bloch..., à 20 ou 25 des deux côtés. Bouch... n'entendait plus qu'à 15 centimètres à droite et 5 à gauche ; Cour... et Dig..., à 5 centimètres à droite et à gauche, Beauv..., à 3 à droite et 1 à gauche ; Dor... entendait bien à droite et n'entendait plus la montre qu'à 4 centimètres à gauche. Jonqu... n'entendait qu'à très petite distance et Frey... et Dudo..., au contact ; Dupl..., Bot... et Rei..., même pas au contact ; Jouv... entendait à 7 ou 8 centimètres à droite et même pas au contact à gauche ; Fin... n'entendait au contact qu'à gauche.

auditive est surtout diminué est, d'ailleurs, sans rapport, d'après nos remarques, avec le côté qui avait été le premier le siège des troubles visuels.

Il nous fallait encore nous rendre compte si la cause de la diminution de l'acuité auditive était bien dans le nerf auditif et non dans l'appareil transmetteur des sons, dans l'oreille externe ou dans l'oreille moyenne : nous avons employé dans ce but les réactions de Rinne et de Weber. Nous rappelons en quoi consistent ces deux réactions : 1° réaction de Rinne : un diapason est appliqué sur l'apophyse mastoïde jusqu'à ce que le sujet cesse de l'entendre, il est alors approché du conduit auditif externe ; si le malade l'entend de nouveau, c'est le « Rinne positif », phénomène normal ; s'il n'est pas perçu de nouveau, c'est le « Rinne négatif », signe de lésion de l'oreille moyenne : par conséquent la diminution de l'acuité auditive avec Rinne positif indique une lésion vraisemblable de l'oreille interne ; 2° réaction de Weber. Un diapason appliqué sur le vertex est perçu normalement comme un bourdonnement confus dans le crâne ; s'il est perçu par une oreille, c'est que cette oreille est le siège d'une affection dans sa portion externe ou moyenne : par conséquent, la diminution de l'acuité auditive avec Weber normal est le signe vraisemblable d'une lésion de l'oreille interne.

Ces réactions ont été recherchées chez treize malades ; neuf présentaient les deux réactions normales ; deux autres présentaient un Rinne positif, mais avec un Weber localisé à gauche, côté qui était sensiblement plus sourd ; deux n'avaient plus de perception osseuse et ne pouvaient par conséquent avoir de Weber ; ils entendaient, au contraire, par l'air et avaient par conséquent un Rinne positif (1). En somme, tous ces malades, qu'ils aient

(1) Avaient les réactions de Rinne et de Weber normales : Barra..., Verb... et Leeb... qui avaient une acuité auditive bonne ; River..., Ramel..., Dupl..., Fin..., Bloch..., Beauv... qui avaient une acuité auditive très diminuée. Avaient le Rinne positif et le Weber localisé à gauche, Bouch... et Jouv... dont l'acuité était très altérée. Enfin n'entendaient pas par l'os, mais par l'air Dig... et Cour... ; ce dernier entendait cependant par la mastoïde, mais pas par le vertex.

eu une acuité auditive à peu près normale ou très diminuée
avaient un Rinne positif, c'est-à-dire présentaient dans
le dernier cas le signe d'une lésion des voies nerveuses auditives; deux d'entre eux avaient de plus le Weber localisé à
gauche, c'est-à-dire avaient en plus une lésion probable de
l'oreille moyenne à gauche.

En somme, chez aucun de nos malades, nous n'avons observé
de surdité complète, mais, chez presque tous nous avons constaté une diminution très notable de l'acuité auditive, et cette
diminution paraît bien tenir, d'après les réactions de Rinne et
de Weber, à une altération du nerf auditif.

Cette diminution était encore très compatible avec la vie de
relation et certainement, dans la plupart des cas, si elle n'avait
été recherchée de parti pris, elle aurait échappé à l'observation,
car les malades ne s'en seraient pas plaints.

Il nous paraît fort intéressant de rapprocher de cette fréquence extrême des troubles auditifs légers l'extrême fréquence
dans le tabes amaurotique des paralysies oculo-motrices
légères.

Nous croyons, en effet, que ces troubles si fréquents ne sont pas
sans relation de cause à effet avec le tabes. Une objection pourrait cependant nous être faite, à savoir que beaucoup de nos
malades étaient arrivés déjà à l'âge où physiologiquement l'acuité
auditive diminue : cette objection aurait certainement sa valeur
si bon nombre de nos malades n'étaient encore dans un âge où
l'on peut considérer l'acuité auditive comme normale ou bien
proche de la normale; si, d'autre part, la fréquence extrême et
l'intensité relative de l'affaiblissement auditif ne nous paraissaient nullement proportionnées avec un affaiblissement physiologique.

Un doute nous reste encore concernant l'influence de la
forme amaurotique du tabes sur l'importance des troubles auditifs : la statistique de MM. P. Marie et Walton nous montre la
fréquence de la diminution auditive dans le tabes vulgaire, non

amaurotique, mais la diminution qu'ils ont constatée est hors de proportion avec celle que nous avons rencontrée dans la grande majorité des cas. Nous croyons donc l'*affaiblissement de l'acuité auditive presque constant* et tout particulièrement marqué dans le tabes avec cécité.

Quant aux bourdonnements d'oreille et aux vertiges, ils seraient très fréquents dans les tabes simples d'après MM. P. Marie et Walton; ils ne nous ont pas paru particulièrement fréquents dans les tabes avec cécité; nous ne les trouvons notés que dans un petit nombre d'observations (observations de Pot..., Jonqu..., Cous..., Sal..., Barra..., Beauv...); ils n'ont pris d'importance que chez de rares malades (observation de Beauv...).

IV

TROUBLES DU GOUT ET DE L'ODORAT

Nous n'avons guère constaté de troubles du goût et de l'odorat chez nos malades que dans des cas rares. Mais nous nous
sommes fié jusqu'ici à l'appréciation quelque peu grossière
des malades et nous n'avons pas employé de moyens plus
délicats d'appréciation qui, seuls, seraient susceptibles de nous
faire reconnaître des troubles du goût et de l'odorat relativement
peu accentués, comme nous avons vu que le sont si souvent les
troubles de l'audition; nous nous proposons de faire ultérieurement quelques recherches dans ce sens. Nous avons constaté des troubles marqués du goût et de l'odorat, soit subjectifs,
soit objectifs, chez deux malades seulement (Rei... et Mélin...);
chez l'un d'eux se sont montrées des crises d'engourdissement
très spéciales à point de départ nasal.

V

TROUBLES SENSITIFS CÉPHALIQUES

Charcot a fort bien décrit en peu de lignes les troubles de la
sensibilité subjective que l'on observe très fréquemment chez les
tabétiques amaurotiques : « Tels sont, dit-il, des *douleurs de
tête* continues ou à peu près et qui siègent principalement au
front ou à la nuque. A ces douleurs permanentes s'associent,
dans bien des cas, des fulgurations revenant par accès et occupant le trajet des branches de la cinquième paire. Dans les
paroxysmes, les malades éprouvent des sensations qu'ils com-
parent à celles que produirait l'arrachement du globe oculaire (1). »

Ce sont exactement ces sensations que nous ont décrites bon
nombre de nos malades; ce qui nous a surtout frappé, c'est
qu'elles surviennent le plus souvent soit peu avant les troubles
visuels, soit dans les premières périodes de l'affaiblissement de
la vision ; le plus souvent, elles diminuent quand l'affection a
progressé et cessent ou restent très modérées quand les
malades sont devenus aveugles. Aussi, ne les trouvons-nous
guère signalées dans nos observations que chez les tabétiques
encore vivants ou récemment décédés que nous avons spécialement interrogés à ce point de vue, mais nous les trouvons dans
plus de la moitié de ces cas (observations de Cour..., Fin...,
Beauv..., Bréav..., Giraud..., Dupl..., Beuch..., River..., Rei...).

Ces douleurs sont parfois légères, mais souvent très intenses,

(1) Charcot, *Leçons sur les maladies du système nerveux*, 1873, p. 46.

passagères et récidivantes, affectant la forme de « névralgies périorbitaires » ou continues avec exacerbations violentes. Elles siègent presque toujours dans le front, parfois dans la nuque, parfois dans les yeux, et produisent, dans ce dernier cas, la sensation de corps étrangers ou d'arrachement des globes oculaires. Elles persistent six, huit, dix mois, rarement plus, en conservant la même intensité.

Il nous paraît intéressant de rapprocher l'évolution de ces douleurs céphaliques de l'évolution des troubles visuels que nous avons remarquée. Nous avons dit que nous avons trouvé d'ordinaire la vision réduite en peu de mois à l'état « demi-voyant », mais persistant ensuite dans cet état pendant de nombreuses années; nous avons dit que, dans ces cas, il reste dans les nerfs optiques un petit nombre de fibres éparses, et nous avons cité un cas où ces fibres étaient encore assez nombreuses trente-trois ans après que la vue eut été réduite à la simple notion de la lumière du jour. Or, c'est précisément pendant les six ou huit mois de l'évolution rapide du processus, pendant la disparition de toute la vision distincte, que les céphalalgies et les névralgies orbitaires et périorbitaires se montrent d'ordinaire avec toute leur violence; n'y-a-t-il pas dans ces deux faits matière à penser qu'il s'agit dans les premiers temps d'un processus aigu, et ces faits ne paraissent-ils pas de nature à éveiller l'idée que l'atrophie optique n'est pas une simple dégénérescence, mais plutôt un processus inflammatoire? Pour l'instant, nous attirons seulement l'attention sur cette question, mais nous pouvons dire déjà que l'anatomie pathologique a tout à fait confirmé, à notre sens, cette hypothèse basée sur des notions cliniques.

Quelques auteurs avec Charcot ont également signalé des troubles de la sensibilité objective, anesthésie et hyperesthésie dans le domaine du trijumeau au cours du tabes amaurotique. Pour notre part, nous n'avons rencontré que rarement des phénomènes de ce genre. L'anesthésie périorbitaire, en particulier, recherchée chez treize malades, n'a jamais été observée ; une fois, il y a eu une certaine diminution de la sensibilité, surtout à gauche (observation Beauv...). Le masque tabétique est signalé dans les observations de nos malades Cotten... et Ra....

L'anesthésie oculaire à la pression, qui a été étudiée dans le tabes par Abadie et Rocher (1) et par Le Merle (2), élèves du professeur Pitres, serait, d'après ces auteurs, sans rapport de fréquence avec l'existence ou l'absence de troubles oculaires passés ou présents. Cependant, chez treize de nos malades, cette anesthésie a été recherchée ; or, elle a été trouvée deux fois complète et six fois incomplète.

L'anesthésie pharyngée, complète ou incomplète, nous a paru très fréquente, et très souvent nous avons trouvé le réflexe pharyngé soit absent, soit très faible (observations de Bloch..., Giraud..., Pot..., Rei..., Ra..., Jonqu..., Despr..., Gor..., etc.; observations de Barr..., Leeb..., Verb..., etc.). Mais les variations physiologiques de ce réflexe nous ont paru si fréquentes, malgré l'importance diagnostique qu'on a pensé pouvoir lui accorder, que nous ne voulons tirer de ses modifications aucune considération.

(1) Abadie et Rocher, *Société d'anatomie et de physiologie de Bordeaux,* 1er mai 1899. — *Revue neurologique,* 1899, p. 859.
(2) Le Merle, *Thèse de Bordeaux,* 1900.

VI

TROUBLES PSYCHIQUES

La fréquence et l'importance des troubles mentaux dans le tabes amaurotique est très différemment appréciée par les auteurs. Avant de donner leur opinion à cet égard et de tirer les conclusions qui nous paraissent résulter de nos observations personnelles, il nous paraît indispensable de passer rapidement en revue les opinions des auteurs sur la fréquence et la nature des troubles psychiques dans le tabes vulgaire.

Les premiers observateurs, Duchenne, Trousseau, avaient insisté sur la parfaite intégrité intellectuelle des ataxiques. Des observations nouvelles ont démontré le mal fondé de cette opinion trop absolue et l'on sait que des troubles mentaux sérieux peuvent modifier le complexus symptomatique du tabes. Mais on a remarqué aussi que ces troubles mentaux, quand ils doivent survenir, se montrent le plus souvent, comme l'atrophie optique, *dès le début du tabes*; un tabétique aurait de moins en moins de chances de devenir aliéné au fur et à mesure que son affection veillit; un ataxique n'a pas plus de chances de devenir fou que de devenir aveugle. La comparaison entre les deux symptômes céphaliques a été poussée plus loin et l'on a remarqué que le tabes des aliénés, comme le tabes des aveugles, reste, en général, pendant fort longtemps stationnaire à la période préataxique; que le tabes est « arrêté » par les troubles mentaux comme il serait arrêté par la cécité.

Pour n'être pas exceptionnels, les troubles mentaux du tabes n'en restent pas moins rares cependant et l'on a remarqué avec juste raison combien les tabétiques sont relativement peu nombreux dans les asiles d'aliénés (Gowers, Cassirer, etc.).

Si les troubles intellectuels marqués sont rares dans le tabes, on n'en saurait dire autant des « troubles moraux » (P. Marie), des altérations du caractère; ces troubles sont presque constants chez les tabétiques et consistent soit en une irritabilité plus ou moins marquée qu'expliquent suffisamment leurs douleurs ou leur infirmité; soit souvent, au contraire, en une indifférence remarquable, en une légère apathie, et un état de torpeur intellectuelle ébauchée, plus souvent mélancolique que béate (1).

La nature de ces différents troubles est très différemment appréciée par les observateurs. La possibilité de la concomitance de la paralysie générale et du tabes n'est plus en litige; le temps n'est plus où Grisolle (2) pouvait écrire : « L'ataxie locomotrice progressive n'a aucun point de contact avec la paralysie générale progressive ». Les discussions soulevées, en 1892, par MM. Raymond et Joffroy (3), sur le rapport entre les deux affections ont abouti à l'entente unanime sur le point suivant : tabes et paralysie générale ne s'excluent nullement et peuvent coexister. Mais l'entente ne s'était pas et ne s'est encore pas aujourd'hui étendue à deux autres questions : 1° la concomitance des deux affections est-elle simple coïncidence, ou y a-t-il entre elles une relation anatomo-pathogénique? et, dans cette dernière hypothèse, quelle est cette relation? 2° quelle est la fréquence de leur association?

Pour ce qui concerne la première de ces questions, le professeur Joffroy et M. Ballet; plus tard, M. Klippel, ont nettement admis la dualité absolue des deux affections; au contraire,

(1) Il faut dire, d'ailleurs, que l'emploi de la morphine, souvent nécessité par les douleurs fulgurantes, n'est souvent pas pour rien dans l'état affectif des tabétiques vulgaires.

(2) Grisolle, Soc. médico-psychol., mai 1873.

(3) Raymond, Tabes et paralysie générale, Soc. méd. des hôp., 8 avril 1892.

MM. Raymond et Rendu les ont considérées comme deux localisations différentes d'un processus unique. M. Nageotte (1) s'est fait le défenseur énergique de cette dernière opinion et l'a basée sur un grand nombre dé faits cliniques et de recherches anatomiques. En se basant surtout sur l'anatomie pathologique, il a montré d'une part la grande fréquence des lésions médullaires du tabes dans la paralysie générale, d'autre part l'existence possible, déjà affirmée par Jendrassik et par Strümpell, de lésions cérébrales dans le tabes analogues à celles de la paralysie générale. MM. Joffroy et Rabaud, Klippel ont nié l'identité des lésions des cordons postérieurs de la paralysie générale et de celles du tabes : cette identité a été admise, au contraire, par Homen, Raymond, Marinesco et la plupart des auteurs. De nombreux travaux ont été publiés récemment sur ce sujet, la question n'est pas encore tranchée. Les deux affections pourraient coïncider soit par suite d'une propagation de la moelle au cerveau ou du cerveau à la moelle, soit par suite de l'atteinte simultanée des deux organes sous l'influence de l'agent pathogène commun, soit enfin par suite d'une commune prédisposition de la moelle et du cerveau.

La seconde question en litige, à savoir la fréquence relative des associations tabo-paralytiques, a été différemment tranchée suivant les idées que se sont faites les auteurs sur la nature des deux affections. Nageotte fait remarquer que même les changements de caractère, l'excitation mentale, l'irritabilité plus vive sont des signes du début de la paralysie générale; comme on peut trouver des lésions de même nature que celles de la paralysie générale chez des tabétiques qui n'ont jamais présenté de troubles mentaux vrais, les troubles « moraux » mêmes du tabes témoigneraient peut-être d'un certain degré d'altération de la corticalité de même nature que celle de la paralysie générale. Pourtant, on ne peut guère identifier ces troubles si légers

(1) Nageotte, *Thèse de Paris*, 1893.

même aux formes les plus atténuées de la paralysie générale, et la discussion véritable ne porte que sur les troubles mentaux plus accusés.

Pour Nageotte, Leyden (1), tous, ou presque tous, les troubles mentaux chroniques observés dans le tabes appartiendraient à la paralysie générale; pour Krafft-Ebing, Neebe, les troubles mentaux du tabes seraient aussi presque toujours paralytiques; au contraire, d'autres auteurs ont cru devoir dissocier ces troubles et admettre dans le tabes, à côté de la paralysie générale vraie, un certain nombre de psychoses, et, entre autres, une forme spéciale de « folie tabétique » (Dieulafoy), de « délire tabétique vrai » (Jacobson). En particulier, la lypémanie et le délire de persécution constitueraient, d'après les observations de Pierret et Rougier, une forme spéciale de psychose tabétique. Des auteurs plus récents (Naggar, Moéli, Meyer, Mendel, etc.) affirment que la majorité des psychoses observées dans le tabes n'appartiennent pas à la paralysie générale et qu'on pourrait observer dans la maladie de Duchenne toutes les formes des maladies mentales.

Il faut bien reconnaître que pour trancher la question, il serait, au préalable, nécessaire de s'entendre sur la signification du terme « paralysie générale » au point de vue clinique, étiologique, pathogénique ou anatomique : or, aucune lésion, aucun symptôme, ni aucune étiologie ne sont considérés aujourd'hui comme caractéristiques de la paralysie générale. Alors que la plupart voient dans la syphilis la seule cause de la maladie, d'autres la voient dans les toxines et les toxiques les plus variés; alors que certains considèrent des formes bien caractérisées de délire (le délire de persécution, par exemple) comme essentiellement distinctes, d'autres font entrer dans la maladie les formes les plus diverses des troubles mentaux accompagnés du minimum de symptômes somatiques; alors

(1) Leyden, *Eulenburgsche Real encyclopädie*, t. XXIV, p. 84.

que la plupart enfin voient dans une diapédèse périvasculaire la signature anatomique de la paralysie générale, d'autres considèrent toutes lésions, soit inflammatoires, soit dégénératives, diffuses et progressives, comme entrant dans le cadre de la maladie. On comprendra que dans cette variété d'opinions nous ne nous croyons pas en droit de prendre parti : aussi nous décrirons les troubles mentaux que nous avons observés dans le tabes amaurotique sans parti pris de dénominations et sans chercher à apprécier leur ordre de classification : c'est à cette conclusion que devait nous mener cette courte digression dans le domaine du tabes sans cécité.

Comme pour le tabes vulgaire, c'est, à notre sens, au manque d'entente sur la correspondance anatomique de tel ou tel syndrome mental qu'il faut attribuer les divergences extrêmes des auteurs en ce qui concerne la fréquence des troubles paralytiques au cours du tabes amaurotique. Beaucoup d'auteurs considèrent, en effet, que parmi les nombreuses variétés cliniques ou anatomiques du tabes, seule la variété amaurotique est, jusqu'à un certain point, immunisée vis-à-vis des troubles mentaux de la paralysie générale (1).

Des travaux récents sur ce sujet tendent, au contraire, à prouver la grande fréquence de la complication paralytique dans le tabes avec cécité. Dans un travail récent richement documenté sur « le Tabes dans la pratique des hôpitaux et des asiles », Mott (2) note qu'il a trouvé une atrophie optique très prononcée chez 35 p. 100 des soixante tabo-paralytiques qu'il a examinés, et émet l'avis, d'après ses examens nécropsiques, que 50 p. 100 au moins des tabo-paralytiques présenteraient une atrophie optique plus ou moins avancée : dans presque tous ces cas, les symptômes cérébraux avaient été consécutifs à

(1) Dupré, *Traité de pathol. mentale de G. Ballet*, p. 1107.
(2) Mott, *Arch. of neurology of the patholigical laboratory of London County asylums*, 1003, p. 33.

l'atrophie optique et à la cécité. Aussi, d'après lui, « une atrophie optique survenant dans le cours d'un tabes serait une sérieuse indication de la possibilité de l'attaque du cerveau par le processus dégénératif ». Moéli (1) a donné, dès 1881, une très intéressante statistique sur la fréquence de l'atrophie optique dans le tabes avec ou sans troubles mentaux, et son élève Meyer a insisté tout récemment sur l'exactitude de cette statistique. Moéli a constaté l'atrophie optique chez 13,5 p. 100 des tabétiques en général, chez 8 p. 100 seulement des tabétiques sans troubles mentaux, chez 35 p. 100 des tabétiques avec troubles mentaux, chez 40 p. 100 des tabétiques avec psychoses non paralytiques, chez 57 p. 100 des tabétiques avec troubles mentaux non paralytiques ou démentiels. Les statistiques fournies par les auteurs (Erb, Gowers) sont sensiblement moins élevées et montrent, d'après Moéli, l'atrophie optique chez 36 à 40 p. 100 des tabétiques avec troubles non paralytiques ou démentiels, chez 8,9 p. 100 seulement des tabétiques avec psychoses non paralytiques. La différence entre ces chiffres viendrait, d'une part, de ce que nombre d'observations des auteurs ne font pas mention des troubles visuels ; d'autre part, de ce que Moéli a exclu de sa statistique tout cas dont la cécité n'était pas due sûrement, de par l'examen ophthalmoscopique, à l'atrophie optique. Ce serait pour ces deux motifs à la seule statistique de Moéli qu'il y aurait lieu d'accorder crédit. On peut certainement discuter les statistiques de Moéli sur la nature des troubles mentaux, on peut apprécier qu'il fait peut-être la part bien large aux troubles indépendants de la paralysie générale : un fait reste patent d'après cette statistique, c'est la fréquence extrême de la concomitance de l'atrophie optique et des troubles mentaux chez les tabétiques.

(1) Moéli, Troubles mentaux chez les tabétiques, *Charite Annalen*, 1881, p. 367.

(2) Meyer, Contribution à l'étude des psychoses non paralytiques du tabes, *Monatschr. f. Psychiatrie*, 1903.

Ces statistiques sont de beaucoup les plus probantes que nous connaissions parce qu'elles paraissent avoir été faites hors de toute idée préconçue et qu'elles permettent d'apprécier la fréquence globale, si l'on peut ainsi dire, des troubles mentaux dans le tabes amaurotique, que l'on admette ou non les classifications des auteurs. Mais leurs observations sont loin d'être les seules, et nous avons été frappé, à la lecture des observations récentes soit de psychoses dans le tabes [Schultze (1), Cassirer (2), Meyer, etc.], soit d'association tabéto-paralytiques [Perpère (3), etc.], de la fréquence de l'amaurose ou de l'amblyopie très prononcée ; Perpère, par exemple, rapporte trois observations de tabétiques amaurotiques qui sont devenus paralytiques généraux. Même dans les descriptions anciennes, on retrouve fréquemment cette association, et, pour ne citer que la description première des troubles cérébraux dans le tabes, sur trois observations de tabes avec délire lypémaniaque, mélancolique, de persécution, que rapporte le professeur Fournier (4), une se rapporte à un amaurotique et les deux autres à des amblyopiques : or, nous verrons que c'est précisément cette forme de délire qu'avec les précédents auteurs nous avons le plus ordinairement rencontrée dans nos cas de tabes avec cécité.

Avant d'aborder la description des troubles mentaux proprement dits que nous avons rencontrés, nous tenons à appeler l'attention sur une modification spéciale du *caractère* qui nous a frappé chez un assez grand nombre de nos malades (observations de Cour..., Dupl..., Fin..., Giraud..., Jouv..., Despr..., etc.). Ce n'est plus, comme chez les tabétiques vulgaires, soit l'insousiance, l'indifférence, l'apathie peu compatible, en apparence,

<hr>

(1) Des psychoses dans le tabes. *Munch. Med. Wochenschr.*, 8 décembre 1903.

(2) Cassirer, Tabes et psychose. *Étude clinique*, Berlin, 1903.

(3) Perpère, Associations tabéto-paralytiques, *Thèse de Paris*, 1902.

(4) Fournier, *De l'ataxie locomotrice*, p. 263.

avec leur aspect maladif et décharné et avec leurs douleurs, soit
l'irritabilité, le mauvais caractère, le mécontentement qu'expliquent leurs souffrances : c'est une sorte d'excitation continuelle,
d'exubérance plus souvent enjouée que déprimée, de besoin
d'air et de mouvement qu'on ne croirait pas pouvoir rencontrer
chez des malheureux absolument aveugles et souvent torturés par
de fréquentes douleurs. Ce qui est encore plus remarquable, c'est
qu'on peut rencontrer cette excitation, cette soif de mouvements
même chez des ataxiques avancés qui ne peuvent faire un pas
que solidement appuyés sur deux cannes ou contre un mur, ou
même qui sont tout à fait incapables de faire avec leurs membres inférieurs un seul mouvement coordonné (cas de Giraud...,
de Jouv...). A cet état « d'énervement » certains de ces
ataxiques joignent un bon caractère, ils sont « bons garçons »,
ce sont, en général, les moins incoordonnés (observations
de Cour..., Fin...), d'autres sont quelque peu grognons,
mécontents. Mais ce qui frappe chez tous, ce sont les bizarreries
de leur caractère, presque parfois les incohérences de leurs
actes; sautillants dans leur aspect, ils sont sautillants dans
leurs désirs, dans leurs émotions, dans leur langage. Ils se
prêtent de très bon gré à un examen et veulent se sauver quand
il est à peine commencé; même, quand on leur parle de ce qui
devrait les intéresser au premier chef, à savoir la perte de leur
vision, ils passent volontiers à un autre sujet. Ils passent leurs
journées à courir les rues sans but déterminé; partis pour une
longue promenade, ils reviennent sur leurs pas après une centaine de mètres. Ils demandent à entrer à l'infirmerie à cause de
leurs douleurs, et, à peine leur admission est-elle signée, qu'ils
n'y pensent plus et se refusent à quitter leur dortoir habituel.
En paroles, ils exagèrent tout, leurs douleurs comme leur santé,
comme leur résistance à la fatigue, comme leur puissance génitale; en actions ils exagèrent parfois tout autant.

Nous ne voulons tirer aucune conclusion sur la nature de ce
« tempérament », mais que l'on compare ces modifications du

caractère et de l'intellect à celles qui marquent le début de la paralysie générale et l'on sera frappé certainement de la similitude qu'ils présentent, quant à leur caractère prédominant : le défaut de suite, le défaut de logique, le défaut de systématisation, l'incoordination. Comme chez le paralytique général au début, mais à un degré certainement très atténué, « le mouvement psychique, augmenté dans sa quantité et sa variété, est diminué dans sa profondeur, dévié et éparpillé dans sa direction ; la dépense psychique est superficielle, incoordonnée, sans système et sans suite (Dupré) (1) ».

On est frappé surtout de cette tendance à l'incoordination mentale quand on compare l'état d'esprit de ces malades à celui des autres tabétiques amaurotiques, de ceux qui paraissent avoir conservé une mentalité normale : ceux-ci sont plutôt tristes et sombres, plutôt mécontents et peu portés à l'indulgence et à la patience, quoique, en général, résignés à leur sort : c'est l'aspect que présentent la plupart des aveugles, tabétiques ou non tabétiques.

La modification intellectuelle de bien des tabétiques amaurotiques nous a paru mériter de nous arrêter un instant. Mais nous avons hâte d'arriver aux *troubles mentaux* véritables, grossiers, que, d'après nos examens, on observe encore assez fréquemment dans le tabes avec cécité.

Rarement, ces troubles intellectuels revêtent un caractère nettement transitoire et l'on peut observer, au cours du tabes amaurotique, de véritables « *bouffées délirantes* » que rien dans les allures antérieures ne permettait de présumer. Dans nos observations, nous n'en avons qu'un cas bien net, c'est celui de Cheza qui fut interné à Sainte-Anne et présenta pendant un mois un délire complet avec prédominance des idées de richesse et de

____

(1) Dupré, Paralysie générale, *Traité de pathologie mentale de G. Ballet*, p. 894.

grandeur, avec euphorie et bienveillance (1). Les formes mélancoliques pourraient aussi être transitoires d'après les auteurs; Briand et Cololian (2), Gruet, Moebius en ont rapporté des exemples; mais, cependant, Mott a noté que, d'après ses observations, « le délire de grandeur ne paraît pas être aussi persistant que celui de persécution et disparaît souvent lorsque le malade a passé quelque temps à l'asile (3) ».

Les formes durables, permanentes de troubles mentaux sont beaucoup plus fréquentes dans le tabes amaurotique; leur caractère de durée seul permet déjà de penser à leur parenté, sinon à leur identité, avec la paralysie générale.

Certains tabétiques arrivés à une période avancée voient s'effondrer plus ou moins longtemps avant leur fin toute leur activité mentale : leurs facultés intellectuelles, leur mémoire, leur volonté, leur jugement, leur attention sont amoindris en bloc : c'est une véritable *démence* qui survient, démence qui ne s'accompagne pas des troubles somatiques ordinaires de la paralysie générale, qui ne s'accompagne pas d'embarras de la parole. C'est cette sorte d'affaiblissement intellectuel progressif, mais assez tardif, survenant au plus un ou deux ans avant la mort que nous avons trouvée dans quelques-unes de nos observations (observations de Ang..., Cotten..., Ra..., Degr...) : elle n'est pas incompatible avec quelques idées mélancoliques ou de persécution.

Parce qu'elle ne s'accompagne pas, en général, d'embarras de la parole, M. Parisot (4) considère cette démence comme propre au tabes; Mott, au contraire, la considère comme paralytique, et note, à ce propos, que la mort survient plus fréquemment au

---

(1) Un autre de nos malades, Beauv..., aurait, à son dire, divagué, déliré pendant six semaines; peu après son entrée à Bicêtre et dans ses moments de lucidité, il se serait rendu compte qu'il allait perdre la tête, mais nous n'avons aucun renseignement sur la nature de son délire.

(2) Briand et Cololian, *Soc. med. psych.*, 28 décembre 1896.

(3) Mott, *Loc. cit.*, p. 85.

(4) Parisot, *Revue médicale de l'Est*, 15 décembre 1897.

début du tabes chez les tabo-paralytiques que chez les simples paralytiques généraux : le fait est très réel et tient, sans doute, à ce que l'altération du système nerveux est déjà fort avancée quand la démence, paralytique ou non, survient chez d'anciens tabétiques.

Le seul fait que cette démence est tardive nous pousse à penser, avec M. Dupré, que « peut-être une plus longue survie en démontrerait la nature paralytique » : le fait est surtout vraisemblable, comme le fait remarquer M. Dupré, si l'on considère comme « paralytiques » les lésions que Jendrassik et Nageotte ont trouvées dans l'écorce de tabétiques morts même sans avoir présenté de troubles mentaux.

Les psychoses permanentes vraies, relativement précoces de tabes amaurotique peuvent présenter plusieurs formes, deux formes principalement à notre sens. La plus rare de beaucoup est celle qui se manifeste par du *délire de contentement*, de bien-être, de richesse et de grandeur : c'est la forme sur laquelle la plupart des auteurs s'entendent le mieux pour conclure à la paralysie générale ; c'est, d'après Mott, la forme de délire la plus spéciale aux tabo-paralytiques vrais. Nous n'avons rencontré cette forme que dans une seule de nos observations, celle de Bout..., qui était gai, heureux de vivre, rempli d'espoir dans les effets du traitement, qui riait et chantait parfois toute la journée et parfois toute la nuit. Or, c'est précisément chez ce malade et chez un seul autre (observation de Cous...) que nous trouvons notée une parole altérée, spasmodique, trébuchante, qui rappelle celle de la paralysie générale. Ce délire n'est pas exclusif, il le faut croire, de toute idée mélancolique, car, en pleine période de satisfaction exubérante, le malade est, un matin, monté au troisième étage et s'est jeté par la fenêtre : cette fin inattendue nous empêche de savoir si ce délire était véritablement permanent ou si, peut-être, comme le plus souvent les délires de contentement dans le tabes, il n'aurait pas persisté (1).

(1) L'examen histologique de l'écorce cérébrale nous a depuis montré qu'il s'agissait assurément de la paralysie générale la plus nette.

La forme de beaucoup la plus typique est, nous le croyons, la plus commune des troubles mentaux graves dans le tabes amaurotique, et, assurément, la *forme lypémaniaque, hypochondriaque avec délire de persécution*; mélancolique par les idées des malades, c'est, au contraire, une forme d'excitation exubérante par la façon dont ces idées sont exprimées. Baillarger, Michéa ont attiré, les premiers, l'attention sur cette forme du délire des tabétiques; plus récemment, elle a été bien décrite par le professeur Pierret (de Lyon) (1) et par ses élèves Robin (2) et Rougier (3) : or, sur cinq cas de tabes où Pierret et Rougier ont observé cette forme de psychose, deux sont des cas de tabes avec cécité. Ces auteurs ont voulu en faire une forme de psychose spéciale au tabes; M. Nageotte la fait, au contraire, entrer dans le cadre de la paralysie générale. Des observations de cette même forme lypémaniaque, hypochondriaque et de persécution, sont signalées par Westphal, par Nageotte, par Fournier, par Raymond, par Cassirer, et nous avons été frappé de constater la fréquence de l'amaurose ou de l'amblyopie prononcée dans ces différentes observations : la proportion relative des tabes amaurotiques avec délire hypochondriaque et de persécution est certainement très grande.

Mott, dans le mémoire tout récent dont nous avons parlé, insiste sur la fréquence de cette forme de délire chez les tabétiques en général et chez les tabétiques amaurotiques en particulier : ses nombreuses observations sont des plus concluantes.

Cassirer (de Berlin) (4) vient d'insister également sur la fréquence spéciale des troubles mentaux avec idées délirantes de persécution dans le tabes avec amaurose.

Cinq malades dans nos observations de tabes amaurotiques présentaient des troubles mentaux du même ordre (observations

<hr>

(1) Pierret, *Congrès de Blois*, 1882.
(2) Robin, *Thèse d'agrégation*, 1880.
(3) Rougier, *Thèse de Lyon*, 1882.
(4) Cassirer, *Tabes et psychose*, Berlin, 1903.

de Pot..., Bréav..., Cous..., Degr..., Ven...); malheureusement l'observation de certains d'entre eux a été insuffisamment prise ; les renseignements que nous avons obtenus sur des malades décédés depuis plusieurs années déjà nous autorisent seuls à les considérer comme faisant partie de ce groupe de persécutés hypochondriaques. A ces cinq observations, nous pourrions en joindre une sixième, celle d'un tabétique dont l'atrophie optique était seulement en voie d'évolution, dont la vue était très affaiblie.

De toutes ces observations, on peut tirer un tableau unique avec quelques légères variantes ; et, chose remarquable, ce sont presque les mêmes actes que répétaient non seulement nos malades, mais les tabétiques amaurotiques persécutés examinés par les différents auteurs, par Mott, par Fournier, par Rougier, par Raymond, etc. ; c'est dans les mêmes termes, presque, que ces auteurs font les mêmes remarques que nous avons faites dans les observations de nos malades.

« Chaque fois que l'on passe devant le lit du malade, dit le professeur Raymond (1), celui-ci se plaint des souffrances qu'il endure, en particulier de sa constipation qu'il exagère. Toutes les plaintes sont formulées sur un ton pleureur et niais ; ses intestins sont bouchés, dit-il, rien ne passe plus, etc... Il pleure facilement, de temps à autre quelques idées de suicide. » N'est-ce pas absolument l'observation de notre malade Pot...? Nous avons, en effet, noté dans l'observation : « Le malade n'entend pas passer une seule fois un médecin sans se lamenter sur son état, sur son « enflure générale », sur ses douleurs « partout ». Il se plaint de plus de ne pas pouvoir uriner et d'avoir, de ce fait, de grandes douleurs dans le bas-ventre : mais dans son urinal on voit une assez grande quantité d'urine parfaitement limpide... Il s'est plaint de ne pas aller à selle, on lui a donné un purgatif ; il l'a pris à sept heures du matin ; or, à neuf heures, au moment de la visite, il se lamente, s'écrie que le purgatif « lui est resté

(1) Raymond, *Bulletin soc. med. des hôpitaux*, 1892, p. 838.

dans le corps », sur ce qu'il n'a pas été à la selle et sur ce que, de ce fait il souffre beaucoup... Trois jours après, il se plaint, à neuf heures, qu'il a pris un lavement à sept heures et demie et « qu'il ne lui en est pas ressorti une goutte du corps, qu'il souffre beaucoup ».

Quelques jours après, il monte au troisième étage et se jette dans la cage de l'escalier: on le relève avec des fractures multiples de tout le côté droit, bras, avant-bras, fémur; « presque aussitôt couché, il se plaint amèrement de ce que la surveillante a déclaré le matin au médecin qu'il avait été à la selle; ce serait cette déclaration, qu'il prétend mensongère, qui l'aurait poussé au suicide ».

Nous avons tenu à reproduire ici quelques détails de cette observation parce qu'ils nous paraissent absolument typiques : avec quelques variantes, ils fournissent le tableau le plus net de l'hypochondrie invincible de ces malades. Aucune explication ne modifie leurs idées, aucune évidence ne les convainct, ils se plaignent d'avoir la taille extrêmement gonflée alors qu'ils se sentent très à l'aise dans un vieux pantalon (observation de Pot...), ils se plaignent de n'avoir pas assez à boire alors que leur pot de lait est plein et qu'ils le savent, ils se plaignent de ne pas pouvoir uriner alors qu'ils viennent d'uriner abondamment.

Mais cette hypochondrie n'est pas la seule manifestation de ce délire; la persécution joue aussi un rôle, et les malades se plaignent des misères qu'ils ont à endurer de la part de leurs voisins et de la part du personnel; on les laisse mourir de faim, on se moque d'eux; on leur fait manger des aliments pourris, des excréments; on les accuse de tous les méfaits, etc.

Calmes à l'ordinaire, ils s'agitent parfois, crient et menacent, deviennent dangereux, rarement pour les autres quand ils sont aveugles (bien qu'un de nos malades aveugles, Cous..., ait caché des couteaux dans son matelas), mais fréquemment pour eux-mêmes. Le suicide n'est pas rare dans cette forme de psychose hypochondriaque et de persécution, qu'elle survienne, d'ailleurs, ou non dans le cours du tabes. Notre malade Pot... s'est suicidé en se jetant dans la cage de l'escalier, et le suicide était chez lui depuis longtemps une idée fixe ; un autre malade, Soulle..., non complètement amaurotique, et qui avait présenté le même syndrome hypochondriaque, les mêmes douleurs excessives, le même mécontentement de tout et de tous, s'est suicidé en se coupant avec son couteau de poche la verge et les testicules. Un autre de nos malades, Bout..., s'est, il est vrai, suicidé aussi au milieu d'une crise de délire de contentement.

Au milieu de cet ensemble de troubles délirants à idées tristes, surviennent parfois quelques idées de grandeur ; d'après Nageotte, on les ver: ait même alterner presque toujours, mais, d'après nos observations, le fait nous a paru assez rare. Une fois, cependant, nous avons vu du délire de contentement modifier un peu l'allure de ces troubles mentaux : au milieu de ses idées mélancoliques et persécutées, notre malade Bréav... se targuait d'inventions remarquables, d'appareils électriques destinés à détruire les punaises, etc. L'ensemble du tableau clinique n'en reste pas moins très typique et l'on comprend qu'à cause de la systématisation même de ce délire, beaucoup d'auteurs aient voulu, à la suite de Pierret, en faire une forme spéciale de psychose tabétique.

Peut-on expliquer la prédominance des idées hypochondriaques et des idées de persécution dans le délire des tabétiques en général, et des tabétiques amaurotiques en particulier? Nous le croyons et nous nous appuyons sur le fait bien connu et bien compréhensible que les troubles sensitivo-sensoriels jouent un grand rôle dans la forme du délire. Or, les tabétiques ont, en général, des douleurs, très souvent des paresthésies, et, pour peu que le cerveau soit altéré, les douleurs et les sensations anormales sont interprétées faussement et le délire prend la forme hypochondriaque, souvent mêlée à la forme de persécution. Beaucoup de tabétiques amaurotiques ont des douleurs fulgurantes, mais beaucoup aussi ont quelque chose de plus, à savoir : d'une part, des douleurs de tête sus-orbitaires, souvent extrêmement violentes, dont nous avons déjà parlé, et qui, dans la majorité des cas, marquent le début de l'amaurose et disparaissent plus tard; d'autre part, des sensations visuelles objectives, des phosphènes, qui, sur un cerveau altéré, provoquent facilement des hallucinations.

Ces hallucinations sont très fréquentes à toutes les périodes de l'amaurose, mais surtout, semble-t-il, dans les premières phases, dans les amauroses incomplètes. Uhthoff avait déjà signalé la fréquence des hallucinations visuelles chez les tabétiques amaurotiques. Mott insiste également sur ce que les tabo-paralytiques amaurotiques ont tout spécialement des hallucinations visuelles et constate que plusieurs de ses malades n'étaient pas encore absolument aveugles. Un de nos malades qui n'était pas encore complètement aveugle (Souller...), avait une forme si marquée de délire hallucinatoire de persécution qu'il fut interné et qu'il se suicida. Ces faits sont à rapprocher des faits qu'ont publiés plusieurs auteurs, Uhthoff, Henschen, Régis entre autres, où une hémianopsie s'accompagnait d'hallucinations visuelles localisées au côté de l'hémianopsie dans la partie « invisible » du champ visuel.

Il semble que le nerf optique manifeste les premières phases de son atteinte par une période d'excitation : mais les sensations subjectives qui en résultent ne deviennent manifestes que lorsque les malades sont assez aveugles pour ne plus distinguer les objets et pour prêter attention à des sensations subjectives que, sans doute, ils n'auraient pas remarquées s'ils avaient encore vu clair. C'est surtout à cette période de « demi-début » que plusieurs de nos malades ont eu constamment devant les yeux des images visuelles colorées : c'étaient parfois des dessins, des ronds (observation Dudo...), plus souvent des flocons de neige, des flammèches (observation Mélin...); parfois ces sensations ont été assez intenses pour que les malades aient eu l'impression d'être dans le feu (observations de Cour..., de Dudo...); certains ont

assez objectivé leurs sensations pour être sur le point de crier
« au feu ». D'autres les ont plus objectivées encore et ont donné
à leur vision une forme définie : notre malade Plusquell..., par
exemple, voyait un homme avec une hotte courir devant lui;
Cousin voyait au début de son délire des précipices, des bêtes
bizarres. On voit par ses exemples une série de faits qui mènent
progressivement de la simple sensation à l'hallucination la plus
confirmée et la plus définie.

Mais l'halluciné est déjà un malade cérébral, car la sensation
visuelle ne suffit pas pour provoquer l'hallucination, et chez le
tabétique même privé du contrôle de la vue, « tant que le cerveau
n'est pas altéré, les douleurs ne sont pas interprétées faussement
et les illusions ne trompent pas le malade (Nageotte) ». Une
hallucination constitue un premier degré de troubles mentaux :
« Un trouble organique ou fonctionnel des sens, dit M. Régis,
peut donner lieu au phénomène physique brut qui doit consti-
tuer ultérieurement l'hallucination ; mais cette hallucination ne
devient réellement telle que lorsque l'intelligence est intervenue,
et, s'emparant du phénomène primordial resté jusque-là à l'état
rudimentaire, en a fait la conception délirante définitive,
toujours en rapport avec les idées et les préoccupations domi-
nantes du malade. »

De l'hallucination au délire le plus caractérisé, il n'y a qu'un
pas : ce pas est souvent rapidement franchi chez les tabétiques
amaurotiques prédisposés, comme nous l'avons dit, par leur
affection cérébro-médullaire aux troubles mentaux, paralytiques
ou non, prédisposés aux fausses interprétations de leurs sensations par la perte du contrôle de la vue. Les sensations pénibles
se traduisent, on le conçoit, par un délire pénible, les douleurs
et les hallucinations visuelles se traduisent par un délire hypochondriaque et de persécution.

Les idées d'hypochondrie vont de pair généralement avec les
idées de persécution, mais on peut peut-être pousser plus loin
la dissociation et croire que l'hypochondrie succède particulière-

ment aux sensations douloureuses et la persécution plus spéciale-
lement aux hallucinations sensorielles, visuelles et auditives. Ce
fait nous a frappé à propos de deux de nos malades entre autres :
Pot... qui avait eu des douleurs très fréquentes et ne s'était
jamais plaint d'hallucinations, eut un délire presque exclusivement
hypochondriaque ; Cous... chez lequel avaient prédominé les hallucinations visuelles à caractère terrifiant, fut pris de délire de persécution très intense ; il cachait des couteaux dans son matelas, il
avait des périodes d'excitation persécutée très violente et on
fut obligé de le camisoler.

Mott a remarqué cette influence des hallucinations sur la
forme des délires ; il a noté, en effet, des hallucinations visuelles
ou auditives chez les trois quarts des tabétiques persécutés ; or,
c'est, nous l'avons dit, chez les tabétiques amaurotiques qu'il a
rencontré le plus fréquemment des hallucinations visuelles.

Ces remarques expliquent parfaitement, ce nous semble, la
fréquence de la forme spéciale du délire hypochondriaque et de
persécution, que l'on observe tout particulièrement chez les
tabétiques, et, parmi eux, de préférence chez les amaurotiques.

Est-il nécessaire de faire de ce délire une forme à part, une
psychose tabétique? Ne peut-on admettre avec Kroepelin que la
forme du délire a peu d'importance pour la classification des
troubles mentaux, que cette forme dépend de causes contin-
gentes, occasionnelles, comme les douleurs ou les troubles
sensitivo-sensoriels, plus que des différences anatomo-pathologiques? Nous laissons à de plus compétents le soin de résoudre
cette question; il nous paraît être seulement dans notre rôle de
la poser.

Ajoutons seulement que dans les antécédents héréditaires de nos
tabétiques avec troubles mentaux, nous trouvons très rarement des
affections mentales ou nerveuses (observations de Chez..., Ra...):
le fait mérite d'être remarqué, car l'hérédité est considérée par
la plupart des auteurs, Raymond, Naggar, etc. comme l'élément
prédominant dans la pathologie des psychoses non paralytiques :

l'hérédité a-t-elle un rôle moins capital dans la pathogénie de la paralysie générale dont on connaît les lésions anatomiques et l'étiologie acquise ordinaire? Qu'elle soit héréditaire ou acquise, la « prédisposition » ne nous semble cependant pas un élément à négliger dans la pathogénie des troubles mentaux du tabes et même des hallucinations qui en sont si souvent le début et qui sont elles-mêmes, d'ordinaire, provoquées par des troubles sensitivo-sensoriels : « c'est l'état hallucinogénique du sujet, dit le professeur Joffroy, et non la lésion cérébrale, qui fait l'hallucination ».

En résumé, nous concluerons ce chapitre par les quelques lignes suivantes :

Les troubles mentaux sont tout particulièrement fréquents dans le tabes amaurotique; les statistiques des observateurs récents (Mott, Moéli, Cassirer, etc.) et les nôtres concordent à ce point de vue : l'opinion courante que le tabes amaurotique est, en quelque sorte, immunisé vis-à-vis des troubles psychiques comme vis-à-vis des troubles sensitifs, moteurs et viscéraux du tabes, est absolument erronée.]

Les troubles mentaux du tabes amaurotique sont très variables : on peut, cependant, en préciser quelques types. Beaucoup de t abétiques amaurotiques présentent une modification du caractère, un état mental exubérant et incoordonné qui ressemble beaucoup à celui des paralytiques généraux au début : comme ceux-ci, ce sont des « brouillons » (P. Garnier); leur aspect, leurs paroles, leurs gestes et leurs actions se font remarquer par leur absence de suite, de systématisation et parfois de logique.

Des troubles mentaux plus sérieux peuvent revêtir soit une forme transitoire, soit une forme permanente. Les troubles transitoires consistent en bouffées délirantes, principalement avec idées de bien-être, de grandeur et de richesse. Les troubles permanents revêtent rarement la même forme d'idées de grandeur; parfois, ils surviennent dans les dernières années de la maladie et consistent en une diminution intellectuelle générale, en une démence simple semblable à la démence sénile, mais les troubles mentaux, de beaucoup les plus fréquents et surtout les plus typiques chez les tabétiques en général et chez les tabétiques amaurotiques en particulier, revêtent la forme du délire lypémaniaque, hypochondriaque et de persécution.

La prédominance de cette forme chez les tabétiques en général tient le plus souvent à l'existence de douleurs qui, faussement objectivées, servent d'aliment au délire. La fréquence particulière de cette forme chez les tabétiques amaurotiques s'explique, semble-t-il, par l'existence très fréquente, surtout dans les stades de l'amaurose incomplète, de sensations visuelles colorées, dues, sans doute, à l'irritation du nerf optique. Ces sensations restent isolées chez les sujets dont le cerveau est sain, mais sont objectivées pour peu que le cerveau soit altéré sous l'influence soit de lésions corticales soit de prédispositions héréditaires ou acquises, et donnent naissance à des hallucinations pénibles et, consécutivement, à du délire de persécution.

L'importance relative des lésions de la paralysie générale dans la genèse de ces différents troubles est appréciée de façon essentiellement variable par les auteurs : nous avons cherché à donner un aperçu de ces différents troubles sans prendre parti dans la question de leur pathogénie.

B. — TROUBLES D'ORIGINE SPINALE

Autant nous avons trouvé accusés les troubles d'origine cérébrale de la plupart de nos amaurotiques, autant chez la plupart
d'entre eux nous avons trouvé peu accusés les signes ordinaires
du tabes vulgaire, les signes d'origine spinale. Chez la plupart,
on trouve bien des signes de lésion des cordons postérieurs, mais
des signes minimes, des signes ébauchés, et à presque tous ces
troubles on peut donner un siège anatomique surtout dans les
parties inférieures de la moelle, dans les parties lombo-sacrées.

Ce n'est pas à dire pourtant qu'on ne puisse observer dans le
tabes amaurotique les symptômes accusés du tabes, mais cela
de façon relativement assez rare : c'est précisément sur l'importance de ces troubles spinaux et des troubles de la nutrition
générale que nous avons basé la classification de nos observations,
et admis, à côté du grand groupe des tabétisants aveugles, le
petit groupe des tabétiques vrais aveugles. La prédominance
excessive de tel ou tel symptôme spinal ou la prédominance
d'altérations trophiques nous a fait mettre à part certains tabétiques qui ne rentraient entièrement ni dans l'un ni dans l'autre
groupe. Enfin, l'apparition tardive de grands troubles spinaux
chez des tabétisants nous a fait noter chez certains d'entre eux
le passage d'une forme à l'autre. C'est dire que l'on peut observer
chez un tabétique aveugle toute la série des grands troubles
tabétiques à l'un ou l'autre moment de la maladie, que la cécité
n'immunise pas contre le tabes spinal, que la cécité « n'arrête »
pas le tabes d'une façon certaine, mais que la plupart du temps
le tableau clinique est et reste limité à un grand nombre de symptômes cérébraux et à un très petit nombre de symptômes spinaux.

A l'opposé des symptômes spinaux, les symptômes cérébraux se sont en général montrés à peu près avec la même fréquence et la même intensité chez les tabétisants et chez les tabétiques, chez les aveugles coordonnés et chez les incoordonnés, chez les gras et chez les maigres. Autant notre division nous a paru indifférente en ce qui concerne ces derniers symptômes, autant nous croyons devoir en tenir compte quand nous apprécierons la fréquence et l'importance des symptômes spinaux.

I

TROUBLES DE LA SENSIBILITÉ.

a. — Douleurs fulgurantes.

Les douleurs paroxystiques, fulgurantes, lancinantes ou térébrantes, constituent le premier signe du tabes vulgaire, à l'exception du signe de Westphal, dans la grande majorité des cas. Une statistique fort bien faite par Leimbach sur plus de quatre cents cas de la pratique d'Erb porte à 62, 25 p. 100 la proportion des cas dont le tout premier symptôme a été constitué par des douleurs fulgurantes. Dans la presque totalité des cas, on retrouve des douleurs à une période quelconque de l'évolution.

La forme amaurotique du tabes ne fait pas exception : des douleurs existent dans la presque totalité des cas. Nous ne parlons pas ici des douleurs céphaliques, qui, comme nous l'avons dit, marquent, dans plus de la moitié des cas, la période d'augment de l'amaurose, mais de douleurs des membres de même nature que les douleurs, continues, intermittentes ou paroxystiques, des tabétiques vulgaires.

Dans deux cas seulement, sur nos seize tabétiques vivants (observations de Dig... et de Ramel...), nous avons noté l'absence complète de douleurs jusqu'à ce jour, malgré le début déjà fort lointain, dans un cas du moins, de troubles amaurotiques ; l'amaurose avait évolué chez l'un d'eux de 1900 à 1901, chez l'autre de 1890 à 1892. Un autre malade peut être considéré comme n'ayant jamais eu de douleur véritable (observation de

Cour...), il n'a jamais eu que quelques sensations pénibles dans le bras gauche sans véritable douleur aiguë, dans les jambes il n'a jamais eu que des « faiblesses » sans douleurs vraies.

Dans l'observation de nos vingt-neuf tabétiques décédés, nous ne trouvons qu'une seule fois l'absence absolue de douleurs, à part des céphalées (observation de Rei...).

Parmi ces quatre malades qui n'ont pour ainsi dire jamais souffert des membres ou du tronc, trois sont des types de tabétisants bien nourris et nullement incoordonnés; c'est uniquement à cause de l'état médiocre de son aspect général que nous n'avons pas rangé le quatrième parmi les tabétisants, mais il n'a jamais eu aucun trouble viscéral sérieux et sa nutrition n'est pas extrêmement altérée si l'on tient compte du fait qu'il a soixante et un ans.

La forme, le siège et l'évolution des douleurs chez tous nos autres malades nous ont permis de faire quelques remarques. Au point de vue de la forme et de l'intensité des douleurs, nous ne pouvons guère tenir compte des observations de malades décédés depuis de plus ou moins longues années, et dont l'observation à ce point de vue n'a pas toujours été suffisamment soignée.

Si nous ne tenons compte que de nos tabétiques vivants, que nous avons plus spécialement interrogés sur l'intensité de leurs douleurs, nous remarquons qu'elles ont été chez beaucoup d'entre eux fort légères, fort localisées ou fort peu fréquentes. Tel, par exemple, n'a eu que quelques rares crises de douleurs peu violentes dans les membres inférieurs et dans une épaule (Barr...), tel n'a eu de douleurs que dans le gros orteil droit et le mollet droit (River...), ou dans la jambe droite seule et plus tard en ceinture (Chez...). Six ou huit seulement de nos malades paraissent avoir eu des douleurs vraiment fortes et fréquentes : (observations de Jouv..., Giraud..., Leeb..., Dupl..., Fin..., Beuch..., peut-être Beauv... et Bloch...). Trois seulement de ces malades (Fin..., Beuch..., Beauv...), sont des tabétisants, trois autres sont de grands incoordonnés (Jouv..., Giraud..., Leeb...); le septième et le huitième ont des crises viscérales multiples et présentent de plus en plus l'aspect de vrais tabétiques (Dupl..., Bloch...).

De ces comparaisons, résulte assurément pour nous, la conclusion nette que les douleurs ne sont peut-être pas sensiblement moins fréquentes chez les tabétisants amaurotiques que chez les tabétiques, amaurotiques ou non, mais qu'elles sont, en tout cas, très souvent moins intenses.

Il nous sera permis de remarquer en passant que, même dans les cas où les douleurs étaient les plus intenses, presque jamais nous n'avons trouvé, en interrogeant soigneusement les malades, les douleurs que les auteurs classiques décrivent couramment sous le nom de douleurs lancinantes : douleurs traversant comme un éclair les membres, presque toujours les membres inférieurs, de leur racine à leur extrémité. Presque toujours les malades ont reconnu, au contraire, des douleurs brusques, mais « sur place », localisées, en coups de couteau, frappant tantôt le talon, tantôt le mollet, tantôt la hanche, parfois les articulations et plus souvent les segments interarticulaires. Cette absence de douleurs mobiles en éclairs ne nous a, d'ailleurs, pas paru particulière aux tabes avec cécité et, d'après ce que nous avons vu, nous les croyons rares dans toutes les formes de tabes.

Dans trente-deux de nos observations, la date d'apparition des douleurs fulgurantes se trouve notée ; or, seize fois les douleurs ont paru *après les troubles visuels* ; deux fois, à peu près en même temps ; quatorze fois, avant eux. N'est-ce pas dire que la cécité tabétique n'est nullement, comme on l'a dit, immunisante vis-à-vis des douleurs ? Les douleurs ont quelquefois fait leur apparition quelques mois à peine avant ou après le début des troubles visuels ; mais dans le plus grand nombre des cas, entre l'apparition des douleurs et celle des troubles visuels s'est écoulé un intervalle plus considérable, généralement de un, deux, trois, quatre ans, et parfois beaucoup plus. Les douleurs ont apparu chez un de nos malades (Mélin...) onze ans, chez un autre (Audib...) quatorze ans après le début des troubles visuels; chez un autre même (Cotten...) se seraient montrées des douleurs térébrantes vingt-six ans après la cécité, mais ces douleurs auraient été peu violentes et passagères.

Chez d'autres, au contraire, les douleurs précèdent de beaucoup l'atrophie optique : le malade Ra... avait eu des douleurs neuf ans, Ler... dix ans, Leeb... douze ans avant le début des troubles visuels. Manifestement, il n'y a aucune relation entre la date d'apparition des deux ordres de troubles : la cécité n'empêche pas plus les douleurs que les douleurs n'empêchent la cécité, les deux phénomènes se comportent ordinairement comme deux manifestations d'une même maladie dont le siège anatomique serait très distant et qui n'auraient aucune influence l'une sur l'autre.

Mais, en revanche, l'apparition précoce des troubles de la sensibilité subjective nous paraît prédisposer notablement à l'apparition de troubles moteurs : c'est, en effet, parmi ceux dont les douleurs des membres ont précédé de plus ou moins longtemps la cécité que nous trouvons la majorité de nos incoordonnés, grands et petits (observations de Jouv..., Leeb..., Chez..., Verb...; Dor..., etc.). Le fait pouvait *a priori* sembler vraisemblable, mais il n'a certes pas une constance absolue et nous avons des observations de grands incoordonnés dont les douleurs avaient succédé, parfois de longtemps, à la cécité (observations de Giraud... et de Mélin...).

Une dernière question reste à nous poser : la cécité survenant alors que les douleurs existent déjà, a-t-elle véritablement, comme on l'a dit et répété, une action atténuatrice sur ces douleurs? Nous ne le croyons pas et nous ne voyons dans nos observations aucune raison pour admettre cette action. Les douleurs ne sont nullement un phénomène fixe, permanent et progressif du tabes; leur caractère, au contraire, est d'être presque dans tous les cas intermittentes, et parfois même passagères; il est peu de tabétiques qui, dans tout le cours de l'évolution de leur tabes, souffrent beaucoup; les douleurs sont le phénomène le plus précoce de près des deux tiers des cas de tabes, elles durent souvent de nombreuses années parce que le tabes est d'ordinaire une affection à évolution progressive très lente, elles sont très variables suivant les sujets, mais elles diminuent en général et souvent disparaissent quand l'affection est arrivée, pour ainsi dire, à sa période d'état, quand sa phase progressive s'est interrompue ou arrêtée, quand le processus inflammatoire, qui est la cause de la maladie, s'est éteint.

Schupfer, à propos de la disparition des douleurs après la cécité, a déjà fait remarquer que « les douleurs diminuent régulièrement dans tout tabes avancé et surtout traité (1) ».

Il en est ainsi dans la plupart des affections chroniques. Les douleurs des membres des tabétiques en général nous paraissent tout à fait comparables aux douleurs de tête des tabétiques amaurotiques qui, comme nous l'avons vu, diminuent et disparaissent presque toujours quand l'amaurose est devenue à peu près complète, quand la vision distincte, au moins, est perdue, et que le malade en est réduit, sinon à la cécité absolue, du moins juste à la notion du jour et de la nuit.

Or, que trouvons-nous dans nos cas de tabes amaurotique ? De nos malades encore vivants, cinq ont eu des douleurs avant d'avoir des troubles visuels ou en même temps qu'eux; ces douleurs persistent encore chez quatre de ces malades (Jouv..., Leeb..., Dupl..., Chez...), bien qu'elles existent chez ces malades depuis déjà vingt ans, douze ans, treize ans et trois ans ! Chez deux d'entre eux (Dupl... et Leeb...), elles diminuent peut-être

____

(1) Schupfer, *Rivista spérim. di frenatria*, 15 août 1902.

un peu d'intensité, mais non de fréquence. Elles ont disparu chez un seul malade (Verb...), l'année qui a suivi celle où l'amaurose avait évolué (1902) ; elles avaient duré cinq ans et ne semblent pas avoir été très fortes.

De nos malades décédés, onze ont eu des douleurs plus ou moins fortes avant leurs troubles visuels ou à peu près en même temps. Sur ces onze malades, deux seulement n'avaient plus de douleurs au moment de leur dernier examen (Laverg... et Bot...) ; l'un de ces deux malades (Bot...) n'en avait plus depuis sept ou huit ans, elles avaient duré treize ou quatorze ans et n'avaient disparu qu'alors que le malade était aveugle déjà depuis onze ou douze ans (!) ; l'autre (Laverg...) n'avait plus de douleurs depuis trois mois seulement, mais elles avaient été jusqu'à ce moment peu intenses et peu fréquentes. Les neuf autres malades avaient conservé leurs douleurs fulgurantes ; chez trois seulement, elles avaient un peu diminué de fréquence ou d'intensité ; elles existaient alors depuis huit ans (Harr...), dix ans (Dor...), douze ans (Ler...) ; chez les six autres, elles avaient, pour le moins, conservé leur violence primitive depuis huit ans (Souch...), onze ans (Cous...), douze ans (Ang..., Ra...), dix-sept ans (Frey...), dix-neuf à vingt ans (Plusquel...) !

Ces chiffres ne sont-ils pas frappants et *est-il possible encore de penser que la cécité survenant chez les tabétiques arrête le tabes, et, en particulier, fait cesser les douleurs fulgurantes?* Il nous paraît superflu d'insister.

En résumé, nous concluerons par les lignes suivantes ce que nous venons de dire des douleurs fulgurantes chez les tabétiques amaurotiques : L'amaurose n'est nullement immunisante vis-à-vis des douleurs ; presque tous les tabétiques amaurotiques ont des douleurs, mais elles sont, en général, de peu d'intensité chez les sujets qui ont peu ou pas de troubles moteurs, viscéraux et trophiques ; chez les tabétisants, elles revêtent moins souvent un caractère fulgurant que chez les tabétiques vrais, particulièrement chez les incoordonnés.

Les douleurs apparaissent, parfois, peu de temps avant ou après les troubles visuels; mais, plus souvent, un long espace de temps s'écoule entre l'apparition de chacun de ces phénomènes. Les douleurs précoces s'accompagnent plus souvent de troubles moteurs. Dans plus de la moitié des cas, les douleurs apparaissent *après la cécité*; l'amaurose n'empêche donc nullement leur apparition. Quand les douleurs ont apparu avant la cécité, elles ne diminuent nullement sous l'influence de l'amaurose; presque toujours, elles persistent pendant de très longues années encore. Les rares cas où les douleurs ont diminué ou disparu après la cécité s'expliquent par une simple coïncidence et nullement par une relation de cause à effet; les douleurs sont, en effet, rarement chez les tabétiques, amaurotiques ou non, un symptôme permanent : elles disparaissent presque toujours à une période plus ou moins avancée de l'évolution, quitte à reparaître à l'occasion d'une nouvelle poussée du processus pathologique. *Douleurs et amaurose sont deux phénomènes tout à fait indépendants.* Nos statistiques nous paraissent démontrer amplement ces faits contraires à l'opinion courante.

b. — **Douleurs viscérales.**

Les douleurs viscérales n'existent pas, en règle presque générale, chez les tabétisants. Une exception à cette règle doit peut-
être être faite pour les douleurs vésico-rectales ; deux de nos
malades ont des crises : l'un rectales (Bloch...), l'autre vésico-
rectales (Dupl...) ; ce ne sont pas, il est vrai, des tabétisants
réels ; l'un et l'autre présentent des douleurs fulgurantes vives,
des troubles légers de la nutrition générale, et l'un d'eux une
légère incoordination et des crises gastriques qui les rapprochent plus des tabétiques vrais que des tabétisants. Un troisième
malade (Sal...), a eu des crises de ténesme rectal très intenses :
c'était un vrai tabétique.

Les crises gastriques n'existent guère que chez les tabétiques
vrais, que ces tabétiques aient, d'ailleurs, présenté cet aspect dès
le début ou qu'ils aient pu être considérés plus ou moins longtemps comme des tabétisants : dans ce dernier cas, ce n'est
guère que quand le malade devient tabétique vrai que les crises
gastriques surviennent ; un exemple remarquable nous en a été
fourni par le malade Bréav.... Nous avons encore constaté des
crises gastriques chez trois autres malades (Bloch..., Audib...,
Ilarr...), tous plus ou moins tabétiques vrais.

En dehors de ces crises, on constate parfois chez les tabétiques des douleurs d'estomac plus ou moins permanentes, avec
paroxysmes généralement en rapport avec les repas, douleurs, en
apparence, plus dyspeptiques que nerveuses, et sur lesquelles
Jean-Charles Roux a appelé l'attention dans le tabes ; en général,
ces douleurs surviennent aussi plutôt chez les tabétiques vrais

que chez les tabétisants (observations de Jouv..., Giraud..., Dupl...). Chez certains, qui, par ailleurs, sont des tabétisants, elles s'accompagnent d'une altération sensible de la nutrition générale (observation Dig...), et chez d'autres elles paraissent compatibles avec un bon aspect général (observations Laverg..., peut-être Lejeu...) ; dans ces cas, on peut se demander si, d'une part, ces douleurs dyspeptiques sont bien en rapport avec l'existence de lésions tabétiques, car le tabes ne saurait, en somme, prémunir contre les troubles d'origine purement gastrique si fréquemment isolés, si, d'autre part, les troubles de la nutrition générale, quand ils surviennent sans autre signe de tabes, ne sont pas plus en rapport avec les désordres gastriques qu'avec les lésions médullaires.

En somme, crises gastriques ou douleurs gastriques paraissent bien plus fréquentes quand elles sont sous la dépendance du tabes chez les tabétiques vrais que chez les tabétisants : mais nous ne saurions affirmer que cette règle est absolument générale.

Une seule fois nous avons noté des crises de douleurs intestinales : il s'agissait d'un tabétique grand ataxique (observation de Lecb...).

Nous pouvons donc dire que toutes les crises de douleurs viscérales sont presque exclusivement réservées à ceux qui présentent les troubles sensitifs, moteurs et trophiques plus ou moins accusés du tabes vulgaire.

c. — **Troubles de la sensibilité objective.**

Les troubles de la sensibilité objective sont les mêmes dans
le tabes amaurotique, en dehors des troubles céphaliques dont
nous avons déjà parlé, que dans le tabes vulgaire : nous les décrirons seulement à propos de chacun des malades dans nos observations. On peut, d'ailleurs, rencontrer toutes les variétés des
troubles de la sensibilité, soit superficielle, soit profonde : anes-
thésies plantaire, cubitale, peronière, mammaire, épigastrique,
anesthésie ou hyperesthésie en zone au niveau du thorax ou des
membres, anesthésie totale ou diversement dissociée, troubles
du sens musculaire, troubles du sens stéréognostique, etc.

Les tabétiques amaurotiques sans troubles sensitifs forment la
minorité : nous n'en avons trouvé que six sur quatorze tabétiques
vivants, six sur vingt-trois tabétiques décédés examinés à ce
point de vue. Nous n'avons fait qu'une seule remarque, c'est que,
comme on pouvait le supposer *a priori*, ces troubles sont beaucoup plus minimes en général chez les tabétisants que chez les
tabétiques vrais ; les troubles de la sensibilité profonde en particulier n'existent guère que chez les incoordonnés (Jouv...,
Leeb..., Dor..., Jonqu..., Sal...) ; une seule fois, le sens stéréognostique était diminué d'un côté (Rei...), il y avait, sans doute,
eu une hémiplégie antérieure.

Les tabétisants ne sont cependant pas indemnes, les troubles
de la sensibilité sont moins intenses, en général, chez eux que
chez les tabétiques vrais, mais non beaucoup moins fréquents :
sur huit malades vivants avec altérations de la sensibilité, nous
trouvons quatre tabétisants, dont un, il est vrai, avait un trouble
tout à fait insignifiant ; sur dix-sept malades décédés avec troubles

sensitifs, nous trouvons huit tabétisants ; l'un d'eux est le malade avec altération unilatérale du sens stéréognostique dont nous avons parlé. Si nous rappelons que les tabétisants constituent environ 55 p. 100 de nos malades, d'après notre classification, on verra que la même proportion est à peu près conservée pour ce qui concerne les troubles de la sensibilité.

Une recherche nous a paru intéressante à faire, c'est la recherche des troubles minimes de la sensibilité profonde par le diapason. Grâce à l'appareil de mesure de Granedigo (1) et aux recherches de MM. Rydel et Seiffert, on peut apprécier numériquement les troubles de la sensibilité profonde dans chaque partie du corps. La méthode est des plus intéressantes, car elle permet de découvrir des lésions des cordons postérieurs, même chez des sujets qui ne présentent ni incoordination, ni troubles sensitifs, subjectifs ou objectifs, apparents : ainsi, M. Rydel a trouvé une diminution très grande de la sensibilité au diapason chez des malades atteints d'amyotrophie Charcot-Marie : or, la moelle de ces sujets, qui ne présentent aucune douleur, ni aucun trouble de la sensibilité superficielle, montre cependant toujours une lésion notable des cordons postérieurs (2). Chez les tabétiques vulgaires, cette diminution atteint un très fort degré, un degré maximum chez les ataxiques. Il était donc très intéressant de rechercher par cette méthode si la lésion médullaire minime des tabétisants se traduisait par une diminution sensible de la sensibilité au diapason ou « pallesthésie ».

(1) L'appareil de Granedigo se compose d'une simple bague que l'on fixe à un niveau déterminé sur les branches du diapason : sur la bague est gravé un triangle, et sur le triangle se trouve une échelle. Quand on fait vibrer le diapason, la persistance des impressions rétiniennes fait qu'on voit le triangle dédoublé ; puis, au fur et à mesure que la vitesse des vibrations diminue, le triangle se reforme dans toute sa hauteur en commençant par la base. Le sujet examiné doit indiquer le moment où il ne sent plus vibrer le diapason appliqué sur telle ou telle partie de son corps ; à ce moment, on lit sur l'échelle le niveau où le triangle primitif unique est reformé.

(2) Rydel, *Soc. neurologique*, décembre 1903.

M. Rydel a bien voulu faire pour nous cette recherche, nous lui en sommes très reconnaissant ; ses résultats ont été recueillis hors de toute idée préconçue, il ignorait le diagnostic et toute l'histoire des malades dont il mesurait la pallesthésie.

Treize de nos malades ont ainsi été examinés au point de vue de la sensibilité au diapason de leurs membres inférieurs et de leurs membres supérieurs : le diapason a été appliqué sur les tibias et sur les mains. A l'état normal, la sensibilité, d'après l'échelle adoptée par Rydel et Seiffert (1), est de 8 et demi à 9 aux mains, de 7 et demi à 8 aux tibias (environ un demi en moins peut-être chez les vieillards). Sur nos treize cas, la sensibilité a été trouvée à peu près normale une fois seulement (observation de River...) chez un tabétisant ; quatre fois elle était modérément diminuée, mais pour les membres inférieurs seulement (observations de Cour..., Beuch..., Beauv..., Dupl..., Bloch..., Dig...), chez quatre tabétisants et chez deux tabétiques ; enfin six fois elle était extrêmement diminuée, soit pour un seul membre inférieur surtout chez deux tabétisants (Fin..., Ramel...), — soit pour les deux membres inférieurs chez un tabétisant (Barr...) et chez un tabétique vrai dont l'incoordination était limitée aux membres inférieurs (Jouv...), — soit pour les deux membres inférieurs et l'un des membres supérieurs chez un tabétisant qui présentait des troubles prédominants du côté correspondant (Verb...), — soit enfin pour les quatre membres chez un grand incoordonné [Leeb... (2)].

(1) Les chiffres physiologiques ont été fixés empiriquement pour chaque partie du corps d'après plusieurs centaines de sujets par Rydel et Seiffert, *Arch. f. Psychatrie*, 1903.

(2) Voici les chiffres trouvés :

	Tibias Dr. G.	Mains Dr. G.		Tibias Dr. G.	Mains Dr. G.
River....	8 8	8 1/2	Fin.....	0 6	6-7 1/2
Beauv ...	6 1/2	8 1/2	Ramel...	5 3	8 1/2
Dupl.....	6	8 1/2	Barr.....	4 1/2	8-7 1/2
Cour.....	5	8-8 1/2	Jouv....	0 0	7
Beuch ...	6	8	Verb....	0 0	2 0
Bloch....	5 1/2-5	7 1/2	Leeb....	0 1/2	4 1/2 2
Dig......	6 5	8 1/2			

Ces observations sont très intéressantes en ce qu'elles montrent bien que les lésions des cordons postérieurs qui ne se manifestent que par des troubles moteurs et sensitifs ou très légers, ou à peu près nuls, peuvent être déjà accusés par une diminution très notable de la sensibilité profonde. Cette diminution s'accentue toujours beaucoup dans les cas où apparaît l'ataxie.

La recherche pourra être employée avec grand profit dans des cas moins accusés encore que les nôtres où l'on aura lieu de soupçonner une lésion des cordons postérieurs dont on ne trouvera aucun signe patent, par exemple chez des amaurotiques par atrophie papillaire anciens syphilitiques sans signe actuel de tabes : nous avons nous-même pratiqué cette recherche dans un cas de ce genre, et nous avons trouvé une diminution modérée de la sensibilité au diapason aux membres inférieurs : c'est pour nous une raison de plus de soupçonner que ce malade (Schäuf...), est bien un tabétique, qu'il a bien des lésions des cordons postérieurs, quoi qu'il ne présente pas de symptôme du tabes.

II

TROUBLES DE LA MOTILITÉ.

Les troubles moteurs sont le plus souvent minimes, nuls même, à première vue, chez les tabétiques amaurotiques : c'est en grande partie sur leur plus ou moins grande importance que, à l'exemple de M. P. Marie, nous avons basé notre classification en tabétisants et tabétiques vrais; cependant il serait injuste de croire que, même chez les tabétisants les plus avérés, chez ceux dont la marche se fait le mieux et dont l'allure est la plus brillante, un examen minutieux ne permette de déceler quelques désordres.

Le signe de Romberg, qui est l'un des premiers symptômes d'une incoordination atténuée chez la plupart des tabétiques, est déjà le signe d'une incoordination trop marquée pour qu'on le rencontre chez la plupart des tabétisants. Il serait cependant très exagéré d'admettre avec certains auteurs qu'on ne le rencontre jamais chez les tabétiques amaurotiques; en dehors même des tabétiques vrais incoordonnés (observations de Giraud..., Jouv..., Leeb..., etc.) il existait chez quelques-uns de nos tabétisants, mais à peine marqué, à peine ébauché chez la plupart, indiqué seulement par quelques oscillations légères quand le malade restait debout les pieds joints et par quelques oscillations un peu plus fortes quand il faisait demi-tour (observations Chez..., Verb..., Ra..., Laverg..., etc.).

Benedikt (de Vienne), a, le premier, attiré l'attention sur ce symptôme remarquable qui a été observé également par quel-

ques auteurs : le sujet, quoique complètement aveugle, oscille-
rait plus quand il ferme les paupières que quand il reste les
yeux ouverts. Le fait s'explique, sans doute, parce qu'il est obligé
de porter en partie son attention sur ses yeux et ne peut la
concentrer tout entière sur l'attitude de ses jambes; la manœuvre
de Jendrassik, employée pour la recherche du réflexe rotulien
repose sur une constatation de même nature et consiste à
attirer l'attention du malade vers ses mains pour la détourner
de ses membres inférieurs dont on veut rechercher les troubles.
Quoiqu'il en soit, nous devons dire que nous avons observé
rarement ce signe nettement, que quelques-uns de nos malades
ont un peu plus oscillé les yeux fermés, il est vrai, mais qu'il
n'y a jamais eu une différence très notable (observation de
Chéz... par exemple).

Au contraire, le *signe du cloche-pied*, sur lequel le professeur Fournier a appelé l'attention, est des plus instructifs et s'est
montré dans nos observations presque constant : dans le quart
des cas à peine, en ne comptant que les tabétisants et non les
ataxiques, les malades ne pouvaient se tenir sur un seul pied plus
d'une seconde ou deux, et la plupart pouvaient à peine détacher un
pied du sol. Quelques-uns pouvaient se tenir à peu près exclusivement sur un seul pied, mais non sur l'autre (observations
de Fin..., Bloch...). La fréquence extrême de ce petit signe nous
paraît intéressante à signaler, il prouve que, même chez ceux
qui paraissent le moins incoordonnés, un examen minutieux
permet souvent de trouver une ébauche d'incoordination.
Assurément, certains de nos malades étaient âgés, et l'âge à lui
seul suffit pour expliquer la difficulté qu'ils avaient à se tenir à
cloche-pied : mais beaucoup étaient sans la force de l'âge, et les
sujets normaux sont parfaitement capables à cette période de
leur existence de se tenir un temps fort long sur une jambe.
Objectera-t-on qu'il s'agissait d'aveugles et que la station
comme la marche est toujours plus difficile chez les aveugles?
Nous avons prévu l'objection et examiné un certain nombre

d'aveugles à ce point de vue : la plupart peuvent se tenir sur un pied beaucoup plus facilement que nos tabétiques amaurotiques.

Les troubles de la motilité peuvent être très accusés dans le tabes amaurotique, tout autant que dans le tabes vulgaire, mais beaucoup moins fréquemment : ils sont surtout accentués chez ceux qui présentent des douleurs vives et dont l'état de la nutrition laisse à désirer, qui se rapprochent, en un mot, du type classique du tabétique. Ce n'est pas à dire, pourtant, que tous ces troubles soient nécessairement liés l'un à l'autre, et nous avons vu un tabétique aveugle extrêmement incoordonné qui a conservé un excellent aspect général et qui continue à engraisser (observation de Leeb...); il est vrai que chez lui la cécité date de peu, mais les premiers symptômes de son tabes, les douleurs, remontent à douze ans déjà.

Les troubles de la coordination des membres supérieurs sont au moins aussi rares dans le tabes avec cécité que dans le tabes vulgaire : parmi toutes nos observations nous n'en trouvons noté que trois fois, chez trois grands incoordonnés (observations de Leeb..., Dor..., Jonqu...) : même certains sujets qui présentaient une très grosse incoordination aux membres inférieurs n'en présentaient encore aucune aux membres supérieurs (observations Jouv..., Giraud...).

Les troubles moteurs apparaissent avant ou après la cécité, mais beaucoup plus souvent *après*. Sur trois aveugles, grands incoordonnés encore vivants que nous avons observés, l'incoordination a débuté chez l'un (Jouv...) à peu près en même temps que les troubles de la vue, chez le second (Giraud...) quatre ans après, chez le troisième (Chéz...) un ou deux ans après, chez le quatrième seul (Leeb...) cinq ou six ans avant.

Sur dix de nos tabétiques qui sont morts incoordonnés, une fois seulement les troubles moteurs avaient débuté avant les troubles visuels, sept ans avant (Despr...); or, ce malade était précisément l'un des cas de sclérose combinée qui ont été étudiés par MM. P. Marie et Crouzon, et l'atteinte des cordons latéraux avait donné à sa démarche plutôt l'aspect de la démarche d'un paraplégique que de celle d'un ataxique. Chez trois autres de nos ataxiques, les troubles moteurs avaient débuté à peu près en même temps que les troubles visuels (Harr..., Gor..., Sal...); chez deux de ces malades, l'examen de la moelle a également montré des lésions des cordons latéraux concomitantes aux lésions tabétiques des cordons postérieurs (1). Chez cinq autres amaurotiques morts incoordonnés, les troubles moteurs ont succédé aux troubles visuels de quatre ans (Dor..., Jonqu...), huit ans (Bréav...), trente-et-un ans (Mélin...), d'une période que nous n'avons pu déterminer (Ven...). Chez le dixième incoordonné décédé en 1896 (Nicol...), nous n'avons pu déterminer l'ordre de succession des phénomènes, l'observation ayant été prise trop incomplètement.

On voit que la cécité est bien loin d'immuniser les malades vis-à-vis des troubles moteurs; il est exceptionnel de voir un grand ataxique devenir aveugle, cela a été dit maintes fois et est très exact; mais il est sensiblement moins rare, quoique relativement rare encore, de voir un tabétique aveugle devenir grand ataxique. *Cécité et incoordination ne s'associent que rarement dans l'ensemble, mais ne s'excluent pas mutuellement :* elles se trouvent plus fréquemment coïncider que s'il s'agissait de deux maladies différentes, mais se succèdent comme deux symptômes d'une même affection dont le siège anatomique serait très éloigné.

Les troubles moteurs, qui ont précédé de peu ou de beaucoup la cécité, prennent-ils, du moins, une allure plus modérée ; dispa-

(1) Nous n'avons pas voulu séparer ces cas de scléroses combinées amaurotiques de nos cas de tabes simples amaurotiques, parce que les lésions des cordons postérieurs sont les mêmes et que, cliniquement, les malades ont toujours été confondus avec les tabétiques simples jusqu'à la découverte du signe de Babinski et aux recherches récentes de MM. P. Marie et Crouzon.

raissent-ils quand est survenue l'amaurose? Deux fois seulement nous avons constaté ce fait; tous nos malades, sauf deux, qui ont présenté de l'incoordination en ont présenté jusqu'à maintenant ou jusqu'à leur mort, et elle est restée au moins aussi accentuée qu'au début. Quant aux deux cas qui font exceptions, chez l'un (Harr...), l'incoordination se serait montrée à peu près en même temps que les troubles visuels et aurait disparu peu après ; chez l'autre (Dupl...), l'incoordination se serait montrée à deux reprises, deux ans et trois ou quatre ans après le début des troubles visuels et alors que la cécité était déjà complète. Mais dans ces deux cas, c'est dans la parole des malades que nous avons dû avoir foi : or, on sait que des parésies transitoires marquent dans les membres comme dans les yeux le début de bien des cas de tabes ; le professeur Pierret (1), Vulpian (2), Fournier (3), ont particulièrement insisté sur ces faits ; la paraplégie passagère serait spécialement fréquente. Nous sommes fort enclins à penser que dans les deux cas nos malades ont présenté des phénomènes parétiques ; l'un et l'autre présentaient, dès cette époque, des symptômes tabétiques divers (douleurs, troubles de la vue accusés, paresthésie, troubles vésicaux) ; il est fort vraisemblable qu'ils ont entendu les médecins parler à leur propos « d'incoordination » ou « d'ataxie » : cela ne signifie pas qu'ils aient eu véritablement de l'ataxie.

Même quand le fait serait réel d'ailleurs, nous ne croyons pas qu'il faudrait voir dans la disparition de l'ataxie une influence remarquable de la cécité : les poussées d'incoordination vraie, pour être plus rares que les poussées de douleurs ou de troubles viscéraux, se rencontrent pourtant parfois dans le tabes vulgaire, il n'y a aucune raison pour qu'elles ne se rencontrent aussi bien dans le tabes amaurotique. Or, chez tous nos tabétiques amau-

(1) Pierret, *Thèse de Paris*, 1876.
(2) Vulpian, *Leç. de clin. méd.*, p. 262.
(3) Fournier, *Ataxie locomotrice*, p. 113.

rotiques incoordonnés sauf deux, toujours, que l'incoordination ait précédé ou suivi la cécité, elle a présenté une évolution, *soit permanente, soit plus souvent progressive.*

En résumé, nous dirons : on peut rencontrer chez les tabétiques amaurotiques toutes les variétés de troubles moteurs, mais, dans la très grande majorité des cas, on les retrouve à un degré extrêmement atténué et que seule l'épreuve du cloche-pied permet de déceler. L'occlusion des yeux n'a qu'une influence très restreinte sur la production du signe de Romberg; le plus souvent ce signe est absent.

Les troubles importants de la coordination sont le plus souvent, mais non forcément, associés à des troubles sensitifs, viscéraux et trophiques importants. Les troubles marqués de la coordination des membres supérieurs sont au moins aussi rares dans le tabes avec cécité que dans toute autre forme de tabes.

Les troubles moteurs apparaissent beaucoup plus souvent *après la cécité* qu'avant; l'amaurose n'est donc *nullement immunisante* vis-à-vis des troubles ataxiques. Quand l'amaurose survient alors que les troubles ataxiques sont déjà développés, elle n'a sur eux *aucune influence atténuatrice*. Dans deux de nos cas seulement, l'incoordination a diminué, au dire des malades; dans l'un de ces cas, elle avait apparu alors que le malade était déjà complètement aveugle; dans l'autre, elle s'était développée en même temps que l'amaurose. Mais il ne faut pas oublier, d'une part, que les troubles parétiques essentiellement transitoires sont fréquents au début du tabes et sont souvent pris pour des poussées d'incoordination; d'autre part, que dans le tabes vulgaire, sans cécité, on constate parfois de véritables poussées d'incoordination, et qu'*a priori* il n'y a pas de motif pour qu'il n'en soit pas de même, exceptionnellement, dans le tabes amauroïque.

De nos statistiques résulte pour nous nettement l'impression que cécité et incoordination se rencontrent relativement rarement associées, qu'un grand ataxique devient rarement aveugle, mais qu'un aveugle devient plus souvent grand ataxique; qu'en tout cas, quand les deux phénomènes se trouvent réunis, ils évoluent parallèlement, *chacun pour son compte*, et sans présenter aucune influence l'un sur l'autre.

TROUBLES DE LA RÉFLECTIVITÉ.

Les réflexes rotuliens étaient abolis dans toutes nos observations, puisque c'est précisément sur l'existence du signe de Westphal que nous nous sommes appuyé pour affirmer le tabes, et puisque nous avons résolument banni de nos observations toutes celles où ne se trouvait pas ce signe. Nous n'avons fait exception que pour deux cas où l'ensemble des autres signes nous permettait d'affirmer le tabes; en particulier, les réflexes achilléens étaient abolis, sûrement dans l'un de ces cas (observation Beauv...), presque sûrement dans l'autre quoique la recherche en ait été difficile par suite d'une légère raideur invincible des pieds (Pott...); or, on sait, MM. Babinski, Goldflam, etc., ont insisté sur ce point, que l'abolition du réflexe du tendon d'Achille se rencontre souvent plus précocement dans le tabes que l'abolition du réflexe rotulien, et a autant de valeur pour le diagnostic. Dans tous les cas que nous avons examinés où le réflexe rotulien était aboli, le réflexe achilléen l'était aussi.

Le fait que nous n'avons admis comme tabétiques amaurotiques que ceux qui présentaient le signe de Westphal n'indique nullement, nous tenons à insister sur ce point, que nous considérions ce signe comme indispensable au diagnostic du tabes, et du tabes amaurotique entre autres; nous croyons, en particulier, que la même lésion qui produit l'amaurose quand existe le signe de Westphal peut la produire aussi quand ce signe n'existe pas, et même quand il n'existe aucun signe d'altération spinale; nous croyons en un mot qu'il peut exister une amaurose tabétique isolée, un tabes monosymptomatique limité à l'atrophie optique ; mais au mot tabes est liée trop intimement aujourd'hui l'idée de lésion médullaire, de lésion des cordons postérieurs, pour que nous ayons voulu admettre des cas dont aucun symptôme n'ait traduit l'existence de cette lésion. Nous croyons, nous l'avons déjà fait entendre, que l'atrophie optique et les troubles spinaux du tabes vulgaire sont dûs à deux localisations différentes d'un même processus sans rapport direct l'une avec l'autre et sans influence l'une sur l'autre : nous n'avons voulu compter que les cas qui présentaient au moins un signe net de l'une et l'autre de ces localisations.

Dans les cas où ils ont été recherchés (chez tous nos malades vivants et chez quelques décédés), les réflexes des membres supérieurs ont été tantôt absents et tantôt présents ; parfois, ils existaient d'un seul côté seulement ; le plus souvent, l'un ou l'autre des réflexes radiaux ou olécrâniens était absent. En somme, presque toujours ces réflexes ont été trouvés modifiés ; mais, à peine dans la moitié des cas, on les a trouvés tous abolis.

Parmi les réflexes cutanés nous avons recherché les crémastériens, les abdominaux et les plantaires ; les réflexes crémastériens et abdominaux ont été recherchés les uns et les autres dix-sept fois ; sept fois ils étaient conservés l'un et l'autre ; six fois les crémastériens étaient abolis et les abdominaux seuls conservés, et une fois l'abdominal gauche subsistait seul ; une seule fois, au contraire, les crémastériens étaient conservés alors que les abdominaux étaient abolis (observation de Pot...) ; deux fois les réflexes crémastériens et abdominaux étaient tous abolis ; une fois, enfin, les deux réflexes n'existaient qu'à gauche sans qu'il y ait eu d'hémiplégie antérieure. Quatre fois les réflexes crémastériens ont été seuls recherchés ; trois fois ils étaient abolis et une fois conservés. En somme, très fréquemment les réflexes crémastériens étaient abolis, très rarement les réflexes abdominaux. Nous ne savons s'il y a là une particularité du tabes amaurotique, ou même s'il s'agit d'une atténuation d'un symptôme du tabes vulgaire ; les opinions diffèrent, en effet, au sujet du réflexe abdominal dans le tabes, et alors que Dinkler le prétend généralement diminué ou aboli, Oppenheim le croit plutôt exagéré ; d'après certains auteurs [Rosenbach, Ostankoff, Erlicki, Bechterew (1)] les réflexes cutanés seraient d'abord exagérés dans le tabes, puis diminués.

Le réflexe plantaire se faisait en flexion dans presque tous nos cas ; dans un certain nombre de cas, cependant, il se faisait en extension soit d'un côté (Beuch..., Rei..., peut-être Pot...) soit des deux côtés (Bot... et Despr...). Depuis les recherches de M. Babinski, on sait que le réflexe en extension indique l'altération du faisceau pyramidal ; dans un de ces cas (Rei...), il semble qu'une hémiplégie antérieure légère l'ait expliqué ; dans les autres cas, il faut admettre une participation du faisceau latéral au processus qui frappait le cordon postérieur, il faut admettre une sclérose combinée. Ce signe étant le seul qui, avec exceptionnellement une légère modification de la démarche, distingue les malades atteints de sclérose combinée des tabétiques ordinaires, et ces malades ayant toujours été, jusqu'aux communications de M. Babinski et de MM. P. Marie et Crouzon, considérés comme des tabétiques vulgaires, nous n'avons pas cru devoir les considérer, quand ils ont été frappés d'amaurose, comme atteints d'un processus différent : c'est volontairement et en connaissance de cause que nous les avons joints à tous les autres tabétiques amaurotiques.

(1) Bechtrew, *Clinique neurol. de Saint-Pétersbourg*, 1897.

IV

TROUBLES DE LA MICTION

Nous dirons de ces troubles ce que nous avons déjà dit des douleurs et des troubles moteurs : ils existent chez un très grand nombre de tabétiques amaurotiques, mais ils restent souvent très peu accentués, à peine ébauchés. Cependant, en ce qui concerne les troubles urinaires, la dissemblance entre les tabétiques vrais et les tabétisants a beaucoup moins de netteté qu'en ce qui concerne les douleurs et surtout les troubles moteurs : un assez grand nombre de tabétisants ont des troubles relativement importants de la miction.

Deux petits signes permettent de dépister les troubles urinaires à leur début, ils existent soit isolés soit réunis ; mais ils ont l'un et l'autre pour défaut d'être soumis dans leur recherche à l'appréciation des malades qui ne font pas toujours la part exacte à l'état normal : l'un est le retard du début de la miction, l'autre est l'incontinence à la fin de la miction de quelques gouttes retardataires ; le malade est obligé d'attendre et de pousser pour uriner, il perd les dernières gouttes dans son pantalon.

A ces deux signes se trouvent quelquefois associés d'autres petits signes, comme des besoins un peu impérieux ou quelques faux besoins.

Sur ces sujets actuellement vivants que nous avons spéciale-ment interrogés à ce point de vue, six seulement n'ont reconnu aucun trouble vésical, même pas les troubles légers dont nous venons de parler. Sept fois existaient seuls, au moment où nous les avons recherchés, ces troubles minimes, isolés ou réunis ; mais sur ces sept malades cinq avaient eu à une période de leur affection des troubles urinaires plus importants : enfin, trois avaient des troubles plus sérieux au moment même de leur examen.

Sur vingt-quatre malades décédés, nous trouvons notée dans l'observation, trois fois seulement, une absence totale de troubles urinaires (l'un d'eux, Rei..., avait été cependant gâteux pendant quelques temps sous l'influence d'une hémiplégie) ; sept malades avaient des troubles minimes ; les quatorze autres avaient eu, à un moment quelconque de l'évolution, des troubles plus sérieux.

Les troubles plus graves de la miction sont exactement les mêmes que ceux du tabes classique ; on peut, d'ailleurs, trouver à peu près toutes les variétés de troubles urinaires. Parmi les plus typiques sont les poussées momentanées de rétention ou d'incontinence soit nocturne, soit également diurne ; on observe surtout ces poussées au début du tabes. Les poussées de rétention nécessitent parfois des cathétérismes (observation de Fin...), mais la rétention n'est jamais permanente. Cependant un certain nombre de malades ont de l'anesthésie vésicale et ne sentent pas le besoin d'uriner ; ils resteraient facilement vingt-quatre heures et plus sans uriner et n'urinent que « par raison » ; mais du moins peuvent-ils, en général, uriner quand ils le désirent (observations de Dupl..., Leeb..., etc). Certains joignent à l'anesthésie vésicale l'anesthésie urétrale et ne sentent pas passer l'urine ; chez ceux-ci il y a souvent un peu d'incontinence d'urine, cela se conçoit, ils perdent ou les premières ou les dernières gouttes et souvent une bonne partie d'une miction ou une miction entière (observation de Barr...). D'autres, enfin, ont une incontinence assez forte, surtout nocturne, sans anesthésie. Plus ou moins tardivement, beaucoup de malades ont une incontinence complète, urinent régulièrement au lit, et, même dans le jour, sont obligés de porter un urinal en caoutchouc. Nous ne parlons pas des crises de douleurs vésicales, nous en avons déjà parlé à propos des douleurs viscérales.

Tous ces troubles sont, en somme, les troubles ordinaires du tabes classique : nous ne voulons pas insister sur eux, mais nous voulons seulement faire remarquer qu'ils existent ou ont existé plus ou moins marqués chez la plupart de nos tabétiques vrais (Leeb..., Giraud..., Bréav..., Jonqu..., Dor...) et aussi, mais moins fréquemment, chez un certain nombre de tabétisants (observations de Barr..., Fin..., Bloch..., etc. ; observations de Ra..., Cotten..., Desmar..., etc.).

En résumé, ces troubles, à peu près constants chez les tabétiques, sont plus fréquemment accentués chez les tabétisants que les douleurs, les troubles moteurs ou les troubles de la nutrition générale. Ils apparaissent presque toujours après les troubles visuels, ils sont le plus souvent passagers au début du tabes et deviennent ensuite permanents.

V

TROUBLES DE LA DÉFÉCATION

Ces troubles sont encore peu étudiés ; il n'y a pas de signe du début connu qui soit comparable aux petits signes des troubles urinaires ; aussi, on ne les rencontre que rarement dans toutes les formes du tabes. Certains sujets ont des constipations persistantes, d'autres de l'anesthésie rectale le plus souvent sans incontinence complète, tardivement avec incontinence : ils ne sentent pas passer les matières et ne se rendent compte qu'ils ont été à la selle que parce qu'ils se sentent le ventre dégagé (observation de Leeb...); d'autres, enfin ont des crises douloureuses, rectales ou vésico-rectales, suite parfois de constipations opiniâtres : nous avons déjà parlé de ces crises à propos des douleurs viscérales en général.

Ces troubles sont, en somme, les mêmes dans le tabes amaurotique que dans le tabes vulgaire ; comme dans celui-ci ils sont rares ; ils se rencontrent surtout chez les tabétiques (observations de Leeb..., Dupl..., Bloch..., Sal...), ils peuvent se rencontrer aussi, cependant, chez les tabétisants (observation de Ra...).

VI

TROUBLES GÉNITAUX

A propos des troubles génitaux, nous répéterons ce que nous avons dit pour les troubles sensitifs, moteurs et vésicaux : ces troubles existent chez beaucoup de tabétiques aveugles, qu'il s'agisse de tabétiques vrais ou de tabétisants ; mais d'ordinaire on les rencontre chez ceux-ci à un degré minime : ceci est vrai pendant une assez longue période.

Heveroch (de Prague) (1) a recherché en 1902, dans le service de Bicêtre, les troubles génitaux chez 31 tabétiques dont dix aveugles; mais il a étudié seulement la perte des érections ou l'anaphrodisie, et considéré en bloc tous les aveugles, quels que soient leurs troubles concomitants. Il a ainsi trouvé que les aveugles comptent pour 22 p. 100 seulement parmi les tabétiques à fonctions génitales diminuées ou abolies, et pour 66 p. 100 parmi les tabétiques dont la fonction génitale est conservée : il a conclu que chez les tabétiques à fonctions génitales diminuées on trouve moins souvent la cécité que chez les autres.

Nous ne sommes pas tout à fait d'accord avec Heveroch : nous croyons bien comme lui que les troubles génitaux graves, impuissance ou abolition des érections, sont moins fréquents chez les amaurotiques; mais nous pensons que des troubles plus minimes, légère diminution de la puissance virile, faiblesse, insuffisance et surtout rareté des érections, pollutions nocturnes sans éjaculations, sont presque aussi fréquents chez les tabétiques aveugles que chez les tabétiques vulgaires, et que, d'autre

(1) Heveroch, *Soc. de neurol.*, avril 1902.

part, les tabétisants occupent, pour ce qui concerne ces troubles, presque autant de place que les tabétiques vrais ; mais ils sont, au moins pendant longtemps, plus légers ; les troubles graves sont beaucoup plus fréquents et surtout plus précoces chez les tabétiques vrais, amaurotiques ou non.

Malheureusement sur ce point comme sur la plupart des troubles viscéraux minimes, il faut s'en rapporter à l'appréciation du sujet : or, sur ce sujet en particulier, on peut penser à quelles erreurs peuvent mener les statistiques basées sur l'appréciation des malades eux-mêmes : non seulement ils ont à se rendre compte de leur état antérieur, mais ils ont à tenir compte de leur âge dans une juste proportion qu'il est à peu près impossible de leur faire comprendre; à moins que les troubles ne soient absolus, on peut dire que presque toujours les renseignements sont sujets à caution. Aussi, nous n'attachons à notre statistique que la valeur d'un document d'attente, que de nouvelles recherches viendront utilement compléter.

Sur quinze malades encore vivants interrogés au point de vue des troubles génitaux, sept seulement n'ont reconnu jusqu'ici aucun trouble génital; cinq avaient des troubles plus ou moins sérieux, caractérisés quatre fois par une diminution notable des désirs vénériens, mais sans disparition complète des érections et sans impuissance réelle, et une fois par des pollutions nocturnes, répétées, sans éjaculations; trois seulement auraient été complètement impuissants et n'auraient même plus eu aucune érection. Dans la première catégorie (absence complète des troubles) figurent quatre tabétisants (Beuch..., River..., Ramel..., Rain...), un tabétique vrai (Giraud...) et deux douteux dont l'un très incoordonné (Leeb..., Bloch...). Dans la seconde catégorie (troubles légers) figurent quatre tabétisants (Beauv..., Fin..., Cour..., Barr...) et un tabétisant devenu tabétique, mais qui avait déjà quelques troubles alors qu'il pouvait encore être considéré comme tabétisant (Chéz...); dans la troisième catégorie (troubles sérieux) figurent un tabétique vrai (Jouv...), un tabétisant en train de devenir tabétique, mais qui est impuissant depuis les premiers temps de son tabes (Dupl...), un tabétisant, enfin, dont toute puissance et même toute érection a disparu depuis bien peu de temps, car il déclare que sa femme a accouché récemment (Verb...).

Presque tous les tabétiques amaurotiques, suivis jusqu'à leurs dernières années, présentent des troubles génitaux sérieux : dans deux observations seulement sur quinze (observations Bout... et Despr...), nous ne trouvons noté aucun trouble génital ; un aurait eu des pertes séminales fréquentes (Audib...), un autre une simple disparition des désirs sexuels depuis la mort déjà lointaine de sa femme (Ang...), dès le début de son tabes ; onze autres auraient eu, au moment où ils ont été examinés, généralement plusieurs années avant leur mort, une très grande diminution génitale ou une incapacité complète, le plus souvent même avec abolition des érections. Or, parmi ces onze sujets, figuraient sept malades que, d'après les autres renseignements de l'observation, nous avons cru pouvoir nettement ranger parmi les tabétisants.

De ces chiffres, résulte pour nous la conviction que le tabétisant est à l'abri des troubles génitaux du tabes bien moins que des autres troubles viscéraux, mais que, cependant chez lui, pendant une bien plus longue période que chez les tabétiques vulgaires, ces troubles restent, en général, moins prononcés.

Il est superflu d'ajouter qu'il y a lieu de tenir compte de l'âge, mais que presque tous nos tabétisants étaient à une période où physiologiquement la fonction génitale doit être assurément notablement diminuée, mais non abolie : si nous prenons l'âge moyen auquel est survenue l'impuissance chez nos tabétiques, nous voyons que cet âge est plutôt au-dessous qu'au-dessus de cinquante ans. D'ailleurs, Heveroch a noté déjà, d'après ses cas, que c'est surtout chez les tabétiques jeunes que l'on constate une diminution de la fonction génitale.

———

VII

TROUBLES DE LA NUTRITION GÉNÉRALE

Les tabétiques vulgaires ont souvent, au bout d'un temps qui varie, mais qui quelquefois dépasse à peine quelques années,

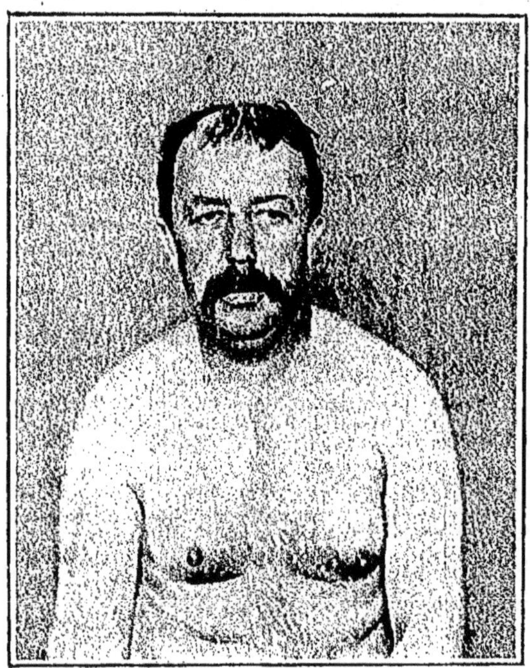

Fig. 1. — *Type de tabétisant aveugle.* — Le malade a un air de santé, les joues pleines, le teint coloré, un embonpoint qui ne permettent pas de le comparer à la plupart des tabétiques vulgaires.

un air pâle, un teint terreux, un facies décharné, des joues creuses et ridées, des yeux excavés qui leur donnent un air tout spécial, et qui, même quand ils marchent bien, les feraient reconnaître à première vue.

Est-ce à dire que tous les tabétiques vulgaires aient cet aspect ? Assurément non, et, aujourd'hui que l'on sait mieux reconnaître le tabes à ses débuts, on voit des tabétiques que leur air de santé

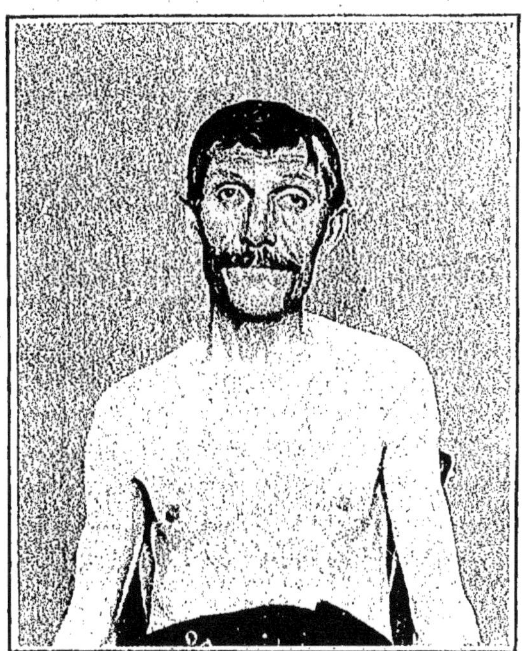

Fig 11. — *Type de tabétique vrai aveugle.* — La face est très ridée, les joues sont creuses, les orbites excavées, le corps entier est considérablement émacié.

ne permettrait jamais de supposer atteints d'une affection grave du système nerveux central.

Mais ce qui se rencontre dans le tabes vulgaire surtout dans les premières années de son évolution, est la règle, au contraire, dans le tabes amaurotique jusque dans les dernières années et souvent jusqu'à la mort.

Les tabétiques aveugles ont, en général, bon aspect ; forts sans être obèses, les joues pleines, le teint clair, la démarche alerte, plus jeunes que leur âge, nous en avons vu maintes fois se promener au pourtour de Bicêtre qui, malgré leur cécité, auraient fait plus envie que pitié, car nul ne se douterait à leur aspect et à l'assurance de leur allure qu'ils sont complètement aveugles. Ils ont assurément meilleur aspect que tous les aveugles non tabétiques. Leur poids répond à leur aspect, et les chiffres variant de 70 à 90 kilos ne sont pas rares chez eux.

Mais il n'en est pas toujours ainsi, nous l'avons dit déjà, toutes les variétés se rencontrent chez les tabétiques aveugles entre le type du tabétisant et celui du tabétique classique dont nous venons de rappeler les traits; soit dès le début, soit après une longue période de santé générale, l'aveugle tabétique peut avoir l'apparence aussi décharnée, aussi cachectique que n'importe quel tabétique, il peut avoir les mouvements aussi incoordonnés que n'importe quel ataxique. Sur ce sujet, nous tenons à insister encore, car on a dit et répété qu'un tabétique aveugle ne deviendra pas ataxique; ce qui est réel, c'est qu'un ataxique ne devient guère tabétique, mais l'inverse n'est vrai que dans la majorité des cas, nullement dans la totalité.

Les troubles trophiques sont très rares dans nos observations, nous avons seulement trouvé de l'atrophie musculaire prédominante aux membres inférieurs chez trois tabétiques vrais (Jonq..., Méli..., Ven...). Les arthropathies sont très rares aussi (Jonq..., Chez..., Cous...).

VIII

LIQUIDE CÉPHALO-RACHIDIEN

Dans le tabes avec cécité comme dans le tabes vulgaire, comme d'ailleurs dans la paralysie générale, nous avons trouvé une lymphocytose nette, peut-être un peu plus abondante dans certains cas relativement récents datant de quatre ou cinq ans, que dans des cas anciens datant de dix, quinze, vingt ans. La recherche a été faite sur huit malades.

OBSERVATIONS PERSONNELLES

Pour la rédaction de toutes les observations, nous avons adopté un plan à peu près uniforme qui est le suivant :

Antécédents héréditaires.
Antécédents personnels.
Histoire de la maladie.
Examens successifs.

État de la vision : état fonctionnel, examen ophtalmosco-pique.

Troubles oculo-pupillaires.

Troubles oculo-moteurs.

Troubles de la motilité : membres inférieurs et membres supérieurs.

Troubles de la réflectivité : de la sensibilité, subjectifs, objectifs.

Troubles viscéraux : gastriques, laryngés, vésicaux, géni-taux.

Troubles des organes des sens : ouïe, goût et odorat.

Troubles mentaux.

Troubles de la nutrition générale et locale.

Résumé.

OBSERVATIONS PERSONNELLES

I. — MALADES ACTUELLEMENT VIVANTS

A. — TABÉTISANTS.

Observations I. — Barr... (Victor), sellier, entré à Bicêtre le 28 Mars 1902.

Antécédents héréditaires. — Son père a été tué en 1870.

Sa mère est morte en 1870, probablement tuberculeuse. Il n'a eu qu'une sœur, qui est morte en couches il y a vingt ans.

Aucune maladie nerveuse dans sa famille.

Antécédents personnels. — Il a eu sur le gland, à trente et un ans, en 1891, un chancre qui a duré trois mois ; il semble avoir eu, à la suite, un peu de roséole à la face et quelquefois des maux de gorge : mais jamais de plaques à l'anus ni à la verge. Très peu de temps après son chancre, il aurait eu à la jambe droite deux grosseurs qui ont suppuré pendant assez longtemps (gomme). Il a suivi un traitement très court et n'a pris qu'une seule boîte de pilules mercurielles; alors qu'il avait encore son chancre, il est allé consulter à l'hôpital du Midi, où on lui a fait mettre de la poudre de calomel sur l'ulcération et où on lui a donné des pilules mercurielles qu'il n'a pas prises.

A eu une première blennorragie à vingt ans, puis une nouvelle blennorragie et une orchite en même temps que son chancre.

Avant ce chancre il avait vécu avec une femme pendant cinq ans, de vingt-trois à vingt-huit ans, il en avait eu trois enfants dont le premier est mort à huit mois, le deuxième à deux ans et le troisième à trois semaines; il n'a pas eu d'enfants depuis.

Histoire de la maladie. — Le premier symptôme semble avoir été.

en 1897, une douleur à l'épaule droite au niveau de la région sous-épineuse ; cette douleur assez vive s'accompagnait d'engourdissement et de douleurs dans le bras droit. Il se serait fait, à son dire, dans la région sous-épineuse une sorte de grosseur qui disparaissait, puis reparaissait par les temps humides (actuellement on ne constate rien à ce niveau et il n'y a aucune paralysie).

Ces phénomènes ont disparu en 1899 après un traitement ioduré.

Il prétend que depuis 1898 il avait des douleurs testiculaires vives, pendant quelque temps, chaque fois qu'il avait des rapports sexuels, parce que ses testicules remontaient vers l'anneau ; parfois cette ascension testiculaire douloureuse serait survenue spontanément, par exemple, au moment d'une émission de gaz par l'anus. En réalité, quand on examine le malade, on peut penser qu'il s'agit chez lui d'une simple anomalie, car il présente une hyperactivité remarquable des crémasters, et, à chaque mouvement respiratoire, les testicules, surtout le gauche, remontent violemment vers l'anneau, rendant très difficile la recherche du réflexe crémastérien.

L'affaiblissement de la vision remonte à la fin de juillet 1899 ; il commence par un brouillard devant l'œil droit ; le malade s'en aperçoit en lisant le journal et en faisant des piqûres dans la sellerie. Ce brouillard s'épaissit progressivement. En août, il va consulter M. Galézowski, qui lui fait faire des frictions mercurielles. En septembre, il va consulter aux Quinze-Vingt, on diagnostique « *atrophie optique !* », on le met au traitement ioduré, et on lui fait trente-six piqûres de cyanure de mercure et quelques-unes d'huile grise ; ce traitement dure jusqu'en novembre. Pendant ce temps, il n'a pas interrompu les frictions mercurielles. C'est vers la fin de ce traitement, en octobre ou novembre 1899, qu'on lui apprend aux Quinze-Vingt que l'œil gauche n'est pas indemne et qu'on le lui fait remarquer. La vue a diminué petit à petit de l'un et de l'autre œil par épaississement progressif d'un brouillard étendu devant les yeux, il a vu pendant quelque temps tous les objets blancs, parfois il a eu la sensation de fleurs, de bouquets de violettes devant ses yeux. Il n'a nullement vu son champ visuel se rétrécir progressivement ; il n'a pas vu comme dans un entonnoir ; cependant il aurait vu pendant quelque temps de l'un et de l'autre œil par le côté temporal ce qu'il ne voyait plus en face.

Il n'a jamais vu double.

En 1899, en même temps que sa vue baissait, ont commencé quelques troubles urinaires ; il lui est arrivé de temps en temps de perdre ses urines soit dans son lit, soit dans son pantalon, il y avait non seulement incontinence de quelques gouttes, mais quelquefois d'une miction plus ou moins complète; d'ailleurs, depuis cette époque il ne se sent pas uriner.

Depuis la même époque, il a parfois une abondante sudation à l'occasion d'un effort quelconque, même en mangeant.

Depuis 1900, les désirs génésiques auraient un peu diminué. Le 27 septembre 1901, il est entré à Lariboisière dans le service de M. Delens, on lui a fait encore près de soixante-dix piqûres de cyanure de mercure (il en aurait reçu cent deux en tout); il est sorti de Lariboisière pour entrer à Bicêtre le 28 mars 1902, pendant l'hiver 1901-1902, il a eu quelques vagues douleurs, quelques élancements passagers dans les jambes tous les deux ou trois jours; une seule fois, il a eu des douleurs dans les chevilles pendant toute une nuit. Vers le 5 ou 6 avril 1902, il a eu, pendant peu de jours, des douleurs lancinantes et térébrantes, comme si on lui enfonçait un fer rouge dans la partie externe et postérieure de la cuisse droite seule, rien à gauche.

Examiné en 1902, on trouve une diminution considérable de l'acuité visuelle surtout à droite; l'œil droit voit passer la main à 50 centimètres, l'œil gauche voit encore et compte les doigts à 1 m. 50. Il voit encore suffisamment pour se conduire, sauf quand il y a des voitures. L'œil droit est un peu porté en dehors. Myosis bilatéral. Aucun réflexe pupillaire à la lumière.

Il marche très bien, mais dit cependant que la jambe droite a de la tendance à se porter un peu en dehors. Il n'y a pas trace de Romberg, il se tient très bien debout les pieds rapprochés, sans oscillations notables, que les yeux soient ouverts ou fermés; il tourne facilement. Aucune incoordination des membres inférieurs ou supérieurs. Pas d'asynergie cérébelleuse. Pas d'hypotonie musculaire.

Les réflexes rotuliens et achilléens sont abolis. Le réflexe plantaire se fait en flexion.

Il ne ressent aucune douleur soit périphérique, soit viscérale; aucune crise gastrique, anale, mais il a toujours mal digéré.

Il perd aussi quelquefois un peu d'urine dans son pantalon quand il fait un effort, mais il n'a pas d'envie pressante, à proprement parler.

Quoique les besoins génésiques aient diminué, il a encore des rapports sexuels très normaux, mais l'érection est peu intense, lente, et la jouissance diminuée. Il a quelques pollutions nocturnes sans éjaculation à l'occasion de rêves érotiques.

La nutrition générale est excellente; il pèse 79 kilos.

Revu le 10 novembre 1903. — La cécité a fait de notables progrès, l'œil droit voit encore passer les objets, l'œil gauche n'en distingue plus que la couleur blanche ou noire, mais est incapable de les reconnaître ou de les compter. Les pupilles sont en myosis très accentué, presque punctiformes, égales et régulièrement circulaires.

Elles se dilatent très bien par l'atropine. Aucun réflexe lumineux, mais il subsiste un certain degré de rétrécissement et de dilatation à l'accommodation, quand le malade suit sa main que l'on rapproche et que l'on écarte de ses yeux. Atrophie blanche des deux pupilles avec vaisseaux petits; les artères surtout sont petites proportionnellement au volume des veines; les bords de la pupille sont très nets quand on l'examine à l'image renversée, mais l'examen à l'image droite montre sur les bords des effilochures et une série de petites taches brunâtres.

La mobilité des globes oculaires est normale.

Il n'y a toujours que de très faibles troubles de motilité; cependant, il est obligé d'écarter un peu les jambes pour marcher et aurait une certaine difficulté à marcher sans canne parce qu'il ne peut se tenir sur un pied qu'il vacillerait au moment où un seul pied pose à terre. Il ne lance nullement les jambes, ne talonne pas. Il descend très bien les escaliers. Pas trace de Romberg, il se tient très bien debout les yeux fermés et tourne très bien. Aucune ataxie des membres supérieurs ou inférieurs. Pas d'hypotonie.

Les réflexes rotuliens, achilléens et olécrâniens sont absents; le réflexe radial semble exister très faible à gauche seulement. Le réflexe crémastérien existe à droite; il est très difficile à rechercher à gauche à cause du grand mouvement d'ascension du testicule à chaque respiration Le réflexe abdominal existe des deux côtés. Le réflexe pharyngé existe, mais un peu faible. Le réflexe plantaire est en flexion.

Il n'a eu aucune douleur depuis avril 1902. Vagues sensations de tiraillement dans les bourses quand il marche.

Les différentes sensibilités sont tout à fait normales (contact, piqûre, chaud et froid); pas d'anesthésie plantaire, péronière, cubitale, ni périorbitaire. Sensibilité des globes oculaires à la pression peut-être un peu diminuée. Sensibilité profonde au diapason notablement diminuée aux membres inférieurs (4 et demi aux deux tibias), un peu au membre supérieur gauche (7 et demi à la main), pas au membre supérieur droit (8 et demi). Le sens musculaire est très bien conservé, ainsi que le sens stéréognostique.

La digestion est toujours pénible, mais il n'y a aucune crise d'estomac, ni douleur vive. La langue est très belle, large et épaisse, sans aucun tremblement, ni atrophie.

Aucun trouble laryngé.

Cœur normal. Pouls petit.

Quelques gouttes d'urine involontaires dans les efforts, quelques gouttes terminales involontaires. Pas de besoins pressants ; il n'est pas obligé d'attendre et de pousser pour uriner.

Sens génital encore très bien conservé, car il y a trois semaines, il aurait encore pratiqué le coït quotidiennement pendant quinze jours. Erections fréquentes.

L'ouïe est très bonne, il entend la montre à 50 ou 60 centimètres à droite et à gauche. Rinne normal, Weber normal. Le goût et l'odorat sont bien conservés.

La nutrition est excellente, le malade a un air gras et replet sans adiposité excessive. Son teint est rose, il paraît très jeune pour son âge. Il pèse 73 kilogrammes, il mesure 1 m. 69.

En résumé, sa vue diminue toujours, mais lentement ; depuis le début de sa cécité, il a eu quelques douleurs passagères, jamais très fortes ni très fréquentes, aujourd'hui disparues ; quelques troubles urinaires augmentent plutôt ; aucun autre trouble viscéral ; pas d'incoordination notable ; nutrition excellente.

OBSERVATION II. — BEAUV..., soixante ans, homme de peine.

Antécédents personnels. — Nie absolument la syphilis.

Aurait eu à dix-neuf ou, vingt ans, un érysipèle ; « eczéma » à la suite aux mains, aux bras et aux jambes. Aurait eu un nouvel eczéma en 1886, traité à Saint-Louis par les arséniates et la belladone.

En 1882 ou 1883, aurait eu brusquement une hémorragie sur l'œil, un « coup de sang » ; aurait été soigné par des injections au bras et une pommade à l'oxyde rouge de mercure.

Histoire de la maladie. — En 1885 et 1886, pendant dix-huit mois, il a eu trois ou quatre fois des douleurs gastriques, des « coliques dans le bas de l'estomac », sans vomissements, pendant quelques heures : ces douleurs survenaient lentement, progressivement.

Depuis 1887 ou 1888, il s'est senti affaibli, mais a pu continuer à travailler. Depuis cette époque, il serait plusieurs fois tombé la tête en avant et se serait relevé aussitôt : la nature de ces « vertiges » n'est pas nettement déterminée.

En janvier 1891, s'est aperçu brusquement en conduisant sa voiture, rue de Rivoli, que son œil gauche ne voyait plus, il avait accroché une voiture sur le côté gauche, il avait fermé l'œil droit et s'était aperçu que du côté gauche il ne voyait plus du tout ; l'œil droit voyait encore, mais déjà assez mal.

Au début, il a vu les lumières multipliées, mais n'a jamais eu de diplopie vraie. Il est allé consulter M. Galézowski qui fit le diagnostic d'« atrophie double par ataxie ».

Il fut soigné ensuite aux Quinze-Vingt par M. Chevalereau ; puis, en octobre 1891, M. de Wecker pratiqua l'élongation du nerf optique gauche et fit deux ou trois piqûres sur la conjonctive ; le malade prétend qu'il voyait encore de l'œil droit avant l'opération, mais que quinze jours après, la cécité était complète.

Il n'a pas vu son champ visuel se rétrécir, il n'a pas vu comme dans un entonnoir. N'a jamais vu double, n'a jamais eu de chute de la paupière.

En janvier 1892, il aurait eu une « congestion avec commencement de paralysie de la langue », pas de paralysie des membres, il est resté cinq ou six jours couché.

Ce n'est qu'à partir de 1892 que le malade a eu des douleurs fulgurantes dans les jambes, il est très affirmatif à ce sujet. Ces douleurs survenaient surtout aux changements de temps ; elles siégeaient aussi bien dans les bras et dans la tête que dans les jambes, elles n'avaient ni localisation ni trajet fixe ; elles duraient une demi-journée, parfois un ou plusieurs jours.

Secousses électriques quelquefois. Vers la même date, il a eu de violentes douleurs de tête, surtout quand on faisait du bruit autour de lui.

Est entré à Bicêtre en 1893.

Vers décembre 1895, il dit qu'il aurait été malade pendant six semaines, il aurait déliré, divagué, et dans ses moments de lucidité il aurait eu conscience qu'il « allait perdre la tête » ; il a continué à aller et venir.

Examen en 1900. — Il est complètement aveugle. La pupille droite est un peu plus petite que la gauche, il n'y a aucun réflexe à la lumière. Légères secousses nystagmiformes par moments. Pas de déviation des axes oculaires.

La marche est excellente, il peut se tenir sur un seul pied avec quelques oscillations.

Abolition des réflexes rotuliens.

Douleurs fulgurantes.

Pas de troubles de la miction ; il ne se mouille jamais ; c'est à peine s'il est obligé de pousser un peu.

Il a peu de désirs génésiques depuis qu'il est aveugle, mais il a encore des érections et des pollutions nocturnes. Il n'entend la montre que presque au contact.

État de la nutrition superbe.

Examen en 1902. — La vue est abolie. Les pupilles sont inégales, celle de l'œil gauche, qui a été opéré en 1891, est la plus large.

La démarche est bonne, peut-être un très léger talonnement, mais, pas d'incoordination aux membres supérieurs. Pas d'hypotonie, pas d'asynergie. L'équilibre statique dans le décubitus est parfait. Les réflexes rotuliens paraissent exister très faibles. Les réflexes achilléens sont absents. Les réflexes crémastériens manquent ; les abdominaux sont : le droit, faible ; le gauche, normal. Le réflexe anal est conservé. Les orteils fléchissent.

Pas de douleurs. Aucun trouble gastrique ni laryngé. Langue normale ni déviée, ni atrophiée.

Ni incontinence, ni rétention d'urine; un peu de peine à uriner après les excès alcooliques.

Érections presque abolies.

Examen le 17 *octobre* 1903. — N'a aucune impression lumineuse ; ne distingue pas le jour de la nuit, ne voit pas les becs de gaz. A eu récemment quelques hallucinations visuelles colorées, verdâtres surtout. Les deux papilles sont atrophiées, blanches, avec des vaisseaux entrecroisés peu volumineux, leur rebord n'est pas absolument net ; elles ne sont pas typiquement en pain à cacheter. Pas de dépôts pigmentaires au pourtour des papilles.

Les pupilles sont plutôt un peu larges. La pupille droite est irrégulière. La pupille gauche (côté opéré) est sensiblement plus large que la droite. Il n'y a aucun réflexe à la lumière ni à l'accommodation. Secousses nystagmiformes transversales continuelles. La sensibilité des globes oculaires à la pression paraît faible.

La mobilité est très bonne, la marche se fait très bien, sans talonnement sensible, le malade descend bien les escaliers. Pas de signe de Romberg, cependant il a un peu plus de difficulté à tourner quand les yeux sont fermés que quand ils sont ouverts, malgré son absolue cécité Il se tient mal sur une jambe.

Les réflexes rotuliens sont très faibles, mais existent des deux côtés ; les réflexes achilléens sont abolis, les radiaux et les olécrâniens sont plutôt un peu forts.

Les réflexes crémastériens paraissent manquer complètement, les abdominaux sont normaux. Flexion des orteils des deux côtés. Réflexe pharyngé normal.

Pas de douleur notable, aucune crise viscérale.

Aucun trouble de la sensibilité tactile douloureuse ou thermique. Pas d'anesthésie plantaire, ni cubitale. Sensibilité périoculaire diminuée, surtout à gauche.

La sensibilité au diapason est normale aux membres supérieurs (8 et demi à la main droite, 8 et demi à la main gauche), à peine diminuée aux membres inférieurs (6 au tibia gauche, 6 et demi au tibia droit).

Ouïe altérée : entend la montre à 1 centimètre à gauche, à 3 centimètres à droite. Rinne positif des deux côtés. Weber normal.

Nutrition générale excellente, très bon embonpoint, très bon teint. Aucune paralysie ni atrophie. Pèse 67 kg. 200, mesure 1 m. 62.

L'examen du liquide céphalo-rachidien a montré une lymphocytose moyennement abondante.

En résumé, les douleurs ont apparu après la cécité, mais après une période d'acuité elles sont devenues moins fortes ; de plus le malade accuse moins de tremblement, moins de faiblesses qu'autrefois ; il n'y a aucune crise viscérale, pas d'incoordination sensible, aucun trouble de la sensibilité objective.

OBSERVATION III. — BEUCH... (Louis), charpentier, cinquante ans, entré à Bicêtre le 17 juin 1896.

Antécédents héréditaires. — Père et mère encore vivants (ont quatre-vingts et soixante-quinze ans). Trois sœurs et un frère sont bien portants, il n'a perdu ni frère ni sœur.

Antécédents personnels. — Nie absolument toute syphilis ; en interrogeant avec soin, on ne retrouve aucun accident secondaire : ni roséole, ni éruption cutanée d'aucune sorte, ni plaques muqueuses, ni céphalées ; n'a eu de maux de tête assez fréquents, toutes les trois ou quatre semaines, que quand il a commencé à devenir aveugle.

N'a eu aucune maladie, mais des accidents divers : à douze ans (1865) il s'est cassé la jambe droite ; à vingt-sept ans (1880), une voiture l'a renversé et lui a de nouveau brisé cette jambe. En septembre 1890, il est tombé et s'est fracturé l'arcade sourcilière droite ; il s'est fait sur l'œil droit un épanchement sanguin qui l'a empêché de voir pendant près de trois mois, puis la vue est revenue. En avril 1893, il s'est fait une plaie à l'annulaire droit ; cette plaie s'est infectée, il s'est développé un phlegmon diffus de la main et du bras et on a dû lui amputer l'annulaire droit.

Il a vécu pendant onze ans avec une femme : cette femme n'a eu ni enfants, ni fausse couche.

Histoire de la maladie. — En juillet 1893, en se relevant après son phlegmon diffus, il a vu double tout d'un coup; les objets vus par l'œil droit se trouvaient déviés à gauche. Puis la vue a progressivement baissé pour l'œil droit d'abord, et huit mois après pour l'œil gauche. L'œil droit ne voyait plus du tout au commencement de 1894, l'œil gauche a vu encore un peu pendant un an ; la cécité était complète au début de 1895.

Depuis juillet 1898 jusqu'à l'été de 1899, il a eu sept ou huit crises de douleurs légères dans les jambes, douleurs durant tout au plus vingt-quatre ou quarante-huit heures. Ces douleurs ont cessé au milieu de 1899 et ont repris plus vives vers 1901; elles surviennent très irrégulièrement avec des intervalles de deux ou trois semaines, parfois de plusieurs mois; elles durent toujours plusieurs jours, parfois huit ou dix jours; elles siègent alternativement dans un membre inférieur ou dans l'autre, mais pas simultanément dans les deux, aussi bien dans le milieu des segments que dans les articulations. Elles produisent l'effet de coups de couteau, mais sont limitées et ne parcourent pas les membres. Le malade n'a jamais eu de douleurs ailleurs que dans les membres inférieurs.

N'a jamais eu aucun trouble gastrique, urinaire ou génital.

Un examen superficiel a été fait en 1896 et en 1900.

En 1896, les réflexes rotuliens sont déjà absents, il n'y a aucune espèce de titubation.

En juin 1900, on note l'abolition des réflexes rotuliens, la disparition des réflexes pupillaires à la lumière, la mydriase de l'œil gauche, une légère divergence des axes oculaires; le malade marche sans aucune incoordination et peut se tenir à cloche-pied. Il y a de l'hypoalgésie en ceinture à la partie moyenne du thorax, de l'hypoalgésie de la face antérieure des cuisses, de l'analgésie de la partie interne des mollets. L'ouïe est très bonne, la nutrition est excellente, le faciès n'est nullement tiré.

Examen en novembre 1903. — La cécité n'est pas absolue, en ce sens que le malade distingue encore le jour de la nuit et aperçoit les becs de gaz comme des lueurs.

A l'ophtalmoscope, on constate une atrophie papillaire grise bilatérale; les papilles, blanches au centre, sont grisâtres sur tout leur pourtour; leurs limites ne sont pas très nettes, mais il n'y a pas d'épaississement et de bouleversement péripapillaire comme dans les névrites.

Les vaisseaux sont peu nombreux, les artères sont très petites relativement au volume des veines, elles ne font pas de coude en passant de la papille sur le reste du fond de l'œil comme cela s'observe quand la papille est œdématiée.

Les pupilles sont inégales, la gauche est un peu plus dilatée que la droite, elle est irrégulièrement ovalaire sans former de coude, sans être bridée. Il semble subsister un très faible réflexe à la lumière (?)

L'œil droit est légèrement dévié en dehors. Tous les mouvements se font très bien ; le malade marche sans aucune incoordination, sans lancer les jambes, sans talonner. Il n'y a pas trace de Romberg, il se tient même bien sur un seul pied. Aucune incoordination des membres supérieurs.

Les réflexes rotuliens et achilléens sont complètement abolis, les réflexes radiaux et olécrâniens sont, au contraire, assez forts. Le réflexe plantaire se fait en flexion à droite et en extension à gauche ; ce signe permet de penser à l'atteinte simultanée du faisceau pyramidal. Les réflexes crémastériens sont forts, les abdominaux sont faibles, sans doute à cause de l'adiposité. Le réflexe pharyngé fait défaut ou est très faible.

Le malade ressent assez souvent des douleurs lancinantes ; celles-ci sont plus fortes et plus fréquentes qu'au début.

La sensibilité à la piqûre et au pincement est un peu diminuée, exactement au même endroit qu'en 1900, c'est-à-dire surtout sur la partie postéro-interne des jambes, moins sur la face antérieure des cuisses, moins encore sur une zone transversale qui entoure le thorax depuis le niveau des aines jusqu'au niveau de l'appendice xyphoïde. Au niveau de ces zones d'hypoalgésie la piqûre n'est pas nettement distinguée du pincement. Le contact est bien senti partout. Pas d'anesthésie périorbitaire. Anesthésie des globes oculaires à la pression. Diminution très légère de la sensibilité au diapason aux membres inférieurs (6 aux tibias).

Il n'y a et il n'y a jamais eu aucun trouble viscéral. Aucune douleur gastrique, digestion excellente, langue large, sans déviation, ni atrophie, ni tremblement. Pas de trouble laryngé. Aucun trouble urinaire : n'est nullement obligé d'attendre avant d'uriner, ne perd pas les dernières gouttes. Les érections sont assez fréquentes et le pouvoir génital n'est nullement diminué, si ce n'est légèrement en raison de son âge et de sa cécité.

L'ouïe est assez bonne : il n'entend cependant la montre qu'à 15 centimètres à droite, à 5 centimètres à gauche. Rinne normal, Weber localisé à gauche. Le goût et l'odorat sont bien conservés.

La nutrition générale est excellente : c'est un homme très fort et très gros, son facies est très bon ; il pèse 85 kilogrammes (il aurait pesé 110 kilogrammes) et mesure 1 m. 62. Sa force est assez grande, au dynamomètre il donne 36 à gauche, mais seulement 24 à droite, parce que l'annulaire est amputé et que l'auriculaire et le médius sont parésiés depuis qu'il a eu un phlegmon de la main.

En résumé, la cécité n'a plus sensiblement augmenté depuis 1885, puisqu'il voit encore le jour et les lumières : la diminution de la vue avec diplopie a été le premier symptôme ; depuis lors, il n'y a eu que des douleurs d'abord peu vives en 1898 et 1899 et plus vives depuis 1901 ; aucun trouble viscéral, aucune incoordination, aucune altération de la santé générale.

OBSERVATIONS IV. — COUR... (Georges), quarante-sept ans, émailleur.

Antécédents personnels. — A eu une blennorragie à seize ans, un chancre à vingt-deux ans ; ce chancre ne fut suivi d'aucun accident, ni plaques muqueuses, ni violentes céphalées.

N'a jamais eu d'accidents saturnins.

N'est pas marié, n'a pas eu d'enfants.

Histoire de la maladie. — A eu, à trente-quatre ans, vers 1890, une atteinte brusque de diplopie ; il était dans la rue, il n'a pu finir une course ; la diplopie a disparu au bout d'une heure ou deux ; il n'a plus jamais vu double ensuite.

En 1892, il a eu des douleurs « névralgiques » très violentes dans la partie postérieure de la tête ; elles étaient plus fortes la nuit, elles duraient quelques heures et se sont montrées pendant plusieurs mois.

La diminution de la vue a commencé quelques mois après le début de ses douleurs (1892) ; elle a été progressive ; un brouillard s'est épaissi devant ses yeux ; il n'a pas vu son champ visuel se rétrécir petit à petit, il n'a pas vu comme dans un entonnoir ; aucun accident n'indique qu'il ait pu avoir eu de l'hémianopsie ; la diminution de la vue a été simultanée pour toutes les couleurs ; il n'y a pas eu de dischromatopsie.

En janvier 1894, il était complètement aveugle.

Depuis le moment où ses yeux se sont pris, il a eu dans les jambes, de temps en temps, quelques « faiblesses » sans véritables douleurs ni fléchissement des jambes ; il a eu aussi de très légères douleurs dans le bras gauche, mais jamais aucune douleur vive, et, en particulier, aucune douleur fulgurante.

Examen en 1900. — On note qu'il distingue bien le jour de la nuit. Léger myosis des deux yeux. Pas de réflexe pupillaire. Pas d'hallucinations visuelles. Légères divergences des axes oculaires. Marche très bien, sans incoordination. Ne peut se tenir sur une jambe que pendant quelques secondes. Pas d'incoordination des membres supérieurs.

Abolition des réflexes rotuliens.

Quelques vagues douleurs dans les membres inférieurs seulement.

La sensibilité tactile est normale; la sensibilité à la piqûre est conservée sur tout le corps, mais les piqûres intenses, quoique très bien ressenties, ne paraissent pas douloureuses; le malade dit : « ça pique fort, mais ça ne fait pas mal ».

Aucun trouble gastro-intestinal, aucun trouble urinaire.

Diminution marquée de la puissance génitale sans impuissance absolue.

Le deuxième bruit aortique est claquant, le premier un peu soufflant. Battements violents des carotides.

Il n'entend la montre que presque au contact. Le sens de l'orientation est remarquable. Il va de Bicêtre à Ménilmontant ou à Belleville tout seul et se retrouve dans les rues. Si, cependant, on l'interpelle en route et qu'on lui fasse tourner la tête, il lui arrive de se tromper de direction.

Le caractère est un peu bizarre.

L'état de la nutrition est tout à fait florissant. Il pèse 78 kilogrammes et mesure 1 m. 66.

Examen en janvier 1903. — Il marche très bien, n'a pas d'incoordination dans les membres supérieurs ou inférieurs. Pas de Romberg, pas d'asynergie. Équilibre statique dans le décubitus dorsal normal.

Abolition des réflexes rotuliens. Flexion des orteils.

Pas de douleurs dans les jambes, n'a qu'une sensation de fraîcheur dans la jambe gauche.

Pas de troubles gastro-intestinaux, ni laryngés.

Pas d'incontinence d'urine.

Erections rares.

Examen le 15 octobre 1903. — Il continue, depuis 1894, à distinguer le jour de la nuit, sa vue passant « gris clair au gris foncé »; il distingue la lueur d'un bec de gaz comme un disque uniformément clair, mais ne reconnaît pas la flamme.

Les pupilles sont un peu petites, inégales et irrégulièrement ovalaires sans former de couture; leur irrégularité s'accentue encore sous l'influence de l'atropine. Le réflexe à la lumière est nul à l'éclairage ou direct ou consensuel.

Les deux pupilles sont blanches, les vaisseaux sont petits, il n'y a pas de halo gris au pourtour.

Il se tient très bien debout, les pieds rapprochés, et tourne très bien. Il lui est très difficile de se tenir quelques secondes sur un pied. Il marche très bien et très vite, sans talonner ni lancer les jambes ; il a un sens d'orientation exceptionnel, il fait de très grandes promenades dans Paris sans se faire traverser les chaussées ; il suit le bord des trottoirs qu'il touche du bout de sa canne et se dirige où il veut en comptant le nombre des rues qu'il traverse.

Il a parfois quelques étourdissements ; quand il se sent en sûreté, pendant son tour favori autour de Bicêtre, il accélère le pas ; sinon, au contraire, il s'arrête. Quelquefois, il a pendant cinq ou dix minutes l'impression « d'être dans le feu », il est alors obligé de s'arrêter.

Abolition des réflexes rotuliens et achilléens, pas de réflexes cutanés ; réflexe pharyngé faible ; réflexe plantaire en flexion.

Quelques rares « faiblesses » dans les jambes.

Sensibilité tactile et douloureuse à la piqûre et au pincement parfaite. Aucune anesthésie plantaire, cubitale, péronière ou péri-oculaire. Sensibilité des globes oculaires à la pression diminuée. Sens musculaire et stéréognostique très bien conservés. Sensibilité au diapason normale aux membres supérieurs (8 et demi à la main droite, huit à la gauche), modérément diminuée aux membres inférieurs (5 aux deux tibias).

Pas de trouble viscéral. Il urine fréquemment, mais sans retard, ni incontinence relative au commencement ou à la fin.

Erections conservées, puissance génitale peut-être amoindrie, mais encore très notable.

N'entend la montre qu'à 5 centimètres de chaque côté.

Rinne positif des deux côtés. N'entend ni d'un côté ni de l'autre les diapasons appliqués sur le vertex.

Caractère bouillant, excité, bizarre, très enjoué, peu patient, remarquable d'exubérance pour son âge (quarante-sept ans et demi).

Nutrition parfaite ; homme très fort sans adipose excessive, joues pleines, teint coloré. Aucune tendance à l'amaigrissement.

En résumé, après comme avant sa cécité, la symptomatologie est restée presque nulle : pas d'incoordination, douleurs presque nulles, pas de troubles viscéraux, pas de troubles sensitifs ; les céphalées du début ont disparu ; la diplopie momentanée ne s'est jamais reproduite : les réflexes sont abolis et permettent seuls d'affirmer le tabes.

OBSERVATION V. — Fin... (Georges). Entré à Bicêtre en 1872.

Antécédents héréditaires. — Plusieurs membres de sa famille avaient des maladies nerveuses, mais il ne peut indiquer la nature de ces maladies. Plusieurs membres de sa famille avaient aussi la vue très basse.

Antécédents personnels. — A l'âge de neuf ans, il se serait brusquement aperçu un jour à l'école, d'une diminution de l'acuité visuelle : dès ce moment, le trouble de la vue augmenta progressivement ; il n'a jamais pu lire que très difficilement. Il s'occupa dans son pays à de gros travaux. A l'âge de trente-trois ans ne pouvant plus travailler, il vint à Paris (1868).

En 1869 ou 1870, il eut un chancre sur la verge qui fut suivi de « crêtes de coq », mais sans plaques muqueuses de la bouche ni de l'anus, sans angine, sans maux de tête. Il fut successivement hospitalisé à l'Hôtel-Dieu, à Laennec, au Midi.

Il entra à Bicêtre en 1872, voyant encore assez pour se conduire. Depuis son entrée, sa vue a baissé progressivement, et, depuis vingt ans environ, il n'a plus aucune sensation lumineuse.

Depuis 1893, il a des douleurs très vives, atroces, passant brusquement dans les jambes, à la plante des pieds, dans les côtés, dans la tête. Depuis quatre ou cinq ans déjà il avait des maux de tête très violents, généralisés, mais prédominant à la région temporale, toutes les trois semaines environ. Ces douleurs de tête ont diminué et presque disparu depuis qu'il a des douleurs dans les jambes.

En 1899, il a eu quelques troubles urinaires, de la rétention, d'abord, qui a nécessité un cathétérisme, puis de l'incontinence surtout nocturne.

Il n'a jamais eu aucun trouble de la marche ni aucune crise viscérale.

État actuel (31 octobre 1903). — Le malade n'a aucune sensation lumineuse, il ne sait pas où est la fenêtre ; il se dirige très bien dans Bicêtre et aux environs parce qu'il aurait la mémoire des lieux, mais il paraît bien ne distinguer absolument ni le jour ni aucune lumière.

On ne peut examiner le fond de l'œil à cause d'une cataracte double : on voit très nettement, à gauche surtout, le point central d'une cataracte polaire antérieure, affection assurément congénitale. D'ailleurs, le malade explique très bien qu'au début il a vu un point noir, puis que ce point noir a augmenté, et, actuellement, il a la sensation de mouches et d'étincelles et celle d'un disque noir entouré d'un cercle clair.

Les deux pupilles sont très dilatées, mais non inégales. Aucun réflexe pupillaire à la lumière.

Nystagmus horizontal, permanent, assez marqué. Aucune paralysie ni parésie oculo-motrice.

Sa démarche est celle d'un aveugle, légèrement hésitante, mais sans aucun talonnement ni projection des jambes en avant.

Pas de signe de Romberg. Il se plaint seulement d'avoir plus de mal à remuer les orteils du côté droit que du côté gauche et l'on constate que leur motilité est, en effet, amoindrie.

Abolition complète des réflexes rotuliens, achilléens et radiaux. Conservation du réflexe olécrânien à gauche, abolition à droite. Réflexe abdominal plus fort à droite; les réflexes crémastériens existent des deux côtés. Flexion des orteils des deux côtés. Réflexe pharyngé aboli.

A toujours assez fréquemment des douleurs dans les jambes les pieds et les côtés.

Aucun trouble de la sensibilité objective au contact, à la piqûre ou au pincement.

Pas de trouble de la sensibilité thermique. Pas d'anesthésie périorbitaire, sensibilité des globes oculaires à la pression diminuée.

La sensibilité au diapason est un peu diminuée aux membres supérieurs (7 et demi à la main gauche, 6 à la main droite), très diminuée aux membres inférieurs (6 au tibia gauche, zéro au tibia droit).

Acuité auditive diminuée surtout à droite : n'entend la montre qu'au contact à gauche, même pas au contact à droite. Réactions de Rinne et de Weber normales.

Goût et odorat bien conservés.

Il n'a aucun trouble gastrique.

Quelquefois le début de la miction est un peu retardé, mais il n'y a pas d'autre trouble urinaire, il ne perd pas les dernières gouttes.

Il a encore des érections de temps en temps, mais pas de désirs vénériens ; il n'a plus eu de rapports sexuels depuis l'âge de cinquante ans, il dit qu'il n'a jamais été « très porté là-dessus ».

C'est un homme très vigoureux sans adipose excessive, avec un abdomen résistant. Son poids est de 91 kg. 600, sa taille 1 m. 73. Au dynamomètre il serre 31 à droite, 34 et demi à gauche.

En résumé il s'agit d'un homme atteint de cataractes polaires antérieures congénitales ; ces cataractes sont actuellement complètes, mais on ne peut mettre la cécité uniquement sur leur compte, car il est incapable d'avoir aucune sensation lumineuse, ce qui est incompatible avec l'idée de cataracte simple. Sa vue a baissé avant l'apparition des douleurs, les douleurs ont persisté depuis leur apparition, il n'y a jamais eu aucun trouble moteur, et, pendant quelque temps seulement, quelques troubles urinaires.

Actuellement, il présente une notable excitation mentale, des bizarreries ; il parle beaucoup de ses yeux, dit « qu'il voudrait bien qu'on voie dans ses yeux, parce que c'est certainement très extraordinaire, on lui a dit que c'était comme un champ de pommes de terre, » etc. Il est très difficile à interroger exactement parce qu'il se contredit, quoique d'une façon qui paraît tout involontaire.

OBSERVATION VI. — RAIN...(Alexandre), cinquante trois ans, coiffeur. Entré à Bicêtre le 8 mars 1898, sorti le 1er juin 1899.

Antécédents héréditaires. — Son père est toujours bien portant.

Pas de maladie nerveuse dans la famille.

Antécédents personnels. — Attaque de rhumatisme articulaire aigu vers l'âge de seize ans, ayant nécessité un séjour à la Pitié.

Chancre en 1862, à dix-sept ans.

Histoire de la maladie. — Il affirme que le début s'est fait par les troubles de la vue ; brusquement, en septembre 1898, un jour, en descendant du train à la gare de Sceaux, il n'a plus vu clair ; il a fallu qu'on le reconduisît chez lui. Il a consulté des oculistes qui lui auraient dit que son œil gauche était perdu et que son œil droit fort menacé. On lui fit suivre un traitement mercuriel et on l'envoya à M. Charcot qui fit le diagnostic de tabes et lui fit appliquer des pointes de feu.

Depuis 1894, il a ressenti quelques douleurs lancinantes, surtout dans les jambes, quelques-unes sur le bord cubital du bras et dans la région épigastrique. Depuis 1894, aussi, il ne se sent pas solide sur ses jambes, mais il n'est cependant, jamais tombé. A la même époque, il semble avoir eu des troubles vésicaux notables ; il serait, en particulier, resté une fois trois jours sans uriner et on l'aurait sondé à la Pitié : ce fait ne s'est pas reproduit.

Examen en mars 1898. — Cécité. Pupilles égales, réaction à la lumière paradoxale. Un peu de faiblesse des jambes ; mais sans chute. Pas d'incoordination manifeste.

Réflexes tendineux des membres inférieurs un peu faibles, mais existant nettement des deux côtés ; les réflexes radiaux sont nettement exagérés. Réflexes crémastériens, abdominaux et plantaires existant des deux côtés.

Quelques douleurs rares dans les jambes.

Sensibilité au contact bonne partout; la piqûre est nettement moins sentie aux membres inférieurs, la sensibilité thermique est très diminuée aux membres inférieurs, surtout au-dessous du genou ; à partir de l'aine la sensibilité thermique augmente en montant et est parfaite à la face et aux membres supérieurs.

Pas de troubles gastriques.

Miction souvent un peu lente ; à certains moments incontinence relative d'urine.

Pas de diminution des fonctions génitales.

Les battements du cœur sont lents, assez faibles; les claquements aortiques sont assez nets, le pouls est à 56°.

Tendance à suffoquer après avoir monté même un seul étage; aussi a-t-il l'habitude de porter dans sa poche un flacon d'ammoniaque qu'il respire. Ancien rachitique, les jambes sont courtes, les tibias incurvés.

En résumé, le début s'est fait par des troubles brusques de la vision; depuis qu'il est aveugle, le malade a eu quelques douleurs qui ne paraissent pas avoir été très fortes, un peu de faiblesse des jambes, quelques troubles de sensibilité et des troubles vésicaux qui n'ont été sérieux qu'une fois. Il est sorti de Bicêtre en 1899, nous ne l'avons pas revu.

OBSERVATION VII.—RAMEL...,cinquante-quatre ans, tourneur en cuivre.

Antécédents héréditaires. — Père mort à cinquante-huit ans.

Mère morte à quatre-vingt-quatre ans.

Une sœur morte d'une maladie de cœur.

Un frère mort probablement de pneumonie.

Aucune maladie nerveuse dans la famille.

Antécédents personnels. — A eu un petit chancre à dix-sept ans ; il n'a jamais eu d'autres manifestations syphilitiques ni cutanées ni muqueuses. Il ne s'est soigné que jusqu'à la cicatrisation du chancre.

N'a jamais eu d'autre maladie sérieuse.

Marié : il a eu deux enfants qui sont maintenant mariés et bien portants.

A eu des abcès dentaires qui lui ont perforé la joue gauche en deux endroits.

Histoire de la maladie. — Vers la fin de 1889 ou 1890, il s'est aperçu que la vue baissait du côté gauche. En décembre 1891, il avait une diminution notable de la vue ; il a cessé son travail en mars 1892, la cécité était alors presque complète.

État actuel (11 mai 1900). Il distingue le jour de la nuit, il voit une ombre quand on fait passer la main devant ses yeux ; la vue est un peu meilleure de l'œil droit que de l'œil gauche. A l'ophtalmoscope les deux papilles sont gris blanchâtre, le fond d'œil est plus flou à gauche qu'à droite, les artères de la papille ne sont pas sensiblement diminuées de volume.

Les pupilles sont égales et réagissent encore à la lumière.

Pas de chute de la paupière. Les axes oculaires sont à peu près parallèles ; cependant, au repos, l'œil droit se dévie un peu en dehors.

Il marche très bien, se guide dans sa salle, monte et descend facilement les escaliers. Il n'y a pas de phénomène de Romberg, mais il est absolument incapable de se tenir sur un seul pied. Les réflexes rotuliens sont complètement absents des deux côtés.

Il n'a jamais eu aucune douleur ni fulgurante ni autre.

Pas de trouble de la sensibilité cutanée, la sensibilité au diapason, normale aux membres supérieurs (8 et demi) est très diminuée aux membres inférieurs surtout, à gauche (5 au tibia droit, 3 au tibia gauche). Pas d'anesthésie périoculaire, mais très forte anesthésie des globes oculaires à la pression.

Perte du réflexe pharyngé.

Jamais aucune crise gastrique ni intestinale, ni laryngée. Aucun trouble ni urinaire ni génital.

L'ouïe paraît bonne, mais on n'a pas noté la distance à laquelle il entend la montre. La réaction de Rinne et celle de Weber sont normales.

L'état général paraît excellent il n'est nullement amaigri.

Il n'a pu être examiné que très superficiellement depuis l'examen précédent ; son aspect extérieur n'a pas changé en 1903, il n'a toujours aucune douleur et aucun trouble de la marche ; il voit encore le jour.

En résumé, il s'agit d'un malade qui n'a eu jusqu'à présent comme symptôme du tabes que la perte des réflexes rotuliens et une légère diminution de la sensibilité du diapason ; il est presque complètement aveugle depuis le début de 1892, sa cécité n'a pas fait de progrès depuis lors et son état général ne s'est pas modifié.

OBSERVATION VIII. — RIVER... (Achille-Maurice), cinquante-huit ans, chapelier. Entré à Bicêtre le 11 mars 1901.

Antécédents héréditaires. — Père mort à soixante-dix-neuf ans.

Mère morte, asthmatique, à soixante-deux ans.

Trois frères très bien portants ; n'a perdu ni frère ni sœur.

Antécédents personnels. — Ne se souvient d'aucun chancre, d'aucun accident secondaire ni cutané, ni muqueux ; n'a jamais eu de maux de tête très violents qu'au début de la cécité.

Aucune maladie antérieure.

Histoire de la maladie. — L'affection a débuté, en 1898, par des troubles de la vue de l'œil droit ; il a vu dans l'espace d'un an « comme un voile s'étendre » progressivement devant son œil droit, de droite à gauche ». L'œil gauche s'est pris environ huit mois après quand la vision de l'œil droit était presque déjà entièrement perdu ; l'évolution progressive a duré également à peu près un an à gauche. Il n'a jamais vu double.

Il n'a eu de douleurs qu'après que la vue s'est trouvée atteinte à droite, et c'est alors qu'il a été adressé par M. Valade à M. Charcot : ces douleurs ne sont jamais survenues que sous forme d'élancement dans le gros orteil droit et dans le mollet droit ; elles ont disparu au bout de quelques mois ; jamais il n'a eu de douleurs parcourant les membres. Il a eu quelques céphalées pas très violentes, pendant une heure ou deux, le matin surtout, de temps en temps, dans les six premiers mois de l'affaiblissement visuel : il n'en a plus eu, pour ainsi dire, depuis.

Examiné en 1902. — On note : il marche bien, aucun Romberg, se tient bien sur le pied gauche, mais oscille et ne peut se tenir sur le pied droit ; les réflexes rotuliens et achilléens sont absents ; le réflexe plantaire se fait en flexion, les reflexes crémastériens et abdominaux sont conservés ; il n'a pas d'incontinence d'urine, il a conservé des érections. Il a l'aspect d'un tabétique floride. Dans le liquide céphalo-rachidien, *lymphocytose* modérément abondante.

Examen le 17 *octobre* 1903. — Il voit encore suffisamment pour distinguer le jour de la nuit et pour voir les becs de gaz, mais pas assez pour distinguer même les objets les plus rapprochés, il se cognerait contre une porte. L'œil gauche voit sensiblement mieux que l'œil droit, celui-ci ne distinguant pour ainsi dire pas le jour de la nuit. A l'opthalmoscope, les papilles sont blanches, mais présentent à la périphérie de petites inégalités et des taches de pigment qui semblent dénoter la persistance d'un léger œdème papillaire, d'une inflammation névritique ; les vaisseaux sont petits.

Les pupilles sont moyennement dilatées et inégales, la droite est d'un tiers plus petite que la gauche, elles sont très irrégulièrement ovalaires sans couture. Elles se dilatent seulement moyennement et lentement par l'atropine en conservant leur inégalité et leur difformation. Aucune réaction à la lumière, mais il subsiste un léger degré de réflexe accommodateur quand on fait suivre au malade sa main alternativement rapprochée et écartée de ses yeux.

Les mouvements de tous les segments des membres se font très bien : il marche parfaitement bien, presque sans talonnement. Aucune parésie ; se sent, cependant, un peu faible des membres inférieurs, plutôt à droite qu'à gauche.

Les réflexes rotuliens et achilléens sont abolis, les réflexes radiaux existent des deux côtés, les réflexes olécrâniens n'existent qu'à droite. Les réflexes crémastériens et abdominaux n'existent qu'à gauche. Le réflexe plantaire est nettement en flexion des deux côtés. Réflexe pharyngé normal.

Aucune douleur depuis trois ans.

Aucun trouble de sensibilité au contact, à la piqûre, ou au pincement. Pas d'anesthésie plantaire, ni cubitale, ni periorbitaire. Sensibilité des globes oculaires à la pression conservée. Sensibilité au diapason tout à fait normal : 8 et demi aux mains, 8 aux tibias.

Aucun trouble stomacal. Langue normale sans atrophie ni déviation, ni secousse, ni tremblement.

Aucun trouble urinaire, ni miction retardée, ni incontinence relative.

Erections assez fréquentes, la puissance génitale paraît très bonne pour son âge.

Ouïe assez bonne : il entend la montre à 40 centimètres à droite, 15 centimètres à gauche. Rinne et Weber normaux.

Aucun trouble du goût ni de l'odorat.

Aucun trouble intellectuel.

L'état de la nutrition générale est très bon ; il est petit mais trapu, fort sans être obèse ; le teint est bien coloré, les joues sont pleines ; le caractère est agréable et assez enjoué. Il pèse 72 kg. 500 et mesure 1 m. 59. Sa force est assez bien conservée, et au dynamomètre il serre 36 de chaque côté. Aucun trouble trophique.

En résumé, le début s'est fait par les troubles de la vue ; il a eu quelques douleurs au début de ces troubles, douleurs de la jambe droite et douleurs de tête ; depuis que la cécité est à peu près complète, toute douleur a cessé ; il ne présente aucune incoordination notable, aucun trouble de la sensibilité objective, aucun trouble viscéral ; l'état de la nutrition est parfait, les réflexes tendineux des membres inférieurs sont abolis.

Observation IX. — Verb... (Henri), quarante-deux ans, peintre sur éventails. Entré à Bicêtre en 1901.

Antécédents héréditaires. — Son père est bien portant.

Sa mère est morte à cinquante-neuf ans d'une maladie de cœur.

Il a deux frères et une sœur qui sont en bonne santé.

Pas de maladie nerveuse dans sa famille.

Antécédents personnels. — Rougeole dans sa jeunesse, pas d'autres maladies aiguës.

Chancre à la lèvre inférieure à l'âge de dix-huit ans; il a été cautérisé au nitrate d'argent, mais le malade ne s'est jamais soigné autrement. A la suite de ce chancre, il a eu la roséole et des plaques muqueuses et il a perdu ses cheveux.

Il s'est marié à vingt-sept ans et a eu six enfants venus à terme, dont un est mort de méningite et dont un autre, venu au monde depuis que le malade est à Bicêtre, est mort à neuf mois; les quatre autres sont encore bien portants. Sa femme a fait deux fausses couches, non pas au début de son mariage, mais entre le quatrième et le cinquième enfant.

Etait un peu éthylique : buvait peu de vin même pas un litre par jour, mais une absinthe chaque jour et quelquefois plusieurs, deux, trois ou quatre.

Histoire de la maladie. — La maladie s'est annoncée en 1897 par de la diplopie intermittente et par des douleurs dans les jambes survenant brusquement : ces douleurs au début étaient peu intenses et peu fréquentes. Il est allé à la Salpêtrière, où M. Déjerine a fait le diagnostic de tabes et l'a soigné par de l'iodure de potassium à forte dose (jusqu'à dix cuillerées par jour). La même année, sa paupière droite est tombée et l'on a constaté une paralysie de la troisième paire droite : au bout de quinze jours de traitement ioduré la paupière se serait relevée.

De 1897 à 1901, il aurait eu une très légère incoordination. Depuis mai ou juin 1900, il ressentait des fourmillements dans les mains et avait une certaine difficulté à prendre le pinceau.

En avril 1901, il a eu un brouillard devant l'œil gauche, il est allé voir M. Panas qui a diagnostiqué le tabes. En mai et juin, l'œil droit commença à se prendre; en octobre, le malade avait presque complètement perdu la vue.

Il entre à Bicêtre le 9 novembre 1901.

Examen le 28 décembre 1901. — Il n'est pas tout à fait aveugle, il distingue la couleur blanche; mais ne peut reconnaître aucun objet.

A l'ophtalmoscope, atrophie des deux papilles consécutives probablement à une double névrite, pupilles tout à fait immobiles à la lumière. Paralysie du moteur oculaire commun de l'œil droit datant de trois ans ; le ptosis est peu marqué, le releveur de la paupière supérieure a presque complètement recouvré sa motilité, néanmoins, lorsque le malade regarde directement en face, sa paupière droite recouvre le tiers supérieur de la pupille : une partie de la motilité du releveur doit être attribuée à l'action du frontal. Les muscles extrinsèques du globe oculaire sous la dépendance du moteur oculaire commun restent complètement inertes et l'œil droit est fortement dévié en dehors. Paralysie du moteur oculaire externe de l'œil gauche datant de trois ans et demi. Le Romberg est ébauché ; debout, les pieds rapprochés et les yeux fermés, le malade oscille un peu ; mais ne tombe pas. Il est incapable de se tenir sur un seul pied, il oscille et tombe. La marche est difficile parce que le malade est aveugle et ne peut se conduire, mais elle n'est pas incoordonnée. Il ne semble exister d'ataxie, ni pour les membres inférieurs, ni pour les supérieurs ; il exécute bien les mouvements délicats, il porte bien son doigt au bout du nez.

Abolition des réflexes rotuliens et radiaux, réflexes crémastériens difficiles à rechercher à cause d'une hernie. Réflexe plantaire en flexion. Réflexe pharyngé diminué. Les douleurs existent encore, elles ont aux jambes le caractère fulgurant, elles surviennent par crises de fréquence et d'intensité variables, elles sont exagérées par le froid. Parfois, sensation de broiement des jambes. Quelques douleurs violentes par intermittence à la face interne des bras.

Hypoalgésie légère sur la face antérieure de la cuisse droite et sur les bandes radiculaires inférieures du bras gauche. Anesthésie plantaire : ne sent pas bien le sol, à la sensation de marcher sur du coton. Analgésie du nerf cubital à la pression. Légère analgésie trachéale. Se plaint de sensations subjectives diverses ; fourmillements dans les mains et au-devant de la poitrine, sensation de froid au bras gauche ; pas de sensations de ce genre aux membres inférieurs.

Aucun trouble gastrique, appétit conservé.

Aucun trouble urinaire : sent très bien le besoin d'uriner, sans passer les urines ; n'urine pas dans son pantalon, ne perd pas les dernières gouttes.

Aucun trouble de la défécation.

Audition et gustation normales.

Bonne constitution, mais amaigri d'une façon notable, ne présente pas l'aspect grêle des cachectiques de certains tabétiques.

Examen en 1902. — Même état des yeux.

Pas d'incoordination des membres inférieurs ou supérieurs, pas de Romberg, pas d'asynergie, équilibre statique dans le décubitus normal, force musculaire des membres inférieurs et supérieurs intacte dans tous les segments.

Pas de réflexes rotuliens ni achilléens, pas de réflexes crémastériens, réflexe abdominal conservé, flexion des orteils.

Ne souffre plus des jambes.

Ne laisse pas échapper son urine.

Erections et puissance virile conservées : sa femme est enceinte depuis son entrée à Bicêtre.

Lymphocytose abondante dans le liquide céphalo-rachidien.

Examen en octobre 1903. — Il distingue le jour de la nuit, il reconnaît la lumière des lampes; l'œil droit est un peu meilleur que le gauche. A l'ophthalmoscope la papille droite est blanc grisâtre; le centre est blanc; la périphérie est nettement grise; les vaisseaux ne disparaissent en aucun point; l'une des veines inférieures paraît un peu plus volumineuse que normalement; les bords de la papille ne sont pas très délimités, mais ils ne sont pas assez bouleversés pour supposer qu'il y a eu, antérieurement à l'atrophie actuelle, une neuro-rétinite œdémateuse; l'état des vaisseaux ne permet pas non plus cette conclusion : ils ne sont pas sensiblement modifiés de volume; il n'y a pas de lésion péripapillaire. Le fond de l'œil gauche prête aux mêmes considérations une veine supérieure et relativement volumineuse. La pupille droite est plus large que la gauche; la gauche est très irrégulièrement ovalaire. Sous l'influence de l'atropine, les deux pupilles se dilatent d'une façon ovalaire, mais la droite beaucoup moins nettement que la gauche; toutes deux se dilatent un peu péniblement. Aucun réflexe à la lumière, aucun réflexe accommodateur quand le malade s'imagine regarder son doigt de près ou de loin. Ptosis très net à droite, paralysie du moteur oculaire commun droit et du moteur oculaire externe gauche; les yeux ne peuvent dépasser la ligne médiane vers la gauche, l'œil gauche n'atteint même pas cette ligne médiane; l'œil droit ne peut regarder ni en haut ni en bas.

Ne paraît pas avoir d'ataxie sensible; marche bien; à peu près sans talonner, il constate même une certaine amélioration dans sa démarche, sans doute parce qu'il s'accoutume à sa cécité. Tourne très bien, les yeux ouverts ou fermés, mais ne peut se tenir sur une jambe; il se tient un peu mieux cependant sur la jambe droite. Réflexes rotuliens, achilléens, radiaux et olécrâniens totalement absents. Réflexes crémastériens absents (hernie inguinale gauche de volume moyen), réflexes abdominaux existent. Flexion des orteils. Réflexe pharyngé existe, mais peu fort.

N'a plus de douleurs dans les jambes.

Hypoesthésie marquée à la piqûre, seulement à la partie interne du bras gauche, sur tout l'avant-bras, sur le dos des mains et un peu sur les paumes. Sensibilité périoculaire normale; sensibilité des globes oculaires à la pression conservée. Sensibilité au diapason très altérée aux deux membres inférieurs (zéro sur les deux tibias) et au membre supérieur droit (dessus la main), moins au membre supérieur gauche (6 sur la main).

Pas de douleurs gastriques, langue normale, bon appétit. Aucun trouble vésical, ni miction retardée, ni dernières gouttes involontaires.

N'a plus aucune érection.

Ouïe très bonne : entend la montre à 50 centimètres à droite et à gauche. Rinne et Weber normaux.

Aucun trouble psychique.

Assez d'embonpoint, aurait engraissé dans les dernières années. Facies plein, coloré, aspect général de bonne santé. Pèse 50 kilos. Taille 1 m. 59.

En résumé, il a eu quelques douleurs peu vives et peu fréquentes avant la cécité; depuis la cécité toute douleur a disparu, il n'y a pas d'incoordination sensible, pas de crise viscérale quelconque; très légers troubles de la sensibilité; dans les derniers mois les érections ont disparu; la nutrition générale se maintient très bonne.

B. — TABÉTIQUES VRAIS.

OBSERVATION X. — GIRAUD... (Emmanuel), cinquante ans, sculpteur sur bois.

Antécédents héréditaires. — Son père « très nerveux », éthylique, est mort subitement à cinquante et un ans.

Sa mère « asthmatique » a été constamment alitée, elle est morte à cinquante-quatre ans d'une affection pulmonaire ou cardiaque (asystolie probable)(?).

Il a trois sœurs dont une « asthmatique », il a perdu un frère, d'une angine, à onze ans.

Pas de maladie nerveuse dans sa famille.

Antécédents personnels. — Il nie toute syphilis ou tout accident syphilitique, mais il reconnaît trois ou quatre blennorragies.

Il a vécu avec une femme de trente à trente-trois ans. Il n'a eu qu'un enfant mort-né. Avec une autre femme, il a vécu de trente à trente-neuf ans et n'en a eu également qu'un enfant mort-né.

Histoire de la maladie. — Dans l'été 1890, il ressentit brusquement une douleur vive dans l'œil, semblable à celle que produisent les corps étrangers ; cette douleur dura trois ou quatre jours. Dès le lendemain, il s'apercevait que la vue de l'œil droit baissait, elle a diminué par l'épaississement progressif d'un brouillard devant cet œil ; au bout de dix mois, cet œil ne voyait presque plus ; l'œil gauche était toujours très bon ; à cette époque, M. Galézowski constata l'atrophie de la papille. En juillet 1882, M. de Wecker pratiqua l'élongation du nerf optique droit. L'œil gauche qui était encore excellent jusque-là, commença à se prendre trois ou quatre semaines après ; le malade vit encore vaguement toute l'année 1893, et, depuis la fin de 1893, la cécité fut, pour ainsi dire complète : la vision n'a guère changé depuis cette époque jusqu'à maintenant. Il n'y avait jamais eu ni rétrécissement du champ visuel, ni scotome ni dyschromatopsie, ni diplopie.

Très peu de temps après l'opération, ont commencé des étourdissements et des engourdissements, des faiblesses dans les jambes, spécialement dans la jambe droite ; puis, au début de 1893, des douleurs véritables, douleurs lancinantes, en coups de couteau, dans les genoux, les mollets, les pieds, l'abdomen, mais ni dans les membres supérieurs, ni dans la ceinture.

En 1893, ont débuté aussi des troubles laryngés : toux, expectoration, reprise bruyante de l'inspiration, etc.

En 1894, seulement est survenue l'incoordination des membres inférieurs et la gêne de la marche ; il lançait les jambes en tous sens.

En 1895, se sont montrées pour la première fois des douleurs gastriques : ce ne sont point des crises typiques, ce sont surtout des pituites douloureuses qui surviennent pendant quelques heures dans la journée ou dans la soirée.

Examiné en 1900. — On constate que la cécité est presque complète, le malade perçoit cependant les impressions lumineuses très vives. Les pupilles sont moyennement dilatées. Il n'y a aucun réflexe à la lumière, mais il semble y avoir encore un peu de réflexe à la convergence.

Il y a un léger strabisme divergent surtout de l'œil gauche.

L'incoordination est très nette et beaucoup plus marquée à la jambe droite qu'à la jambe gauche. Il peut encore se tenir debout quelques instants seulement. Il marche seul avec deux cannes. Pas d'incoordination manifeste des membres supérieurs.

Abolition des réflexes rotuliens.

Pas de douleur nette en ceinture, mais plaques douloureuses dans la hanche et dans les espaces intercostaux. Douleurs plus fortes à droite qu'à gauche.

Analgésie cubitale et péronière.

Douleurs gastriques fréquentes sans crises véritables.

Langue petite, tremblante et non manifestement atrophiée.

Troubles laryngés très accusés : toux, reprise sonore de l'inspiration, salivation exagérée.

Il est obligé d'uriner toutes les heures, il est souvent obligé d'attendre et de faire des efforts pendant un quart d'heure; il ne semble pas avoir jamais perdu d'urine dans son pantalon.

Traits du visage excavés, face maigre, teint plutôt blanc.

Examiné en 1902. — Grosse incoordination, surtout à droite; peut marcher. Pas d'hypotonie, pas d'asynergie. Pas d'incoordination des membres supérieurs. Pas de perte de la notion de position des membres. Immobilité en flexion des orteils.

Perte des réflexes crémastériens.

A conservé des érections, peut encore pratiquer le coït.

Lymphocytose modérément abondante dans le liquide céphalo-rachidien.

Examen du 10 *novembre* 1903. — Distingue encore le jour de la nuit, mais ne voit pas les becs de gaz même comme des lueurs. A l'ophthalmoscope, deux papilles blanches nacrées, typiques, à bord nettement délimité, en pain à cacheter. Les pupilles sont un peu petites, irrégulières. La pupille gauche est un peu plus grande que la droite. Aucun réflexe lumineux ni accommodateur. Léger strabisme divergent.

Ne peut se tenir debout sans appui solide. Marche en talonnant beaucoup, avec une canne. Pas d'ataxie notable des membres supérieurs. Les réflexes rotuliens manquent, les achilléens ne peuvent être recherchés, les radiaux existent, les olécrâniens font défaut !

Les réflexes crémastériens sont abolis, les abdominaux existent. Le chatouillement de la plante du pied produit la flexion des orteils à gauche, à droite il est douloureux et produit seulement l'extension involontaire du pied. Le réflexe pharyngien est aboli. Les douleurs des jambes et de l'estomac sont moins fréquentes, mais non moins intenses ; elles ont conservé le même caractère de douleurs lancinantes pour les jambes, de douleurs peu violentes, peu brusques, peut-être en rapport avec l'alimentation pour l'estomac.

La sensibilité au contact existe partout; la sensibilité à la piqûre existe également partout, mais avec un retard très notable dans la perception sur tout le corps. Pas d'anesthésie plantaire; hyperesthésie de la plante du pied droit au chatouillement.

Pas de trouble du sens musculaire ni du sens stéréognostique.

La langue semble être un peu atrophiée du côté gauche. Toux, inspiration sonore, expectoration continuelle, salivation excessive, voix non cassée, mais légèrement enrouée.

Urine bien et fréquemment, mais est obligé d'attendre et de pousser; dernières gouttes involontaires. Sent le besoin d'uriner, n'a pas d'incontinence des premières gouttes, rarement besoins pressants, faux besoins plus fréquents.

Pas de trouble rectal.

Erections nocturnes très fréquentes à l'occasion d'uriner. A conservé une certaine puissance sexuelle, a encore pratiqué le coït il y a sept ou huit mois.

Entend la montre à 15 centimètres à gauche, à 30 centimètres à droite; grand énervement, besoin continuel de mouvement, soif de grand air et de fatigue, caractère désagréable et agressif.

La nutrition générale laisse beaucoup à désirer : les joues sont excavées, ridées, pâles, jaunâtres; l'amaigrissement général, sans atrophie localisée. Le poids est seulement de 49 kg. 300.

En résumé, depuis sa cécité, le malade a eu successivement des douleurs dans les jambes, de l'incoordination des membres inférieurs, des douleurs gastriques, des troubles urinaires, une altération notable de la sensibilité objective : tous ces troubles, après s'être établis, ont persisté et augmentent d'intensité plutôt qu'ils ne diminuent.

OBSERVATION XI. — Jouv... (Jean), soixante et un ans, maçon. Entré à Bicêtre en mars 1885.

Antécédents héréditaires. — Père mort subitement à soixante-dix-sept ans.

Mère morte à trente ans, de pneumonie.

Grands parents paternels morts âgés.

A deux sœurs bien portantes, un frère est mort tuberculeux à dix-neuf ans.

Aucune maladie nerveuse ou mentale dans sa famille.

Antécédents personnels. — Perforation congénitale de la voûte et du voile du palais sans bec de lièvre ; est le seul de sa famille à présenter cette malformation.

Ne reconnaît pas avoir eu un chancre ; mais, à vingt-cinq ans il aurait eu pendant quinze jours un écoulement qui fut « suivi de plaques muqueuses ».

Marié à trente-deux ans, il a eu deux enfants qui sont encore bien portants à vingt-quatre ans et vingt-sept ans ; sa femme n'a pas fait de fausse couche. Pas de maladie antérieure; ni maladies dans l'enfance, ni rhumatisme, ni traumatisme sauf « foulure » du pied gauche en 1883, qui fut suivie de claudication persistante.

Histoire de la maladie. — Le début s'est fait en 1883 par des douleurs dans les membres inférieurs, douleurs lancinantes, en coups de couteau, mais ne parcourant pas les membres.

Au commencement de 1884, le malade commence à marcher de travers, et, en même temps, constate une diminution rapide de la vue à la fois pour l'œil droit et pour l'œil gauche ; le champ visuel se rétrécit en même temps que la vue se brouille ; il n'y a ni diplopie, ni dyschromatopsie.

A la fin de 1884, ou au commencement de 1885, la vue est perdue complètement. Depuis cette époque, les crises de douleurs lancinantes se sont répétées ; le moteur oculaire commun gauche s'est parésié, puis paralysé ; la puissance génitale et même les érections ont complètement disparu. Tous ces troubles ont débuté presque simultanément en 1885. Au dire du malade, l'incoordination serait survenue en 1885 et il aurait été incapable de marcher à partir de 1888. Cependant J. Martin note dans sa thèse, en 1890, qu'il n'a pas d'ataxie.

Examen en 1890 (Thèse de Joannès Martin, Berne, 1890).

Martin constate : amaurose complète; distingue seulement le jour de la nuit ; atrophie papillaire. Pupilles dilatées surtout à gauche. Ptosis de la paupière supérieure gauche, parésie du droit interne gauche. Pas d'ataxie : quoique aveugle, marche bien avec sa seule canne pour se diriger. Pas de Romberg. Abolition des réflexes rotuliens. Les douleurs fulgurantes persistent par crises assez éloignées dans les membres inférieurs, peu dans les membres supérieurs ; quelques douleurs en ceinture. A la piqûre, léger retard aux jambes, peu aux cuisses; pas d'autres troubles de la sensibilité, sent bien le sol. Pas de crises gastriques. Pas de troubles urinaires ni de la défécation ; rien du côté de la langue, rien au cœur.

Examen en 1896. — On note : cécité complète. Paralysie du moteur oculaire commun gauche : ptosis, limitation des mouvements d'élévation et d'abaissement, impossibilité de l'adduction. Très léger ptosis à droite.

Ataxie considérable des membres inférieurs rendant la marche absolument impossible. Pas d'atrophie des masses musculaires. Membres supérieurs absolument intacts. Force musculaire intacte.

Absence des réflexes rotuliens et crémastériens.

Douleurs fulgurantes, persistantes, avec la même intensité qu'au premier jour.

Pas de troubles de la sensibilité au contact, à la douleur, à la température; sensibilité plantaire assez bien conservée.

Crises gastriques assez fréquentes, sans vomissements. Fréquence des mictions et arrêt brusque du jet pendant la miction.

Examen en 1900. — Il ne distingue pas le jour de la nuit. Pupille gauche un peu plus petite que la droite. Réflexes à la lumière semblent perdus. Œil gauche en strabisme externe.

Incoordination énorme des membres inférieurs. L'hypotonie lui permet de porter le pied jusqu'au niveau de la tête quand il est couché et de faire le grand écart.

Double genu recurvatum. Impossibilité de la marche. Pas d'incoordination des membres supérieurs.

Douleurs fulgurantes toujours aussi fortes l'hiver, moins intenses l'été. Hypoalgésie de toute la partie sous-ombilicale du corps.

Le malade se plaint de renvois et de quelques crampes, mais rien de ce qu'il dit ne rappelle la vraie crise gastrique.

Parfois peu d'incontinence relative et de lenteur au début de la miction.

État de la nutrition médiocre.

Examen en 1902. — Cécité complète, ptosis et strabisme externe à gauche. Grosse incoordination des membres inférieurs, aucune incoordination des membres supérieurs : il peut coudre, il porte le doigt à son nez avec précision.

Grosse hypotonie des membres inférieurs. Les pieds ballottent quand on secoue les jambes, surtout le pied gauche, qui a été, en 1883, le siège d'une « foulure » et qui est actuellement très creux.

Hypotonie dans les mouvements d'extension de la jambe sur la cuisse; genu recurvatum, le pied se soulève quand la cuisse reste appliquée sur le plan du lit (en 1898, Sureau, dans sa thèse, avait noté que le pied droit se soulève ainsi à 5 centimètres au-dessus du plan du lit, le gauche à 10 centimètres).

Hypotonie moins marquée dans la flexion de la jambe sur la cuisse. Hypotonie de la flexion de la cuisse sur le bassin, surtout à gauche : le malade peut placer le membre inférieur gauche tout à fait contre le thorax et l'abdomen. Hypotonie dans les mouvements de flexion et de latéralité du bassin.

11

Pas d'hypotonie des membres supérieurs.

Réflexes rotuliens abolis, réflexe plantaire nul à droite, nul ou en légère flexion à gauche.

A encore, de temps en temps, des douleurs fulgurantes dans les genoux et dans les mollets.

Sensibilité conservée, mais retard dans la perception et prolongation de la sensation de piqûre dans les membres inférieurs, surtout au niveau de la plante des pieds.

Pas d'incontinence d'urine nette : quelques gouttes tout au plus.

Erections abolies.

Lymphocytose modérément abondante dans le liquide céphalo-rachidien.

Examen le 12 *novembre* 1903. — La cécité est absolue : le malade ne voit ni le jour, ni les becs de gaz, ni une lumière électrique placée contre son œil.

Atrophie blanche des deux papilles.

Chute complète de la paupière supérieure gauche ; très forte déviation de l'œil gauche en dehors ; impossibilité de tout mouvement de cet œil en dedans, en haut ou en bas.

La pupille droite est normalement dilatée, la gauche est un peu plus grande. Aucun réflexe pupillaire à la lumière ou à l'accommodation imaginative.

La marche ou la station debout sont absolument impossibles ; quand le malade est couché on s'aperçoit que ce sont surtout les genoux et les hanches dont les mouvements isolés se font de façon anormale, sans mesure ; il peut cependant encore élever lentement ses jambes au commandement, les mouvements des pieds sont relativement meilleurs. Hypotonie énorme des cuisses et des jambes, le malade porte très facilement ses pieds à ses genoux. Il oppose encore une résistance notable aux tentatives de mouvements passifs de tous les segments. Aucune ataxie des membres supérieurs, hypotonie très faible des avant-bras, pas d'hypotonie ailleurs. Force musculaire assez bien conservée.

Abolition complète de tous les réflexes tendineux des membres inférieurs et supérieurs, rotuliens et achilléens, radiaux et olécrâniens. Réflexes cutanés abolis, immobilité des orteils ; la plante des pieds est très épaisse, écailleuse et hyperesthésique. Le réflexe pharyngé ne peut être recherché à cause de la division congénitale de la voûte et du voile.

Douleurs en coups de couteau dans les fesses, les cuisses, les genoux, les mollets, les pieds, quelquefois dans le flanc ou l'abdomen sans véritables douleurs en ceinture, rarement dans les bras. Ces douleurs ont toujours été localisées, n'ont jamais parcouru brusquement les membres. Elles augmentent beaucoup de fréquence par les temps humides et en hiver; elles sont alors espacées de huit jours au plus; au contraire, en été, elles s'espacent parfois de plusieurs mois.

Il sent partout le contact et la piqûre, mais avec un retard très notable aux membres inférieurs; de plus il localise assez mal, il indique, par exemple, le cinquième orteil au lieu du deuxième; enfin il distingue mal la piqûre du pincement.

Hypéresthésie de la plante du pied.

Sensibilité périorbitaire et sensibilité des globes oculaires à la pression normale. La sensibilité au diapason paraît être presque nulle aux membres inférieurs; on ne peut en apprécier la valeur à cause d'un énorme retard des sensations; aux membres supérieurs, la sensibilité au diapason est modérément altérée (7 aux deux mains). Le sens musculaire semble un peu altéré. Le sens stéréognostique est parfait. Pas de paresthésies, pas de sensations subjectives, pas de sensation de froid ou de chaud excessif par exemple.

Embarras gastrique, douleurs après les repas, jamais très violentes, jamais de crises vraies ni de vomissements. Langue large et épaisse, sans tremblement ni atrophie.

Pas de troubles laryngés.

Aucun trouble urinaire: les mictions ne sont ni fréquentes, ni retardées, ni involontaires au début ou à la fin, ni inconscientes. Aucun trouble rectal.

Erections complètement disparues.

Ouïe assez mauvaise; n'entend pas la montre au contact à gauche, l'entend à 7 ou 8 centimètres à droite. Rinne normal des deux côtés, Weber localisé à gauche.

Goût et odorat bons.

Large perforation de la voûte et du voile sur toute leur longueur et sur une largeur de 3 centimètres.

État mental bon, mais énervement continuel, besoin d'agitation et de mouvement remarquable.

La nutrition générale laisse beaucoup à désirer; le facies est étiré et ridé, pâle; les joues sont un peu flasques; les membres inférieurs sont extrêmement atrophiés avec un double genu recurvatum très marqué; les pieds sont courts, tassés, le gauche surtout, sans arthropathie véritable; ils se rapprochent cependant beaucoup du pied tabétique typique. Le malade n'a été pesé qu'il y a trois ou quatre ans, il pesait 62 kg. 500; la difficulté de sa mobilisation empêche de le peser de nouveau.

En résumé, après un début qui s'est fait par des douleurs lancinantes dans les membres inférieurs et peu de temps après par l'affaiblissement rapide de la vue jusqu'à la cécité, se sont développés une incoordination considérable des membres inférieurs avec énorme hypotonie, une perte absolue de la puissance génitale, une paralysie du moteur oculaire commun gauche, des troubles de sensibilité des membres inférieurs. Ces différents troubles ont progressivement augmenté depuis que la cécité est complète, les douleurs sont devenues plus fréquentes, mais un peu moins intenses, et la nutrition générale s'est fortement altérée.

C. — TABÉTISANTS DEVENUS TABÉTIQUES.

OBSERVATION XII. — DUPL... (Théophile), cinquante-cinq ans, comptable.

Antécédents héréditaires. — Mère très « nerveuse ».

Un frère, docteur ès lettres, serait un « excentrique », un « détraqué ».

Antécédents personnels. — A eu un chancre à la verge en 1877; il a suivi, à trois reprises, pendant deux ou trois mois un traitement au mercure et à l'iodure; il n'a eu à la suite d'autre accident que peut-être quelques plaques muqueuses dans la gorge.

En 1878, 1880 et 1882, il a eu des étourdissements qui ne le faisaient pas tomber mais le forçaient à s'arrêter.

En 1885 et 1886, il a eu la crampe des écrivains.

Histoire de la maladie. — Le début s'est fait au début de 1890 presque simultanément par des troubles de la vue et par des douleurs dans les jambes et autour du tronc. C'est peu après l'exposition de 1889 qu'il s'est aperçu que sa vue baissait rapidement; il ne distinguait plus la corde d'un ballon captif qu'il avait coutume de regarder chaque jour. Il est aussitôt allé consulter aux Quinze-Vingts et c'est à la deuxième ou troisième consultation qu'il a ressenti pour la première fois des douleurs : ces douleurs étaient peu fortes, survenaient brusquement, mais étaient localisées toujours à un seul mollet à la fois, ne parcouraient pas les membres : c'est pour ces douleurs que M. Trousseau l'adressa à M. Charcot qui fit le diagnostic de tabes.

La vue a d'abord diminué du côté externe du champ visuel de l'œil droit, il semblait au malade qu'il avait un corps étranger dans l'angle externe de cet œil; puis le champ visuel s'est rétréci ensuite du côté inférieur, puis du côté interne, du côté supérieur, enfin concentriquement.

L'œil gauche a été pris un mois environ après l'œil droit. Les mêmes
sensations se sont produites à gauche et le malade a vu se rétrécir
progressivement les deux champs visuels, il a vu comme dans un
entonnoir, « large comme une pièce de cent sous, puis comme une pièce
de quarante sous ». Il voyait encore nettement dans un très petit espace ;
quelquefois, cependant, il voyait les objets multipliés, mais n'a jamais
eu de diplopie vraie ; il a aussi eu de la dyschromatopsie, car il se souvient qu'un jour où il s'était fait une plaie il a vu son sang vert. Puis,
en une semaine, il a perdu complètement la petite portion de son champ
visuel qui restait encore assez bonne, et depuis 1891, il est complètement
aveugle. Pendant qu'il perdait la vue il avait une sorte de « névralgie »
périorbitaire et surtout frontale qui a disparu après la cécité
complète.

La puissance génitale, qui diminuait depuis 1889, a complètement
disparu en 1890. Depuis 1894, il n'a plus que des érections ébauchées,
très rares.

En 1892, sous l'influence d'un surmenage, il aurait eu pendant deux
jours une poussée d'incoordination et d'instabilité très prononcée pendant laquelle il pouvait à peine se tenir debout et perdait ses urines
et ses matières ; au bout de deux jours, tout est rentré dans l'ordre.

En 1893 et 1894, il aurait eu encore une instabilité marquée ; il était
obligé de s'accrocher à la rampe pour monter les escaliers ; toute incoordination a, depuis lors, disparu.

Depuis 1892, il a des troubles vésicaux et rectaux qui persistent encore
et s'aggravent même. Il ne sent pas le besoin d'uriner et resterait plusieurs jours sans uriner s'il ne le faisait chaque fois « par raison », il
urine alors « pendant un quart d'heure ». De temps à autre il aurait
des crises de douleurs vésicales.

Depuis 1893 il digère mal, il a des douleurs et des gonflements
d'estomac, et surtout il présente une constipation extrêmement opiniâtre,
tenant sans doute, au moins en partie, à l'anesthésie rectale. Il ne va à
la selle que tous les sept, huit, dix jours, mais il a de ce moment
l'appréhension la plus vive, car chaque fois ce sont pour lui des douleurs extrêmement intenses, à la fois rectales et vésicales, au point que
trois ou quatre fois dans ces dernières années il serait tombé sans
connaissance dans les cabinets. Il n'a jamais eu de crises gastriques
véritables, sauf peut-être deux ou trois fois en 1896, où, à ces crises
vésico-rectales, se sont jointes des douleurs épigastriques et des vomissements.

Examiné en 1900. — Sa cécité est complète. Les réflexes rotuliens sont abolis. Il marche très bien sans aucune espèce de tâtonnement ou d'incoordination; il tourne, se lève et s'assied très facilement. Ce qui le gêne pour marcher, c'est qu'il perd très facilement la notion de la direction, il lui arrive de tourner à l'angle droit alors qu'il veut suivre une ligne droite; mais il n'oscille pas du tout et si quelqu'un se trouve à 10 ou 15 mètres devant lui et l'appelle, il se guide très bien sur la voix et suit une direction très droite.

Les douleurs de jambes sont un peu moins fortes, mais plus fréquentes, depuis que le malade est aveugle; il avait des douleurs toutes les six semaines, il les a maintenant tous les quinze ou vingt jours.

Un peu d'obtusion du sens musculaire : il ne sait pas exactement la position de ses membres ; cependant les mouvements actifs s'accomplissent bien, il peut enfiler une aiguille et coudre.

Douleurs vésico-rectales.

L'état de la nutrition est bon.

Examiné en 1902. — Il marche très bien, il n'a pas d'hypotonie, pas d'asynergie l'équilibre statique dans le décubitus est normal. Les réflexes rotuliens sont absents, et les orteils fléchissent. Il n'aurait plus de douleurs depuis 1901 (il travaille depuis cette époque à faire des chevilles). Depuis 1901, il aurait un peu d'incontinence d'urine. Par moments, à son dire, il aurait la gorge serrée pendant quelques heures, la voix s'éteint, il est obligé de faire un effort pour se faire entendre.

Examen du 9 novembre 1903. — La cécité est absolue, il ne voit pas les becs de gaz, il ne distingue pas le jour de la nuit. A l'ophthalmoscope, atrophie blanche des deux papilles, sans halo à la périphérie faisant penser à une névrite. Les pupilles sont inégales, la gauche est plus petite que la droite; elles sont moyennement dilatées et irrégulières sans coudure. Tout réflexe accommodateur et lumineux fait défaut. Les yeux se meuvent lentement mais à peu près dans les limites normales.

La mobilité de tous les segments est très bonne; il n'y a pas de Romberg; il tourne très bien les yeux ouverts ou fermés, il descend très bien les escaliers, mais il ne peut absolument pas se tenir sur un pied.

Les réflexes rotuliens, achilléens et olécrâniens sont absents. Le réflexe radial, normal à droite, paraît manquer à gauche. Le réflexe crémastérien est faible à droite, mais très fort à gauche et se produit à gauche même quand on frotte la face interne de la cuisse droite. Les réflexes abdominaux sont assez forts, surtout à gauche. Le réflexe plantaire est nettement en flexion, le réflexe pharyngé est faible.

Les douleurs sont moins fortes qu'autrefois, mais plus fréquentes ; elles durent un jour ou deux tous les huit à dix jours ; elles se produisent sous forme d'élancements dans les jambes, les cuisses, les bras, le tronc et ne parcourent pas les membres. Le malade les arrête en se comprimant vigoureusement les membres.

Pas de douleurs en ceinture. La sensibilité au contact et à la douleur est bien conservée partout, pas d'anesthésie périorbitaire ni d'anesthésie des globes oculaires à la pression. Le sens musculaire et le sens stéréognostique sont bons ; cependant, il paraît avoir perdu en partie la notion de l'équilibre ; c'est ainsi qu'il lui arrive de renverser une casserole dont il sent parfaitement le manche alors qu'il croit la tenir droite. Pas de notable diminution de la sensibilité profonde : au diapason 8 et demi aux mains, 6 aux tibias.

Douleurs et gonflement d'estomac, surtout sensation de construction thoracique après les repas, mais pas de crise gastrique véritable.

Constipation toujours extrêmement opiniâtre et douleurs très vives à la défécation.

Anesthésie vésicale persistante, reste toujours vingt-quatre heures sans uriner et n'urine que par raison. Il lui arrive d'uriner involontairement dans son lit ou même le jour dans son pantalon, mais il peut arrêter le jet dès qu'il se sent mouillé. Le début de la miction est parfois retardé, les dernières gouttes sont souvent émises involontairement.

Impuissance absolue depuis 1890, il n'y a plus, depuis 1891, que des ébauches d'érections.

Il a remarqué que son ouïe a un peu diminué à gauche, cependant quand on l'examine, on s'aperçoit qu'il n'entend la montre au contact, ni à droite ni à gauche. Rinne normal : n'entend pas le diapason appliqué sur le vertex.

L'état mental est très bon ; depuis qu'il est à Bicêtre, il s'est mis à la tête d'une entreprise relativement importante de fabrication de chevilles. Mais il se sent comme surexcité, énervé continuellement, et demande lui-même à ce qu'on lui donne du bromure pour le calmer.

La nutrition générale est modérément conservée, elle s'altère notablement depuis quelque temps, le facies est très ridé, les joues sont pendantes, le teint est un peu jaunâtre, le poids diminué ; le malade aurait pesé 72 kg. 500 en 1890, il pèse maintenant 58 kg. 500 ; il mesure 1 m. 56.

En résumé, le début s'est fait presque simultanément par des troubles de la vue et par des douleurs lancinantes ; depuis que le malade est aveugle, les douleurs ont diminué d'intensité, mais augmenté de fréquence ; il s'est développé une incoordination toute momentanée qui a disparu et surtout une anesthésie vésico-rectale et des crises vésico-rectales très violentes qui persistent encore ; l'impuissance est absolue depuis le début, avant la cécité même ; la nutrition générale s'est fortement altérée dans les derniers temps.

OBSERVATION XIII. — CHEZ..., garçon livreur, entré à Bicêtre en mai 1900.

Antécédents héréditaires. — Son père avait des douleurs dans les jambes, une sciatique à droite ; il avait « le cerveau dérangé » et est mort gâteux.

Sa mère est morte d'une affection aiguë.

Une sœur est bien portante, légère surdité.

Pas d'autre parent.

Antécédents personnels. — A eu un chancre à dix-huit ans ; il a duré très peu de temps et n'a été suivi d'aucune manifestation syphilitique cutanée, muqueuse ou viscérale.

A eu la fièvre thyphoïde en 1860.

Éthylisme réel sans être très accentué.

Marié, puis divorcé : a eu deux enfants qui sont bien portants.

Histoire de la maladie. — Depuis 1894 ou 1895, il a eu des douleurs dans les membres inférieurs ; ces douleurs sont survenues par accès durant quelques jours et séparées par des intervalles d'un ou deux mois ; même pendant ces journées où il souffrait continuellement, il y avait des paroxysmes à caractère électrique. Ces douleurs débutaient par la racine du membre en arrière et descendaient jusqu'aux pieds ; elles n'augmentaient pas par la marche. Il n'a jamais eu de douleurs ni dans le membre inférieur gauche, ni dans le membre supérieur, ni dans la ceinture ; pas de sensation de constriction ou de corset ; pas de douleur viscérale.

La vue s'est troublée progressivement à partir de juin 1899, en commençant par l'œil gauche ; le début a été subit, il a vu double et depuis lors, la vue a baissé progressivement. Après la diplopie du début, il n'a plus jamais vu double, la paupière n'est jamais tombée. En novembre 1899, il n'apercevait plus que des ombres, mais pouvait encore se conduire.

De novembre 1899 à mai 1900, il a eu une seule fois en février des douleurs fulgurantes dans la jambe droite et quelquefois des vomissements. Il a uriné au lit pendant quelque temps.

En mai 1900, étant devenu tout à fait aveugle, il entra à Bicêtre.

Examiné en juin 1900. — On constate qu'il distingue le jour de la nuit. L'œil gauche est le plus pris ; peut-être est-il moins aveugle qu'il cherche à en avoir l'air, cependant il se fait toujours accompagner pour sortir. MM. Delens et Chevallereau ont diagnostiqué l'atrophie des nerfs optiques.

Il existe une légère réaction paradoxale à la lumière, les pupilles se dilatent légèrement lorsqu'on les éclaire. Les yeux sont symétriques ; il y a quelques légères secousses ; comme si le globe oculaire cherchait à reprendre sa position par secousses successives ; ce ne sont pas des secousses nygstagmiformes ; les globes oculaires peuvent rester fixés.

Il se tient bien debout, les pieds rapprochés, avec de très légères oscillations ; les oscillations s'accentuent sans aboutir à la chute quand on lui fait fermer les yeux. Il lui est très difficile de se tenir sur une jambe ; il y arrive cependant pendant plusieurs secondes, surtout sur la jambe gauche.

En marchant, il lance légèrement les jambes et « festonne » un peu ; il s'arrête bien : il peut marcher une heure et demie sans fatigue. Il monte et descend bien les escaliers en se tenant à la rampe.

Aucune espèce d'incoordination des membres supérieurs.

Les réflexes rotuliens sont complètement abolis.

Il n'a nullement perdu la notion de position de ses membres.

Il mange bien, n'avale jamais de travers, n'a ni troubles gastriques, ni troubles intestinaux ; pas de crise de diarrhée, pas de crise rectale, ni atrophie, ni déviation de la langue. Aucun trouble laryngé.

Cœur tout à fait normal. Pouls à 80°.

Il lui arrive parfois d'attendre un peu pour uriner ; il n'a plus aucune incontinence.

Les désirs génésiques sont un peu diminués, mais la fonction semble se faire à peu près normalement.

Il entend bien la montre des deux côtés, mais l'ouïe est affaiblie.

L'état de la nutrition est très bon.

Ses réponses sont d'une précision parfaite et rien n'indique dans son état mental que des symptômes de paralysie générale doivent se montrer plus tard. Cependant, il a laissé à Bicêtre le souvenir d'une sorte d'escroc, comptant des histoires non seulement aux malades, mais encore au personnel pour se faire remettre de l'argent ou des objets qu'il allait vendre ; il aurait commis nombre d'indélicatesses.

Chez sa sœur, il fouillait les tiroirs et la dévalisait.

Le dimanche de Pâques 1901, il est arrêté cassant des carreaux, oubliant de payer des consommations, faisant des excentricités. Il est envoyé à Sainte-Anne.

Examiné le 12 *avril* 1901, dans le service de M. le professeur Joffroy.

Pas de désorientation, pas de trouble de la mémoire, euphorie, bien-veillance ; il veut faire des cadeaux à tout le monde. Idées de richesse et de grandeur (cousin de M. Goron).

Impossibilité de se tenir sur un pied. Réflexes tendineux abolis. Pas de trouble de la parole. Cécité absolue. Atrophie des papilles. Pupilles égales, déformées, immobiles à la lumière, réagissant à l'accommo-dation imaginative. Nystagmus latéral double.

La ponction lombaire montre une assez grande quantité de lym-phocytes.

Le 13 avril et le 19 avril 1901, il écrit des lettres où il parle d'un héri-tage qu'il a fait, d'une jeune fille qu'il va épouser. A partir du milieu de mai, il cesse de délirer. M. Joffroy a fait le diagnostic de bouffée délirante (avec prédominance des idées de richesse), ayant duré un mois environ au cours du tabes.

Le 6 août 1901, douleurs en ceinture.

Le 22 août 1901, la marche est devenue difficile ; on constate une paralysie des muscles antéro-externes de la jambe gauche. Dès le len-demain, paralysie des mêmes muscles du côté droit.

Le 12 juin 1902, l'état mental est tout à fait bon, il a pleine con-science de l'état délirant par lequel il est passé, il prétend qu'un mau-vais plaisant lui a lu une lettre dans laquelle on lui annonçait un héri-tage et que c'est là-dessus qu'il a bâti son délire.

Les phénomènes paralytiques sont en voie d'amélioration. On con-state une arthropathie tabétique du cou-de-pied droit. Il quitte Sainte-Anne.

Examiné le 15 *avril* 1903. — Il est presque complètement aveugle ; cependant, on s'aperçoit qu'il distingue encore des ombres. Nys-tagmus.

Il a maintenant la démarche d'un grand incoordonné.

Les réflexes rotuliens et achilléens sont abolis. On ne trouve ni réflexes crémastériens, ni réflexes abdominaux. Les orteils restent immobiles au chatouillement de la plante du pied. Il n'y a pas de « phénomène de Strumpell ».

Pas d'incontinence d'urine. Érections conservées.

Force musculaire bonne, sauf pour l'extension des pieds, par suite de la paralysie des fléchisseurs du pied ; le pied ballotte surtout à gauche. Il n'y a pas d'hypotonie dans les autres segments des membres.

En résumé, avant la cécité, il n'y avait eu que des douleurs de la jambe droite qui peut-être n'étaient pas liées au tabes ; depuis la cécité s'est développée une grosse incoordination, il s'est fait une arthropathie tabétique et une paralysie des muscles antéro-externes des jambes ; il a eu quelques douleurs en ceinture ; de plus, il a eu pendant un mois une bouffée délirante avec prédominance des idées de richesse qui a fait penser à la paralysie générale.

D. — DOUTEUX.

Observation XIV. — Bloch..., cinquante-trois ans, serrurier.

Antécédents héréditaires. — Père bien portant, a soixante-seize ans. Mère morte par accident (serait tombée d'une échelle).

N'a eu ni frère ni sœur.

Antécédents personnels. — N'aurait jamais eu aucune maladie de l'enfance. Aurait eu un chancre à vingt-trois ans ; il s'agissait d'une petite ulcération, qu'il ne croit pas avoir été indurée, qui a détruit le frein du gland : elle n'aurait été suivie ni de roséole (?), ni de plaques muqueuses, ni de céphalées.

Il s'est marié pour la première fois trois ans après : sa femme a eu six enfants qui sont tous morts en venant au monde ou en bas âge ; la mère est morte en couches. D'un second mariage, il a eu quatre enfants dont deux, le premier et le quatrième, sont encore bien portants et deux sont morts de « méningite » à deux ans et demi et à dix mois. Sa femme n'a pas fait de fausse couche.

Il a eu une blennorragie et une orchite.

Il a eu le scorbut en faisant son service militaire au Sénégal et au Dahomey.

Histoire de la maladie. — Le début s'est fait à la fin 1898 ou au commencement de 1899 par des douleurs dans les membres inférieurs et par quelques vomissements ; ces douleurs siégeaient dans les talons et survenaient comme des « éclairs ». Puis il a eu des douleurs terribles dans le fondement, surtout la nuit, de véritables « crises rectales » et, un peu plus tard, des « crises gastriques » avec douleurs et vomissements qui se sont répétés fréquemment tous les huit ou dix jours.

En 1898 ou en 1899, il a, pendant un ou deux mois, laissé échapper ses urines la nuit, deux ou trois fois par semaine : cet accident ne s'est jamais reproduit depuis.

La vue a commencé à baisser d'abord pour l'œil gauche, puis pour l'œil droit environ six mois après, en juillet 1899. Il a dû cesser tout travail le 15 octobre de la même année ; la vue a continué à diminuer progressivement et il est complètement aveugle depuis 1901.

Un brouillard s'est épaissi petit à petit devant ses yeux, mais son champ visuel ne s'est pas rétréci, il n'a pas vu comme dans un entonnoir. Cependant il a souvent été obligé de se pencher pour regarder obliquement ce qu'il voyait mal de face : il ne voyait pas des objets tombés à terre ; il semble qu'il y ait eu des lacunes dans son champ visuel, des scotomes multiples.

Depuis le début de ses troubles visuels il lui est arrivé quelquefois de perdre tout d'un coup la vision pendant quelques instants, au plus d'une journée.

Examen en avril 1900. — La vue est très mauvaise, il a un brouillard devant les yeux ; il distingue encore, cependant, les objets, mieux d'un peu loin que de près ; à l'échelle de Wecker, à 5 mètres, l'œil droit voit un quart, l'œil gauche voit difficilement un sixième ; les deux yeux réunis voient un tiers. Le malade voit encore assez pour se conduire.

Les pupilles se contractent à l'accommodation, mais donnent à la lumière une réaction paradoxale, surtout à gauche. Aucune paralysie des muscles de l'œil. En marchant il ne talonne pas et ne lance pas les jambes, mais festonne un peu. Il se tient bien debout, les pieds rapprochés, que les yeux soient ouverts ou fermés, mais ne peut se tenir sur un pied.

Les réflexes rotuliens sont abolis, les crémastériens conservés, les plantaires en flexion.

Il y a quelques douleurs en ceinture et des douleurs lancinantes, térébrantes dans les membres inférieurs : elles changent de place, mais ne parcourent pas brusquement les membres.

Il n'y a pas de troubles de la sensibilité objective, il sent bien le sol sur lequel il marche (à un moment il croyait marcher sur des cailloux).

Les crises gastriques qui avaient cessé pendant quelque temps ont repris plus violentes avec vomissements abondants.

Quelquefois, bruit laryngé léger à l'aspiration, mais pas de crise laryngée vraie.

Il urine parfois avec un peu de difficulté et perd assez souvent quelques gouttes d'urine.

Le malade a des érections et peut avoir des rapports sexuels, mais la puissance génitale est diminuée.

Aucun trouble trophique.

Examen en 1902. — Il voit encore les lumières et distingue le jour de la nuit. Il a parfois la sensation d'élancements dans les yeux ou se figure qu'on lui arrache les yeux. Les pupilles sont inégales et immobiles à la lumière. Il marche avec une canne et titube quand on la lui enlève ; il présente un léger degré d'incoordination, il monte bien les escaliers, se retourne sans hésiter. Il n'y a pas d'incoordination des membres supérieurs, ni hypotonie, ni asynergie.

Les réflexes rotuliens et achilléens sont absents, le réflexe crémastérien existe à droite seulement. Les réflexes plantaires sont en flexion très nette.

Il n'y a plus de douleurs qu'au niveau des membres inférieurs, de temps en temps une douleur dans les bras ou dans le fondement. Aucun trouble de la sensibilité objective.

Il a encore quelques crises gastriques avec douleurs et vomissements pendant plusieurs jours. Rarement quelques douleurs lancinantes précordiales légères sans irradiations brachiales ; le cœur ne présente aucune lésion, le pouls est à 92° régulier.

La nutrition est moyennement conservée.

Examen le 17 *octobre* 1903. — Le malade distingue encore avec l'œil droit l'endroit où se trouve un bec de gaz dans une chambre sombre, mais serait incapable de distinguer le jour de la nuit. Les pupilles sont assez régulières et moyennement dilatées ; la droite un peu plus large que la gauche. Aucun réflexe lumineux, aucun réflexe à l'accommodation imaginative. A l'ophtalmoscope, les papilles présentent l'aspect de l'atrophie blanche ; elles sont très blanches, leurs bords n'ont pas la netteté des papilles en « pain à cacheter », les vaisseaux sont petits. Léger ptosis à gauche.

Les mouvements se font comme l'année précédente avec une faible incoordination des membres inférieurs ; légère titubation quand il marche sans canne, mais pas trace de Romberg ; il tourne bien les yeux ouverts ou fermés. Il monte bien les escaliers, mais ne peut se tenir que très difficilement sur la jambe gauche seule ; au contraire, il se tient à peu près bien sur la jambe droite.

Les réflexes rotuliens, achilléens, radiaux, sont absolument abolis. La percussion même légère du tendon du triceps brachial droit provoque une contraction paradoxale nette du biceps ; à gauche, le réflexe olécrânien existe quoique faible ; les réflexes plantaires sont en flexion, le réflexe pharyngien est complètement aboli.

Il y a encore quelques douleurs dans le fondement, mais moins violentes qu'autrefois.

Il n'y a aucun trouble de la sensibilité au contact, à la piqûre ou au pincement. Sensibilité périorbitaire normale, sensibilité des globes oculaires à la pression conservée.

Sensibilité au diapason modérément diminuée aux membres supérieurs (7 et demi) et inférieurs (5 à gauche, 5 et demi à droite).

N'a plus que de rares douleurs lancinantes.

A encore environ tous les six mois des crises gastriques avec douleurs et vomissements qui durent depuis huit jours environ.

Depuis un mois il est obligé de « s'y reprendre à plusieurs fois pour uriner »; il doit aussi attendre et urine souvent les dernières gouttes dans son pantalon, mais jamais un jet entier. Les désirs génésiques sont conservés, la puissance génitale existe encore; il a eu des rapports sexuels en juillet dernier, il a des pollutions nocturnes toutes les semaines.

L'ouïe est assez bonne; il entend la montre à 20 centimètres à droite et à gauche. Rinne et Weber normaux. Il n'y a pas de troubles du goût et de l'odorat. Aucun trouble intellectuel.

La nutrition générale est assez bonne quoiqu'il soit un peu maigre; il pèse 55 kg. 500, il mesure 1 m. 64. La force musculaire est assez notable; au dynamomètre il serre 31 à droite, 28 à gauche.

En résumé, les douleurs sont devenues moins fortes, moins fréquentes et moins étendues, les crises gastriques sont plus rares, l'incontinence n'est maintenant que très relative (dernières gouttes) l'incoordination est faible, mais aucun des symptômes, sensitifs, moteurs, gastriques, ou urinaires, n'a complètement disparu depuis la cécité.

Observation XV. — Dig... Victor, soixante et un ans, machiniste théâtral. Entré à Bicêtre le 19 novembre 1900.

Antécédents héréditaires. — Père mort à soixante-quinze ans.

Mère morte « asthmatique » à soixante-quatorze ans.

Il a un frère bien portant.

Il a perdu deux frères et une sœur : l'un des frères est mort à soixante-six ans de hernie étranglée, l'autre à cinquante-quatre ans de tuberculose (?) avec lésion cérébrale (?) (céphalées, troubles oculomoteurs et visuels); la sœur avait été perdue de vue depuis vingt ans.

Antécédents personnels. — Il a eu a dix-neuf ans ce qu'il appelle un « chancre volant »; ce chancre ne lui a pas paru dur, mais il est resté unique; il n'a été suivi d'aucun accident, ni roséole, ni plaques muqueuses, ni céphalées violentes, ni alopécie.

A vingt-six ans, il aurait eu dans les genoux seulement une attaque de rhumatismes qui l'a retenu trois semaines au lit ; cette attaque s'est renouvelée l'année suivante.

Il s'est marié à quarante-six ans ; il n'a pas eu d'enfants, sa femme n'a pas fait de fausse couche.

En avril 1898, étant sur la scène, il est tombé sur un escalier de terre, la tête a porté en arrière, il a perdu connaissance, on l'a ramené chez lui, il est resté quatre jours sans boire ni manger, dans un état sub-comateux, « il ne faisait que dormir ». On l'a porté ensuite à Saint-Louis, où il est resté six semaines. Il recommença alors à travailler. Depuis cette époque, il a eu des étourdissements qui ont persisté jusqu'à maintenant, il n'avait aucune paralysie des membres ; il s'était seulement senti les doigts de la main droite un peu faibles pendant quelques jours ; il voyait clair, mais quand il se baissait pour ramasser quelque chose, il avait tendance à tomber en avant.

Histoire de la maladie. — Depuis 1898 également, il souffre de douleurs d'estomac continuelles ; cet « embarras gastrique » l'a d'abord tenu deux mois au lit. En 1899, il est allé consulter le médecin du théâtre qui a certifié un « embarras des voies digestives avec débilité générale ». En 1899, il eut une sensation de constriction en ceinture à la partie inférieure du thorax ; cette sensation a persisté ensuite.

L'affaiblissement de la vue date de 1900 ; elle a débuté par l'œil gauche, un brouillard s'est épaissi devant cet œil et dans l'espace de quatre mois cet œil était complètement perdu ; c'est alors seulement qu'il aurait constaté une diminution progressive aussi dans la vision de l'œil droit, et au bout de quatre nouveaux mois la cécité était complète. En 1901, M. de Wecker lui fit dix injections et certifia une « atrophie complète des nerfs optiques ». Il n'a jamais vu double.

Examen en 1902. — On constate du myosis bilatéral, l'asymétrie des axes oculaires, l'absence d'incoordination, d'hypotonie et d'asynergie ; l'équilibre statique est parfait ; la force musculaire est intacte, les réflexes rotuliens sont abolis, mais les achilléens persistent, les orteils fléchissent. Il a encore la sensation d'une « ceinture de plomb », il ne paraît pas avoir eu de crises gastriques, il a eu quelques troubles vésicaux.

Examen du 21 octobre 1903. — Le malade distingue le jour de la nuit, il reconnaît même les beaux temps et les temps sombres, la lumière d'une lampe ne produit qu'une vague lueur.

L'examen ophthalmoscopique montre deux papilles grises et des artères petites, relativement au volume des veines.

La papille gauche est plus grise que la droite avec très peu de vaisseaux. Les milieux sont transparents, la chambre antérieure paraît très peu profonde.

Les pupilles sont très petites, sensiblement égales, la gauche cependant un peu plus large que la droite, ovalaire sans coupure ; la droite est surtout un peu aplatie de haut en bas ; leur irrégularité s'accentue par l'atropinisation et elles restent moyennement dilatées. Les deux pupilles sont absolument immobiles à la lumière.

Les globes oculaires paraissent un peu saillants ; la mobilité des yeux n'est qu'assez bonne dans les différentes directions ; il y a quelques secousses dans les positions transversales. Les sacs lacrymaux forment sous la peau une saillie notable quoiqu'ils ne soient nullement durs. La sensibilité oculaire à la pression est diminuée.

Il se tient bien les pieds réunis, que les yeux soient ouverts ou fermés ; il tourne assez facilement. Il marche bien sans talonner, à petits pas. Aucune incoordination des membres supérieurs ni inférieurs. La motilité de tous les segments est bonne, mais il n'est pas très fort.

Les réflexes rotuliens et achilléens sont nuls, les radiaux existent, les olécrâniens semblent paradoxaux, surtout à droite. Le réflexe crémastérien est net à droite, très faible ou nul à gauche ; les réflexes abdominaux sont très faibles. Le réflexe plantaire se fait en flexion à droite, il est difficile à trouver à gauche, mais il semble être aussi en flexion.

Le réflexe pharyngien est aboli.

Le malade n'a pas et n'a jamais eu de douleurs fulgurantes ; il a eu seulement, il y a deux semaines, pendant quelques jours une douleur dans la fesse droite avec irradiations dans les bourses.

La sensibilité est normale partout au contact, à la piqûre et au pincement. La sensibilité périorbitaire est normale. La sensibilité du diapason est normale, aux membres supérieurs (8 et demi à la main), moyennement diminuée aux membres inférieurs (5 à gauche, 6 à droite).

Le malade a des douleurs d'estomac qui sont nettement en relation avec les repas ; elles surviennent toujours une ou deux heures après le repas, elles durent une heure ou deux, et sont plus fortes quand le repas a été un peu copieux ; aussi cherche-t-il à les éviter en mangeant peu. Après s'être produites pendant une huitaine de jours à la suite de chaque repas, elles s'interrompent pendant une quinzaine. Elles siègent plutôt dans l'hypochondre gauche qu'à l'épigastre ; elles produisent l'effet d'un point de côté, d'une torsion ou d'un déchirement de l'estomac, mais nullement la brusquerie de douleurs lancinantes. Elles ne sont jamais accompagnées de vomissements.

Il n'y a aucun trouble urinaire, si ce n'est que la miction est très lente, mais non retardée, le malade n'est pas obligé d'attendre; il n'y a pas d'incontinence des dernières gouttes ; il n'urine qu'une fois la nuit.

Pas de désirs sexuels, pas d'érections ; cependant il ne paraît pas être impuissant.

La montre n'est entendue qu'à 5 centimètres à droite et à gauche. Rinne positif ; il n'entend pas le diapason sur le vertex. Le goût et l'odorat sont très bons.

La nutrition générale est assez mauvaise, il a un faciès quelque peu cachectique, il est amaigri, mais il a toujours été maigre ; la peau est flasque, on voit qu'il a beaucoup maigri. Son ventre est pendant, en besace à triple saillie.

Il existe une hernie gauche moyennement volumineuse.

Quoiqu'il affirme n'avoir jamais eu de paralysie si ce n'est un peu de faiblesse des doigts dans la main droite après son accident en 1898, le menton est un peu dévié à gauche, et la langue est très nettement déviée du même côté.

En résumé, le malade n'a jamais eu d'autre symptôme de tabes que la cécité et l'abolition des réflexes avec quelques douleurs vagues, si l'on élimine des douleurs gastriques dont la relation avec le tabes n'est nullement certaine. La nutrition générale est cependant actuellement très atteinte, mais le malade à soixante et un ans.

OBSERVATION XVI. — LEED..., quarante-deux ans, ciseleur, entré à Bicêtre le 17 avril 1903.

Antécédents héréditaires. — Son père s'est suicidé à la suite de mauvaises affaires. Il était bien portant.

Sa mère est morte « asthmatique » à cinquante-cinq ans.

Un frère est bien portant, il a quarante-quatre ans.

N'a perdu ni frère ni sœur.

Antécédents personnels. — A eu la syphilis à dix-huit ans en 1879 : chancre à la verge, à la suite plaques muqueuses buccales, peut-être roséole (?) Pas de céphalées. Il s'est mal soigné ; pendant deux mois et demi seulement il a suivi un traitement à l'iodure de potassium et au protoiodure de mercure.

Il s'est marié à vingt-huit ans ; sa femme a fait quelques mois après, une fausse couche ; l'année suivante elle a eu un enfant qui a maintenant douze ans et est bien portant ; elle-même est bien portante.

Il a eu des bronchites répétées.

Histoire de la maladie. — En 1891, à trente ans, il commence à ressentir quelques douleurs surtout dans les bras et les mains, douleurs vives, apparaissant brusquement et disparaissant de même, comme des coups de couteau, durant quelquefois pendant une journée ou deux et séparées par de longs intervalles de repos.

Vers trente-deux ou trente-trois ans, il a eu des douleurs persistantes, fixes et sourdes en différents points du corps et des membres ; surtout quand il était couché sur le dos ; elles duraient huit jours, disparaissaient, puis revenaient au bout d'un mois ; il les atténuait par la pression. Les douleurs lancinantes dans les jambes apparaissaient alors de temps à autre, mais elles ne sont devenues vraiment fortes et longues que vers trente-six ans (1897).

Vers trente-six ans également, il a eu des crises de diarrhée abondante sans douleurs, durant quatre ou cinq jours et résistant à tout médicament et à tout régime.

. Vers l'âge de trente-sept ans, un matin, après avoir eu des douleurs violentes dans le bras gauche, il sentit sa main gauche engourdie et insensible ; il ne put plus se servir de ses outils de ciseleur et depuis il n'a plus pu travailler. Il n'a pas eu de paralysie véritable, mais le métier de ciseleur exige une trop grande délicatesse de main pour qu'il ait pu le continuer.

Six mois après, même sensation subjective d'engourdissement aux orteils gauches, puis un mois plus tard aux orteils droits. En même temps, la marche devenait vacillante, il titubait légèrement ; par moments ses jambes fléchissaient sous lui, mais sans le faire tomber. La marche s'est beaucoup troublée dans le courant des six mois suivants. Il remarqua, en outre, que certains territoires de ses membres inférieurs restaient insensibles au contact alors qu'ils restaient sensibles à la piqûre.

Il est alors allé consulter M. Babinski qui lui fit faire quatorze piqûres de calomel (1898). Pendant ce traitement, sa main droite a présenté les mêmes troubles que les autres extrémités.

Trois mois après la cessation du traitement il ne pouvait plus marcher qu'accompagné.

Depuis 1898 et 1899, il présente de la dermographie ; la pression provoque une tache rouge avec centre blanc surélevé.

Depuis 1900, il ne sent plus le passage de l'urine pendant la miction, ni des matières pendant la défécation.

Depuis 1902, il éprouve des douleurs intestinales analogues à ses douleurs de jambes et non accompagnées de diarrhée.

La diminution de la vue ne s'est fait sentir qu'en janvier 1903 : il est allé de nouveau consulter M. Babinski qui lui a fait une nouvelle série de dix-sept piqûres de calomel ; malgré ces piqûres la vue a baissé très notablement et à son entrée à Bicêtre en avril 1903, il distingue seulement la silhouette des personnes. Il n'a jamais vu double.

Examen en avril 1903. — Il distingue juste le contour de la figure des personnes qui sont devant lui ; quand elles sont en pleine lumière, il voit si elles sont brunes ou blondes, mais n'en distingue pas les traits. Il voit sa main, mais ne distingue ses doigts entre eux que quand ils sont écartés. L'œil droit voit seulement dans quelle direction est un bec de gaz placé à 50 centimètres, l'œil gauche compte difficilement les doigts à 2 mètres. A l'ophthalmoscope, atrophie papillaire simple, sans œdème péripapillaire.

Les pupilles sont petites, mais non punctiformes. Elles ne réagissent pas du tout à la lumière, mais réagissent bien à l'accommodation. La motilité des globes oculaires est normale, les réflexes palpébraux sont exagérés : la chaleur de la lampe, le contact, etc., provoquent une violente réaction.

La démarche avec l'aide d'une canne est nettement incoordonnée, quoiqu'il faille faire la part de la cécité récente dans les troubles de la locomotion. Le malade ne peut se tenir debout, les jambes réunies ou même légèrement écartées. On constate une incoordination nette quand, le malade étant couché, on lui fait toucher la main avec la pointe du pied ; il lui est difficile de limiter le mouvement. Il existe du ballottement des deux pieds, mais pas d'hypotonie. Il n'existe pas d'incoordination des membres supérieurs.

Réflexes rotuliens et achilléens complètement abolis. Réflexes crémastériens et abdominaux abolis. La recherche du réflexe plantaire montre à un premier examen de l'immobilité des orteils avec un retrait du pied, à un deuxième examen un chatouillement très léger provoque de la flexion à droite, de l'extension à gauche. A gauche aussi, existe le phénomène de Strümpell, c'est-à-dire l'adduction avec rotation interne du pied quand le malade s'oppose aux tentatives de flexion de sa jambe ; à ce phénomène, Strümpell a attribué la même valeur qu'au signe de Babinski.

La concomitance de ces deux signes est peut-être à rappr cher de l'engourdissement qui a débuté et qui est toujours plus prononcé sur les membres supérieur et inférieur gauches.

Crises douloureuses dans les bras ou les jambes tous les huit ou dix jours. En dehors de ces crises, douleurs continues avec exacerbation toutes les deux ou trois minutes en six endroits symétriques, au dire du malade : les deux aines, les deux hanches, le haut des deux fesses.

La sensibilité au contact est abolie sur les membres inférieurs jusqu'à la racine des cuisses ; la sensibilité à la piqûre est conservée, mais elle est très diminuée sur le côté externe de la cuisse gauche et sur les côtés externe et interne de la cuisse droite ; les jambes sont un peu plus sensibles à la piqûre, surtout la jambe droite.

La sensibilité tactile, mesurée par M. Rousseau avec une aiguille du poids de 40 centigrammes, est également abolie sur le bord externe de la face dorsale et sur le bord interne de la face ventrale du bras gauche, ainsi que sur le bord interne de la face ventrale du bras droit ; elle est très diminuée sur la face dorsale du même bras, et des deux côtés depuis l'extrémité de la main jusqu'au milieu de l'avant-bras. La sensibilité à la piqûre est très diminuée sur le bord interne des deux bras et sur toute leur région cubitale (ventrale et dorsale).

Perte de la notion de position des membres : il perd toujours ses jambes dans son lit.

Le sens stéréognostique est complètement aboli pour les deux mains ; il lui est impossible de reconnaître un crayon, un porte-plume en fer, une clef ; il lui est impossible de compter avec une seule main ces trois objets ; il sent toutefois qu'il y a une plus grande épaisseur quand il s'agit d'une montre que quand il s'agit d'un sou.

Jamais de douleurs gastriques ni de vomissements, mais des douleurs intestinales survenant par accès persistent depuis un an. Pas de troubles laryngés. Pas d'atrophie de la langue. Pas de troubles urinaires sauf un léger degré d'incontinence quand il fait un effort pour aller à la selle.

Il a conservé des idées génitales et a des érections et des rapports sexuels. Il a eu des éjaculations nocturnes assez fréquentes autrefois, il n'en a plus maintenant.

Ouïe bonne des deux côtés : entend la montre à 30 ou 40 centimètres.

Nutrition générale bien conservée, pèse 57 kg. 500.

Examen du 9 novembre 1903. — La vue a beaucoup diminué depuis l'entrée à Bicêtre : il distingue aujourd'hui à peine le jour de la nuit ; il ne voit le jour que quand il est dehors et ne se rend pas compte quand il fait du soleil. Il ne voit plus du tout les figures, il reconnaît à peine la position d'un bec de gaz comme une vague lueur, il perçoit une lampe électrique que l'on allume contre son œil comme une étincelle.

Papilles blanches, assez nettement en pain à cacheter quand on les examine à l'image renversée, mais présentant sur les bords à l'image droite de petites taches de pigment et de petites irrégularités. Les artères sont petites relativement au volume des veines.

Les pupilles sont un peu inégales, régulières, la droite étant un peu plus grande; elles sont absolument immobiles à la lumière et à l'accommodation ; elles se dilatent assez bien à l'atropine.

Il ne peut absolument pas se tenir debout, même énergiquement soutenu, parce qu'il ne voit plus et qu'il ne sent plus où il a les jambes. En se tenant à une barre de lit, il peut encore se soutenir parce que la barre est froide et que les paumes des mains sentent encore un peu. Les mouvements des membres inférieurs sont des plus incoordonnés. Notable incoordination des membres supérieurs.

Tous les réflexes tendineux font absolument défaut. Le réflexe crémastérien est absent, le réflexe abdominal existe, mais assez faible des deux côtés. Les orteils restent immobiles au chatouillement de la plante. Le signe de Strümpell, plusieurs fois recherché, n'a pu être retrouvé. Le réflexe pharyngien est très diminué.

Les douleurs des membres sont à peu près semblables à celles du début, elles diminuent cependant un peu d'intensité, mais elles sont très fréquentes, reprennent tous les trois ou quatre jours, parfois seulement tous les huit ou dix jours ; elles sont lancinantes, térébrantes, brûlantes, surviennent simultanément dans plusieurs segments de membres (cuisses, genoux, bras, coudes, etc.), mais ne parcourent jamais les membres de la racine à leur extrémité. Les douleurs continues et paroxystiques des hanches, qui étaient parmi les plus pénibles, ont disparu depuis le mois de juillet ou août en même temps que les douleurs abdominales ; actuellement il a des douleurs fixes et continues assez fortes dans les lombes, de chaque côté de la colonne vertébrale.

La sensibilité au contact est à peu près abolie pour les membres inférieurs, très diminuée à peu près partout ailleurs. Il sent la piqûre comme une brûlure, particulièrement à la plante des pieds où le simple frottement est extrêmement douloureux ; les mêmes zones d'hypoalgésie, qu'on a constatées au mois d'avril, existent. Pas d'anesthésie périorbitaire ni d'anesthésie des globes oculaires à la pression. Il sent partout le chaud et le froid, mais avec quelque hésitation et un très grand retard aux membres inférieurs et surtout aux jambes. Lorsqu'il arrive à sentir le chaud et le froid, il les sent d'une façon tout à fait excessive, c'est ainsi qu'il se sent « rôti » quand on le met dans un bain à une température tout à fait ordinaire. Il ne sent aucunement le sol sur lequel il a les pieds, ne sait pas s'il est sur un tapis ou sur un parquet, mais sent seulement que le sol est plus ou moins froid.

Il ne se rend absolument pas compte de la position de ses membres inférieurs ; quand on lui demande de toucher ses pieds, il n'arrive à les sentir, quand il les tient dans la main, que parce qu'ils sont froids. Il se rend très mal compte de la position de ses mains et de ses avant-bras.

Le sens musculaire est extrêmement altéré, surtout aux membres inférieurs, mais également aux membres supérieurs ; il ne sent assez bien les différents mouvements provoqués des segments de ses membres que quand on fait remuer l'épaule, mais, par exemple, il ne retrouve pas sa main quand on la déplace, le coude restant appuyé.

Le sens stéréognostique est à peu près nul, il sent seulement les « angles » des objets.

La sensibilité au diapason est extrêmement diminuée partout : aux tibias zéro à droite, et demi à gauche ; aux mains, 1 et demi à droite, 2 à gauche.

Il n'a pas de sensations subjectives de froid ni de bouffées de chaleur.

Aucun trouble gastrique ni laryngé. Ni étouffement, ni palpitation, rien au cœur.

Il ne sent pas le besoin d'uriner, il urine par raison sans cependant être obligé d'attendre et de pousser ; il ne sent pas le passage de l'urine, cependant il n'a jamais uriné au lit, il ne perd même pas actuellement ni les premières ni les dernières gouttes.

Ne sent pas le passage des matières et ne se rend compte qu'il a été à la selle que par la sensation de vide abdominal ; il sent cependant le besoin d'aller à la selle.

Les érections sont très fréquentes, toutes les nuits, elles sont exagérées et même gênantes quoique non désagréables. La puissance sexuelle est restée normale et le malade se plaint de ne pouvoir en user assez depuis son entrée à Bicêtre. Pollutions nocturnes assez fréquentes par rêves sexuels.

L'ouïe est assez bonne ; il entend la montre à 30 ou 40 centimètres des deux côtés. Rinne et Weber normaux. Le goût et l'odorat sont bons.

L'état mental est excellent ; malgré l'évolution récente et rapide de sa cécité il a conservé un très bon caractère et même assez de bonne humeur.

La nutrition générale est très bonne : il est très fort, bien musclé, pas obèse, sa peau n'est pas ridée, son faciès est plein et bien coloré, il engraisse ; alors qu'il pesait 57 kg. 500 au mois d'avril, il pèse maintenant 62 kg. 300. Il mesure 1 m. 67. Il ne présente aucun trouble trophique. Dermographisme très marqué.

En résumé, la diminution de la vue a été presque le dernier symptôme du tabes ; auparavant avaient apparu des douleurs, des troubles de sensibilité objective et subjective très marqués, une forte incoordination, des crises intestinales, une anesthésie vésico-rectale très prononcée. La cécité est toujours en évolution très rapide, et, depuis qu'elle évolue, les douleurs ont augmenté de fréquence, si elles ont diminué un peu d'intensité, les troubles de la sensibilité objective et surtout musculaire et l'ataxie sont maintenant à peu près au maximum.

II. — MALADES DÉCÉDÉS.

A. — TABÉTISANTS.

OBSERVATION XVII. — ANG... (Victor-Louis), soixante-six ans. Entré à Bicêtre le 4 mars 1901, mort le 4 décembre 1901.

Antécédents personnels. — N'a eu aucune maladie infectieuse.

Affirme nettement n'avoir pas eu de syphilis. A été soldat en Afrique.

Il est marié, il a eu deux enfants qui sont bien portants ; sa femme n'a pas eu de fausse couche, pas de maladie nerveuse dans sa famille.

Malgré son métier de couvreur il n'a jamais fait de chute.

Histoire de la maladie. — Il semble que le début se soit fait vers 1889 par des douleurs dans les membres inférieurs : ces douleurs revêtaient le caractère fulgurant, elles survenaient par crises très violentes, l'empêchant de travailler ainsi que de rester couché.

En 1891, la perte de la vue s'est faite rapidement : un jour, en passant devant la mairie, il s'est aperçu qu'il voyait très mal l'heure à l'horloge ; il voyait comme dans un brouillard, mais son champ visuel ne s'est pas rétréci, il n'a jamais vu comme dans un entonnoir. Dès le premier jour il voyait si mal qu'il a dû cesser tout travail. Le lendemain il est allé consulter aux Quinze-Vingts où on l'a soumis probablement au traitement ioduré.

A partir de ce jour l'état de la vision est resté quelque temps le même, puis le brouillard s'est progressivement épaissi.

Il a eu une très légère diplopie, car l'année suivante, quand on a fait un examen de l'acuité visuelle à l'échelle de Snellen, il aurait vu les lettres doubles ; mais il n'a jamais eu de grande diplopie, il n'a jamais vu, par exemple, les trottoirs doubles.

Vers 1892, M. Abadie aurait fait une opération à gauche (iridectomie ?) ; à partir de ce moment l'œil gauche n'aurait plus vu du tout et trois jours après l'œil droit n'aurait plus vu non plus.

Depuis lors, le malade n'a pas cessé d'avoir des douleurs ; ces

douleurs viennent au moins toutes les semaines, elles durent douze
à trente-six heures, elles sont très fortes ; elles occupent les membres
inférieurs ; mais depuis une récente vaccination le malade a aussi
quelques douleurs dans le membre supérieur gauche.

Depuis peu de temps avant son entrée, le malade présente un peu
d'incontinence relative, surtout nocturne.

Examen à son entrée (*mars* 1901). — La cécité est absolue.

Les pupilles sont extrêmement dilatées des deux côtés, mais surtout
à gauche. On ne constate aucun réflexe lumineux. Ptosis double
prononcé. L'œil droit a tendance à se placer en strabisme externe.

Pas d'incoordination, pas de Romberg ; peut se tenir plusieurs
secondes sur une seule jambe. Marche bien à la condition qu'on le
conduise. Pas d'ataxie des membres supérieurs ; est capable de
boutonner sa chemise avec l'une ou l'autre main.

Réflexes rotuliens abolis. Réflexes crémastériens abolis. Réflexe
pharyngé conservé.

Douleurs fulgurantes des membres inférieurs toujours fréquentes
et violentes, mais n'en a pas au moment où on l'examine.

Sensibilité tactile et douloureuse conservée partout ; aucun retard
ni perversion des sensations. Pas d'anesthésie cubitale à la pression.
Pas d'anesthésie mammaire ni épigastrique. Pas de fourmillements ni
de paresthésies quelconques dans les membres supérieurs ou inférieurs.

Aucune crise viscérale.

Perd quelquefois un peu ses urines la nuit.

A eu des rapports sexuels jusqu'à la mort de sa femme en 1887 ;
depuis cette époque, il n'a plus aucun désir sexuel.

Pas de bourdonnements d'oreilles, pas de céphalalgies.

Il y a beaucoup de vague dans la manière dont le malade répond
aux questions ; il croit être en 1999. Le malade est chauve, très ridé ;
l'état de sa nutrition, sans être mauvais, est cependant médiocre ; les
traits sont un peu tirés, mais le malade a soixante-six ans.

Entré à l'infirmerie le 21 novembre 1901 pour de la diarrhée et de la
dyspnée, on le trouve en asystolie ; il a un souffle systolique et diasto-
lique mitral, un souffle systolique tricuspidien ; il se cachectise rapidement et meurt le 4 décembre 1901.

En résumé, après un début qui s'était fait par des douleurs et une
disparition des désirs sexuels, la cécité apparut rapidement, presque
brusquement, dix ans avant sa mort : depuis lors des douleurs ont
persisté, aussi fortes et aussi fréquentes, mais il ne s'est développé ni
incoordination, ni troubles sensitifs objectifs, ni aucune crise viscé-

rale, seulement un peu d'incontinence nocturne parfois : la nutrition générale était médiocre, mais le malade avait soixante-six ans au moment de l'examen.

Observation XVIII. — Bout... (Mathurin-Alexandre), trente-cinq ans, paveur. Entré à Bicêtre le 5 janvier 1898, mort le 31 août 1900.

Antécédents héréditaires. — Rien de particulier.

Antécédents personnels. — Syphilis en 1888 : petit chancre, bubons, plaques muqueuses dans la gorge et la bouche, ni roséole, ni autre éruption cutanée, ni alopécie.

Rougeole dans l'enfance.

Histoire de la maladie. — Le début de l'affection paraît s'être fait brusquement en février 1893, par des troubles de la vue : à cette époque, il s'est, un jour, aperçu que les lettres du journal lui paraissaient petites et qu'il les lisait très difficilement ; quatre jours après il ne pouvait plus lire du tout. Il voyait encore nettement les objets éloignés, il n'avait aucun trouble de la marche, il put continuer son métier de paveur. Il alla, cependant, consulter aux Quinze-Vingts où on lui ordonna de l'iodure de potassium : au bout de quinze jours, la vue était sensiblement améliorée, il pouvait lire presque comme avant.

Vers 1894, il a vu double pendant quelques semaines.

Depuis l'hiver de 1896, il a eu des douleurs fulgurantes dans les jambes qui ne l'ont pas empêché de travailler.

Au commencement de 1896, sa vue se perdit de nouveau au point qu'il pouvait à peine se conduire : un brouillard s'épaississait devant ses yeux ; il n'a jamais vu comme dans un entonnoir. En même temps se développaient une paralysie oculaire qui existe encore et des troubles de la marche ; la marche devenait difficile ; il jetait les jambes de côté ; la parole devenait un peu spasmodique. Il entra à Lariboisière, dans le service de M. Delens, le 10 novembre 1896 : au bout de quelques jours il ne voyait plus du tout. Après un séjour de quatorze mois à Lariboisière, il entra à Bicêtre en janvier 1898.

Examen en janvier 1898. — Le malade ne voit que des ombres, mais suffisamment pour distinguer un homme d'une femme. Atrophie papillaire des deux côtés. Du côté gauche cicatrice adhérente irido-cornéenne consécutive à un traumatisme antérieur (coup de couteau à l'âge de cinq ans). Le réflexe pupillaire à lumière paraît disparu.

Paralysie du droit externe de l'œil droit : l'œil droit est dévié en dedans, l'œil gauche subit une déviation secondaire dans le même sens, mais lorsqu'on dit au malade de regarder un objet placé à droite avec son œil droit, la déviation secondaire de l'œil gauche en dedans, est beaucoup plus considérable que celle de l'œil droit quand on répète l'expérience du côté opposé. De plus, le malade ne peut porter en dehors son œil droit, tandis que ce mouvement se fait complètement et facilement pour l'œil gauche.

Le Romberg existe et le malade ne peut rester debout les pieds joints. Dans la marche il jette un peu ses jambes de côté, il marche les jambes écartées et chancelle lorsqu'on lui dit de tourner brusquement. La préhension paraît conservée ; la vue étant très atteinte, le malade hésite avant de prendre un objet.

Réflexes rotuliens complètement abolis des deux côtés.

Douleurs fulgurantes dans les jambes. Il a eu aussi quelques douleurs en ceinture au niveau du thorax.

Sensibilités au contact, à la douleur, au froid et au chaud conservées partout. Sens musculaire complètement conservé, de même que la notion de poids : le malade peut saisir sans difficulté qu'il existe une différence entre le poids d'un porte-plume et celui d'un couvercle d'encrier. Sens stéréognostique conservé.

Pas de troubles gastriques.

A eu un peu d'incontinence et de rétention d'urine relative : n'a pas de troubles de la miction pour un moment.

Examen en juin 1900. — Il voit encore les arbres, les maisons, mais ne voit pas assez bien pour se conduire. Le réflexe lumineux manque complètement.

Marche bien et tourne facilement. Peut se tenir sur un seul pied.

Absence complète de réflexes rotuliens. N'a plus eu de douleurs fulgurantes depuis un an, ce qu'il attribue au traitement continu par l'iodure. Hypoalgésie des jambes avec analgésie de leur face interne ; hyperesthésie en ceinture au niveau du thorax.

Pas de troubles gastro-intestinaux.

Urine difficilement, troubles typiques de la miction.

Pas de troubles génitaux ; érections persistent ; continue à avoir des rapports sexuels.

Parole un peu altérée, un peu spasmodique, depuis 1896 (?). Etat psychique de contentement, d'espoir dans les effets du traitement suivi, qui, rapproché du caractère spécial de la parole, éveille l'idée d'une paralysie générale possible.

Aspect général excellent ; les traits ne sont pas tirés ; les reliefs musculaires sont normaux, aucune atrophie, poids 82 kg. 500. Taille 1 m. 67.

Évolution terminale. — Le 30 août 1900, il a présenté des phénomènes d'excitation vive, il a ri et chanté toute la nuit « parce qu'il va beaucoup mieux et qu'il voit depuis quelques jours les choses et les gens ». Il voit surtout le soir et distingue, dit-il, les bancs, les arbres et les clôtures des jardins. On constate qu'il voit en réalité, car il peut retrouver une personne dans la salle sans être guidé par le son de la voix jusqu'à 4 ou 5 mètres de distance. Comme il prétend marcher et courir avec la plus grande facilité, on le fait marcher et courir, et l'on voit qu'il sait éviter une table de nuit accidentellement placée devant lui. Il semble que ses pupilles réagissent un peu (?). Il n'a toujours pas de réflexes rotuliens.

Le lendemain 31 août, le malade est monté seul dans les cabinets du troisième étage et quelques minutes après on l'a retrouvé sur le sol le crâne fracturé : il s'était jeté par la fenêtre. Le matin même il avait dit à ses camarades « qu'il était facile de se suicider quand on le voulait, que ce n'était pas son devoir, mais qu'il aurait certainement le courage de le faire s'il le voulait ».

En résumé, le début s'est fait par des troubles de la vue qui se sont améliorés; puis, avec une reprise plus forte des troubles visuels qui a abouti à la cécité, ont paru des douleurs fulgurantes. Ces douleurs se sont calmées et ont disparu au bout de deux ans et demi; il n'y a eu aucun trouble viscéral que quelques troubles urinaires, et une incoordination assez limitée, la nutrition est restée excellente. Les troubles mentaux qui ont abouti au suicide font penser à la paralysie générale quoiqu'ils aient présenté un aspect un peu spécial.

OBSERVATION XIX. — COTTEN... (Louis), soixante et un ans, chanteur ambulant. Entré à Bicêtre le 27 décembre 1899, mort le 20 septembre 1902.

Antécédents héréditaires. — Père mort à cinquante-six ans d'une affection pulmonaire.

Mère morte âgée.

Une sœur est morte à cinquante ans, atteinte de paralysie. Un frère est mort d'une affection stomacale.

A encore une sœur actuellement bien portante.

Pas d'autres maladies nerveuses dans la famille.

Antécédents personnels. — A vingt-quatre ans, en 1864, étant soldat au Mexique, il eut un petit chancre induré : il eut ensuite une seule fois une angine ; aucune autre manifestation secondaire.

Aucune autre maladie infectieuse.

En juin 1898, étant déjà tabétique depuis longtemps, il fut renversé par une voiture de brasseur qui lui écrasa la jambe droite : on dut faire l'amputation au tiers inférieur de la cuisse.

Histoire de la maladie. — Le début remonte à 1871. Il s'est fait par un affaiblissement progressif de la vue qui a commencé par l'œil gauche; jusqu'en 1876, il a pu continuer son métier de papetier; à partir de 1879 ou 1880, il ne distinguait plus le jour de la nuit; jusqu'en 1881, il aurait encore vu le disque solaire. A partir de cette date, la cécité fut absolue. Les oculistes lui auraient dit déjà, peu après le début, qu'il n'y avait rien à faire. M. Panas parla, en 1880, d'une « atrophie des nerfs optiques »; il n'a jamais vu double.

Impuissance depuis 1894 ou 1895, plus d'érections depuis 1898 ou 1899.

Troubles urinaires depuis 1897 ou 1898 : envies impérieuses, mictions retardées, quelquefois incontinence.

En 1898, a vu à plusieurs reprises des traînées de feu au point que plusieurs fois il fut tenté de crier « au feu »; ces sensations ne se sont pas reproduites. Semble avoir eu vers 1897 quelques douleurs, mais pas très fortes, térébrantes et non fulgurantes; elles n'ont duré que quelques années; il en a peu gardé le souvenir.

Il affirme avoir toujours très bien marché jusqu'en 1898, époque où il fut écrasé par une voiture et on lui amputa la cuisse droite.

Examen en mai 1900. — Cécité absolue. Strabisme externe de l'œil gauche; la paralysie a dû survenir depuis la cécité puisqu'il n'a jamais vu double. Les deux paupières sont un peu abaissées sans ptosis vrai.

Il ne se tient pas bien actuellement sur sa jambe de bois; il a une grande appréhension de l'instabilité; on ne peut cependant pas dire en le faisant marcher qu'il y ait de l'incoordination; il peut presque se tenir à cloche-pied sur la jambe gauche.

Rien aux membres supérieurs.

Perte du réflexe rotulien (gauche).

Pas de douleurs vraies, mais il a quelquefois, pendant deux ou trois jours, des plaques sensibles au toucher disséminées un peu partout sans localisation spéciale.

Un peu d'hypoalgésie de la jambe droite jusqu'au genou. Pas de crises ni de phénomènes gastriques. Parfois un peu de reprise sonore de l'inspiration.

Pousse un peu pour uriner; pas d'incontinence relative, mais a eu parfois un peu d'incontinence.

Impuissance.

Ouïe très bonne. Il existe une certaine émaciation de la face, il a le

« teint tabétique » et un peu de faciès tabétique ; les orbites sont excavées, avec coloration bistrée.

Examen en novembre 1901. — Cécité absolue. Plus de lueurs subjectives, d'hallucinations visuelles.

Réflexe rotulien de la jambe gauche affaibli, mais il semble qu'on le constate.

Pas de douleurs, pas de troubles gastro-intestinaux.

Sensibilité conservée partout dans ses différents modes.

Incontinence d'urine depuis deux ou trois mois, envies impérieuses, dernières gouttes involontaires.

Ni puissance sexuelle, ni érections.

La nutrition laisse passablement à désirer, il est maigre, sa peau est plutôt mince, et son teint assez pâle.

Examen en juillet 1902. — Cécité absolue.

Mobilité bonne, équilibre statique de la jambe gauche bon. Se sert de sa main avec autant d'habileté qu'un autre aveugle, mange seul convenablement, n'a pas de métier, mais n'est pas maladroit.

Abolition du réflexe rotulien, mais de temps en temps on constate une contraction du quadriceps crural en retard sur la percussion, peut-être volontaire. Réflexe crémastérien aboli, réflexe abdominal conservé. Flexion des orteils.

Pas de douleurs fulgurantes.

« Masque tabétique ».

Incontinence des urines.

Pas d'érections.

Nutrition très atteinte.

Il lui est arrivé de temps en temps de perdre un peu la tête, de dire des bêtises, des « choses sales », mais n'a pas eu d'idées de persécution ni de grandeur.

Evolution terminale. — Vers le mois d'août (?) aurait eu une attaque de paralysie pour laquelle il n'est pas entré à l'infirmerie ; depuis ce temps il a traîné, s'est affaissé, n'est plus sorti que trois ou quatre fois, il restait constamment au lit et était devenu gâteux. Transporté à l'infirmerie le 20 septembre 1902 avec des phénomènes dyspnéiques, il y est mort dans la nuit même.

En résumé, la cécité a évolué très longtemps avant les autres troubles et très lentement (de 1871 à 1879 et même 1881) ; ensuite sont survenues l'impuissance, l'incontinence d'urine, l'atteinte assez forte de la nutrition générale ; il n'y a jamais eu de douleurs bien fortes ; il n'y a

jamais eu de crises viscérales, ni d'incoordination manifeste. Tardivement il est devenu un peu gâteux et un peu dément.

Observation XX. — Cous... (Jules), quarante-deux ans, imprimeur.
Entré à Bicêtre en septembre 1895, mort le 25 août 1897.

Antécédents héréditaires. — Pas de maladie nerveuse dans sa famille.

Antécédents personnels. — Ne reconnaît pas avoir eu la syphilis.

Histoire de la maladie. — Le début s'est fait, en 1886, par des douleurs fulgurantes qui ont persisté depuis, plus ou moins violentes.

En septembre 1891, la vue commence à baisser tout doucement ; il
s'en aperçut tout d'abord en lisant. En même temps le malade éprouva
quelques difficultés à marcher.

En 1894, il fit une chute dans un escalier en descendant une armoire
et tomba sur le genou gauche. Il n'avait eu ni effondrement ni fléchissement des jambes. Quelques temps après, le genou commença à grossir
graduellement, il souffrait beaucoup, mais put continuer à travailler ;
on lui mit un appareil silicaté à la Charité. En janvier 1895, M. Reynier
lui fit une résection du genou gauche pour une « arthrite fongueuse » ;
il est à supposer que cette arthrite était peut-être une arthropathie
tabétique. Depuis lors, ankylose du genou gauche. Les douleurs
fulgurantes ont augmenté jusqu'au moment de l'opération, elles ont
diminué à ce moment, puis sont revenues au moment de son entrée à
Bicêtre. Il a vu clair jusque vers la fin de 1895 : à partir de ce moment
l'état des yeux est resté le même.

Examen en 1896. — Cécité à peu près complète. Papilles très
blanches, à contours nets, à vaisseaux petits et bien dessinés. Pupille
droite plus large que la gauche, le réflexe lumineux existe encore,
mais paresseux.

Difficulté à marcher (en aurait eu déjà avant la résection du genou),
marche avec deux cannes, mais peu d'incoordination et à peine un
léger Romberg.

Pas d'incoordination des membres supérieurs.

Perte des réflexes rotuliens.

Douleurs fulgurantes dans les jambes, douleurs lancinantes dans les
bras et les épaules, douleurs vagues dans les reins. Sensibilité au
contact et à la piqûre existe partout. Analgésie du cubital et du
péronier.

Pas de troubles gastriques, pas de crises laryngées. Constipation.
Pas de troubles urinaires ; a perdu quelquefois quelques gouttes
d'urine dans son pantalon ; urine souvent très peu.

Examen en février 1897. — Il entre à l'infirmerie pour des vertiges et des troubles psychiques particuliers.

Cécité absolue.

Pas d'incoordination des mouvements.

Abolition du réflexe rotulien.

Douleurs fulgurantes dans les membres inférieurs.

La sensibilité paraît assez diminuée dans les membres inférieurs avec retard dans la perception des sensations de douleur, de chaud et de froid.

État psychique spécial, sensations de vertige ; le malade se voit brusquement auprès de précipices et est pris de vertiges le jour comme la nuit ; il a l'impression d'être dans le vide. Il lui semble quelquefois que son lit est agité de mouvements. Il voit des bêtes bizarres. Il se plaint d'insomnie et de maux de tête.

La parole est hésitante ; il est lent à comprendre ce qu'on lui dit et à y répondre.

Évolution terminale. — Le malade entre de nouveau à l'infirmerie le 20 avril 1897. Troubles de la parole. Parole lente, hésitante ; il prononce certains mots de façon défectueuse, « palorama » pour panorama, etc., avec hésitation très analogue à celle de la paralysie générale.

Troubles psychiques : a eu une crise d'excitation très intense, on a eu la plus grande peine à le maintenir et on a été obligé de le camisoler.

Depuis quelque temps, il cachait des couteaux dans son matelas. Il croit que certaines personnes lui veulent du mal ; il dit que tout autour de lui on raconte qu'il est fou. La mémoire est assez bien conservée et le malade raconte exactement les faits antérieurs de son existence.

Mort le 25 août 1897.

En résumé, le début s'est fait par des douleurs fulgurantes qui ont été le seul signe de la maladie pendant huit ans. La cécité a évolué ensuite dans l'espace d'un an environ ; les douleurs ont momentanément diminué, puis repris. Pas d'incoordination très notable, pas de crise viscérale, pour ainsi dire pas de troubles urinaires, peut-être arthropathie tabétique du genou gauche. Troubles mentaux et troubles de la parole assez accusés dans les derniers mois faisant penser à la paralysie générale.

OBSERVATION XXI. — DEGR..., mort fin décembre 1898 à soixante-trois ans. Cécité complète depuis 1891. Nystagmus depuis 1893.

Incoordination faible, pas ou peu d'hypotonie. Signe de Romberg.

Abolition des réflexes rotuliens.

Douleurs dans les orteils.

A eu de l'incontinence d'urine.

Sujet bien musclé à son entrée à Bicêtre, en 1895.

Il aurait présenté, dès ce moment, des troubles psychiques très caractérisés (perte de la mémoire, affaiblissement intellectuel et quelques idées de persécution); depuis 1897, il était complètement gâteux et dément et absolument confiné au lit.

Mort fin décembre 1898.

Observation XXII. — Desmar..., courtier en photographie, soixante-cinq ans.

Entrée à Bicêtre en 1897.

Peut-être syphilis?

Atrophie des nerfs optiques constatée déjà par Fieuzal, Galézowski et Panas vers 1880. Il aurait eu quelques douleurs dans les jambes à partir de 1895.

En 1896, il aurait eu le talon droit coupé par une voiture.

A son entrée, quoique la cécité soit à peu près complète, il voit encore un peu le jour.

Il n'a pas d'incoordination, mais marche de travers à cause de la douleur qu'il ressent encore dans le membre inférieur droit.

Perte des réflexes rotuliens.

Il a encore quelques douleurs fulgurantes dans les jambes, mais ne s'en plaint pas spontanément.

Incontinence d'urine fréquente.

Il n'a pas du tout l'aspect cachectique; il a, au contraire, une bonne coloration du visage.

Mort le 5 mai 1900.

Observation XXIII. — Despr... (Auguste), quarante et un ans. Mort le 5 février 1903.

Antécédents héréditaires. — Père mort à cinquante-quatre ans d'un cancer de l'estomac.

Mère morte âgée.

Un frère et une sœur : le frère est bien portant, la sœur a des attaques de nerfs et des pertes de connaissance, probablement comitiales.

Antécédents personnels. — Bien portant dans sa jeunesse.

Marié : a eu six enfants, un d'une première femme qui est vivant, et cinq d'une seconde femme dont aucun n'a dépassé l'âge de trois mois.

Histoire de la maladie. — Depuis 1886, il aurait présenté une période d'excitation génitale très considérable.

En 1890, il a eu une crise de rétention d'urine qui a cédé au bout de deux jours. Trois mois après, il s'est aperçu qu'il avait de la faiblesse marquée dans les jambes, il les projetait en marchant à droite et à gauche. La faiblesse des jambes augmentant, il entre successivement dans les services de M. Pierre Marie qui fait le diagnostic de tabes, de M. Babinski qui diagnostique une compression de la moelle, puis de M. Déjerine qui diagnostique une abasie hystérique.

Entré à Bicêtre en 1891, il marchait d'abord avec des béquilles, puis avec une canne. Il en sort une première fois amélioré au bout de deux ans, marchant toujours avec ses béquilles, mais ne les gardant, disait-il, que comme sauvegarde.

La vue a commencé à baisser depuis le commencement de 1897 : diminution simple de l'acuité visuelle sans diplopie. Le 30 mai de la même année, il ne voyait plus à se conduire, mais à aucun moment il n'a cessé de distinguer le jour de la nuit.

Depuis 1890 il ressent des picotements dans les cuisses, dans les mollets, plus rarement dans les pieds et le dos.

Depuis avril 1897 engourdissement de l'annulaire et de l'auriculaire gauche et de l'auriculaire droit.

Il est rentré à Bicêtre pour la seconde fois en 1897, il a eu des douleurs en ceinture et des douleurs dans l'aisselle gauche depuis cette époque. Il a eu pendant un certain temps de l'incontinence d'urine.

En 1898, il ne voit que la lumière du jour, il est incapable de distinguer aucun objet. Atrophie blanche des deux papilles, légère zone grisâtre sur la partie interne du contour de la papille, les vaisseaux sont très nets.

Réflexes rotuliens complètement abolis, réflexes crémastériens très diminués, réflexes pharyngiens très faibles.

Troubles de la sensibilité : sensibilité au contact diminuée dans les deux membres inférieurs et au niveau de la main gauche. Sensibilité à la couleur conservée aux membres inférieurs, diminuée à la main gauche, surtout sur le bord cubital. Sensibilité au chaud presque abolie dans la jambe droite, depuis le mollet et dans le pied droit, diminuée aussi à la partie inférieure de l'avant-bras gauche ; sensibilité au froid diminuée seulement sur la partie inférieure de l'avant-bras gauche. Sens musculaire conservé ainsi que notion de position des membres.

Examen le 28 *mars* 1902. — Il distingue la lumière du jour. Pupilles très dilatées, la gauche plus que la droite, aucune réaction à la lumière.

Il marche avec des béquilles ou dans un chariot, il penche le corps en avant et ramène ses jambes en traînant la pointe du pied et en fléchissant à peine la jambe sur la cuisse. Hypotonie marquée. Il ne peut se tenir debout sans être appuyé.

Extension et flexion de la cuisse sur le bassin abolies ou diminuées ; extension de la jambe sur la cuisse excellente, flexion faible ; extension du pied sur la jambe bonne, flexion faible ; l'adduction des cuisses n'est forte que jusqu'à une distance de 10 centimètres entre les deux genoux.

Réflexes rotuliens et achilléens abolis.

Extension des orteils des deux côtés.

Quelques douleurs fulgurantes survenant tous les deux jours au moins, souvent dans les genoux ou les pieds. Sensation continuelle d'engourdissement dans les deux mains.

Incontinence d'urine goutte à goutte, mais néanmoins retard de la miction.

A encore des érections.

A des idées de suicide ; dit qu'il a tenté de se détruire en faisant des frictions mercurielles pendant trois jours sur les tempes, sur le flanc, etc., a eu une stomatite mercurielle intense : il dit qu'il a risqué à ce moment « quitte ou double ». Il a perdu la mémoire, il a des idées incohérentes et passe facilement d'une idée à l'autre. Il est sans cesse mécontent, demande à entrer à l'infirmerie et ne peut y rester quand il y est, ou n'y pense plus au bout de quelques instants. Très irritable par moments, à d'autres il se prête complaisamment à un examen prolongé.

Il entend mal de l'oreille gauche.

Depuis octobre 1901, ptosis incomplet, mais très net de la paupière supérieure gauche. Les deux yeux ont une convergence nettement insuffisante, l'élévation est également altérée.

Mort le 5 février 1903.

OBSERVATION XXIV. — Dudo..., soixante-quatre ans, sculpteur sur bois et pierre.

Entré à Bicêtre le 12 décembre 1887.

Mort le 28 juillet 1903.

Antécédents héréditaires. — Père mort d'un accident à soixante et un ans.

Mère morte à quatre-vingt-cinq ans.

A eu six frères et sœurs, quatre sont encore vivants.

Antécédents personnels. — A eu, à vingt et un ans, un chancre tout petit : aucun accident secondaire, ni sur la peau, ni sur les muqueuses, pas d'alopécie : s'est traité par l'iodure de potassium.

Pas de rhumatisme.

Marié, a eu quatre enfants qui sont bien portants.

Histoire de la maladie. — Le début s'est fait par des troubles de la vue en 1873, à trente-quatre ans : le matin il avait devant les yeux un brouillard qui se dissipait dans la journée ; peu à peu ce brouillard est devenu permanent et plus épais, l'affaiblissement a été progressif et rapide ; en 1874, la cécité était presque complète, mais en 1875, il distinguait encore le feu de son allumette quand il allumait une cigarette ; en 1876, la cécité était absolument complète. Au début, il aurait eu un moment de la diplopie ; il n'a jamais vu son champ visuel se rétrécir, il n'a jamais vu comme dans un entonnoir ; pas d'hallucinations visuelles. Il n'avait jamais eu de douleurs jusqu'en 1880 ; à cette date, a eu des douleurs qui paraissent avoir été fulgurantes ; elles étaient assez fortes, mais ne duraient guère qu'une journée et ne reparaissaient que tous les cinq ou six mois ; elles ont été en s'affaiblissant ; elles ont complètement cessé depuis 1897. Elles ont été assez peu intenses pour que Joannès Martin ait noté, en 1890, qu'il n'avait jamais eu de douleurs fulgurantes.

Depuis 1895, l'impuissance est à peu près complète ; jusque-là la puissance virile avait été très bien conservée.

Il n'a jamais eu aucun trouble viscéral.

Examen en 1890. — Par Joannès Martin (*Thèse de Berne*, observation XI). Cécité absolue. A l'ophtalmoscope, atrophie blanche du ner-optique, excavation. Acuité visuelle = 0. Pupille gauche plus dilatée que la droite.

Pas trace d'incoordination motrice. Pas de Romberg. Abolition des réflexes patellaires.

Pas de douleurs.

Pas de troubles de la sensibilité ; aucun retard des sensations.

Examen en 1900. — Cécité absolue. Fréquemment sensations visuelles colorées, très variables formant généralement des ronds.

Diamètre des pupilles moyen : pupille gauche légèrement plus dilatée que la droite. Aucun réflexe pupillaire. Yeux symétriques, clignement fréquent. Pas ou très peu de secousses nystagmiformes.

Marche bien, tourne très facilement, peut se tenir quelques secondes sur un seul pied, surtout sur le droit. Aucune incoordination ni aux membres inférieurs, ni aux membres supérieurs.

Abolition des réflexes rotuliens.

Aucune douleur.

Aucune crise viscérale. Pas de trouble gastrique, pas de laryngisme ; mictions absolument normales.

Impuissance à peu près complète.

N'entend la montre des deux côtés que presque au contact.

L'état général de la nutrition est bon ; le faciès est bien coloré, mais il a un peu le teint et l'aspect des arthritiques dyspeptiques à peau grasse et pigmentée.

Mort presque subitement le 28 juillet 1903 : revu quelques semaines avant sa mort, il présente toujours un très bon aspect général, le visage est bien coloré, forte moustache, traits un peu tombants ; il fait du filet toute la journée très adroitement ; il marche bien et n'a aucun signe d'incoordination ; il n'a aucune douleur et aucun trouble viscéral.

En résumé, la cécité et l'abolition des réflexes ont constitué pour ainsi dire tous les signes de l'affection ; il a eu en plus, étant déjà complètement aveugle depuis quatre ans, quelques douleurs peu intenses, mais très rares, qui ont disparu dans les six dernières années. Tardivement, impuissance.

Observation XXV. — Laverg..., cinquante-quatre ans, maçon.

Entré à Bicêtre le 18 avril 1900, mort le 17 octobre 1902.

Antécédents héréditaires. — Père mort d'un « chaud et froid ».

Mère morte de vieillesse.

Un frère est bien portant ; trois frères et une sœur sont morts vers l'âge de cinquante ans (?)

Antécédents personnels. — Nie toute syphilis. A eu un bubon et des blennorragies. Aurait eu souvent des maladies, mais ne peut préciser lesquelles ; c'étaient probablement des affections des voies respiratoires.

Il est marié ; sa femme se porte bien ; il a eu deux enfants, une fille et un fils, qui ont quinze et dix-huit ans et sont bien portants. Sa femme n'a pas fait de fausse couche.

Histoire de la maladie. — Le malade aurait eu quelques douleurs dans les jambes dès le milieu de 1898, mais ces douleurs duraient seulement quelques jours et ne revenaient que rarement ; il n'y a pas prêté grande attention et n'en a pas parlé à un premier interrogatoire.

Depuis la même époque à peu près, affaiblissement de la puissance génitale; puis impuissance complète; un an après, au milieu de 1899, disparition des érections.

L'affaiblissement de la vue remonte seulement à février ou mars 1899, en commençant par l'œil droit.

Vers le mois de mai il ne pouvait plus travailler, vers le mois de novembre il ne pouvait plus ni lire ni se conduire dans la rue. Il n'a jamais vu double et les paupières ne sont jamais tombées.

A eu de nouveau, vers janvier 1900, quelques douleurs fulgurantes dans les jambes; il n'en a pas eu depuis; il n'a pas eu d'autres douleurs.

Examiné le 26 *avril* 1900. — Il voit encore un peu de l'œil gauche une personne habillée en blanc, mais ne distingue pas ses traits. Perte du réflexe pupillaire à la lumière et à la distance. Aucune paralysie oculaire, pas de nystagmus.

La démarche est très bonne, il n'y a même aucun talonnement; signe de Romberg excessivement léger; il fait demi-tour très facilement, il se tient très bien debout, mais se tient difficilement sur un pied, Aucune incoordination dans les membres supérieurs.

Réflexes rotuliens abolis, crémastériens conservés, pharyngé bien conservé, plantaires abolis.

Aucune douleur actuellement.

Le malade sent partout où on le touche, mais il ne sent presque pas la piqûre, surtout aux membres inférieurs, ou, du moins, il y a un grand retard dans la perception; il ne confond pas le chaud et le froid. Pas de trouble du sens musculaire.

Les digestions sont devenues mauvaises, le malade ressent un poids sur l'estomac, mais ne vomit pas, rien ne rappelle la crise gastrique. Fait une certaine grimace en avalant sa salive, mais n'a pas de sialorrhée. Tremblement de la langue et un peu du menton.

Quelquefois aurait dans la nuit un peu de reprise respiratoire d'origine laryngée.

Il urine normalement, jamais il n'a mouillé sa chemise, pas d'incontinence même relative.

Ni puissance sexuelle ni même érections.

Il croit que sa mémoire a un peu diminué; il s'est fait « beaucoup de mauvais sang » depuis qu'il est aveugle, mais n'a aucune idée extraordinaire.

Son aspect est tout à fait vigoureux, les yeux ne sont pas cernés, le teint est bon. Il pèse 64 kg. 500 et mesure 1 m. 57.

En résumé, il s'agissait d'une maladie dont le début s'est fait par des douleurs insignifiantes et des troubles génitaux; peu après s'est développée rapidement la cécité; depuis la cécité les douleurs auraient disparu; ses digestions seraient devenues mauvaises, mais il n'aurait eu ni crise viscérale, ni troubles viscéraux quelconques, la coordination se serait maintenue parfaite ainsi que l'état général.

Il est mort, sans avoir été réexaminé, le 17 octobre 1902.

OBSERVATION XXVI. — LEJEU... (Louis-Alfred), soixante-deux ans, cordonnier.

Entré à Bicêtre le 5 janvier 1874, mort le 31 décembre 1896.

Antécédents héréditaires. — Ne connaît aucune maladie nerveuse dans sa famille.

Antécédents personnels. — La syphilis est très probable : le malade raconte, en effet, qu'à vingt-quatre ans, à son premier coït, il a attrapé une affection vénérienne sans douleurs à la miction pour laquelle le médecin lui ordonna immédiatement de l'iodure de potassium et une pommade; il avait une adénite de l'aine gauche.

Marié, a eu, en 1863, 1865 et 1868, trois enfants qui sont encore bien portants.

Histoire de la maladie. — En 1872, il commença à voir des mouches, des papillons noirs, des grains de suie devant l'œil gauche, puis cet œil perdit la vision des couleurs, il voyait tout gris; l'œil droit s'est pris très peu après, et, en quinze mois au plus, à partir du début, la cécité était telle qu'il ne pouvait plus travailler; il pouvait encore se guider à peu près dans la rue. Vers 1882, il a perdu complètement cette faculté, et actuellement il ne distingue pas toujours le jour de la nuit.

Depuis 1872 ou 1874, il a eu quelques douleurs en coups de canif dans les jambes et dans les bras. Vers la même époque il a eu un affaiblissement génital qui a augmenté jusqu'à l'impuissance.

Depuis 1891 ou un peu avant, il a eu de violentes douleurs au creux épigastrique.

Il n'a jamais eu de troubles de la marche.

Examen en 1895. — Il est complètement aveugle et distingue à peine le jour de la nuit. Inégalité pupillaire; la pupille gauche est plus petite que la droite; pas de réaction à la lumière.

Aucun trouble de la motilité; marche très bien. Abolition des réflexes rotuliens. Quelques douleurs qui semblent être lancinantes, de temps en temps. Sent bien la piqûre, le chaud et le froid.

Pas de crises gastriques, mais douleurs dans l'épigastre et dans le dos.

Constipation extrêmement opiniâtre depuis le commencement de sa maladie ; la constipation a encore augmenté dans les cinq ou six dernières années, il reste de cinq à quinze jours sans aller à la selle, puis il y va en diarrhée liquide ; il ne sait pas s'il a fait du sang dans ses selles.

Il urine sous lui depuis quatre ou cinq jours ; il ne peut uriner quand il le veut, puis un peu après le jet part tout seul. Il ne paraît pas avoir présenté auparavant le moindre trouble urinaire.

Évolution terminale. — Le malade, qui avait depuis longtemps des douleurs d'estomac assez supportables et des vomissements presque quotidiens, entre à l'infirmerie le 28 décembre 1896 : le ventre est très gros, tendu, sensible sans point douloureux spécial, il donne à la percussion un son tympanique ; depuis le 15 décembre le malade ne pouvait plus conserver ni aliments, ni boissons ; il a, en outre, de la diarrhée avec envies très fréquentes ; il meurt au bout de quelques jours avec un énorme tympanisme abdominal et des phénomènes de pseudo-étranglement.

En résumé, les douleurs, la diminution de la vue et l'affaiblissement du pouvoir génésique sont survenus à peu près en même temps ; les troubles visuels ont été jusqu'à la cécité complète, les troubles génitaux jusqu'à l'impuissance ; il n'y a jamais eu de douleurs très vives dans les membres, mais le malade a eu des douleurs épigastriques assez vives, quoique nullement semblables aux crises gastriques, quelques troubles urinaires, et surtout une constipation extrêmement prononcée, aucune incoordination.

OBSERVATION XXVII. — Ler... (Marin-Jacques), soixante-dix-sept ans, cordonnier. Entré à Bicêtre le 13 novembre 1898, mort le 5 avril 1903.

Antécédents personnels. — Pas de syphilis.

Histoire de la maladie. — Dit avoir eu depuis, avant 1888, des douleurs dans les jambes, quelquefois dans les orteils ; ces douleurs ne remontaient jamais au delà de la partie moyenne de la cuisse. La vue a baissé depuis juillet 1898 ; M. Panas a fait le diagnostic, dit-il, de « paralysie du nerf optique ».

Examen en novembre 1898. — La vue a très notablement baissé depuis le mois de juillet. Les pupilles ne sont pas en myosis. Perte complète du réflexe à la lumière, n'a jamais eu de diplopie. Quelques légères oscillations quand on lui fit fermer les yeux ; marche un peu incertaine, surtout quand il tourne.

Abolition des réflexes rotuliens. Pas de douleurs gastriques. Mictions très fréquentes, parfois incontinence relative.

Revu en juin 1900. — Il ne peut plus se conduire, il voit tout blanc et brillant ; il a des hallucinations, voit souvent un fossé et des arbres devant lui. Marche bien, mais avec un peu d'appréhension ; tourne bien, mais ne peut se tenir sur une seule jambe.

Les douleurs ne se sont guère modifiées, cependant il dit que depuis qu'il ne voit plus clair, elles ont un peu diminué d'intensité et de fréquence.

Nutrition très bonne. Poids 6 kg. 500, taille 1 m. 57.

Revu en janvier 1903. — Cécité complète.

Incoordination très légère, pas de talonnement. Pas de paralysie des membres. Pas d'hypotonie ; pas d'asynergie. Équilibre statique dans le décubitus dorsal bon. Réflexes rotuliens et achilléens abolis. Immobilité des orteils, quelque temps après flexion des orteils des deux côtés.

Mort le 5 avril 1903 sans avoir été complètement examiné.

En résumé les douleurs, qui ne paraissent pas avoir été très vives, ont précédé la cécité ; elles se sont un peu amendées à la suite ; il n'y a pas eu d'autres troubles si ce n'est quelques troubles urinaires légers, pas d'incoordination, la nutrition est restée très bonne.

OBSERVATION XXVIII. — PLUSQUEL...., soixante ans, fleuriste.

Antécédents héréditaires. — Père mort d'une hernie étranglée.

Mère morte d'une affection de poitrine.

Pas de maladie nerveuse dans la famille.

Onze enfants dont deux survivants.

Marié, a eu deux enfants dont un seul survit.

Antécédents personnels. — Sourd depuis l'âge de sept ans à la suite d'une fièvre typhoïde et d'un coup sur la région temporale. Excès alcooliques reconnus.

Nie tout chancre, n'a pas eu de plaques muqueuses. A eu une blennorragie.

Histoire de la maladie. — L'affection aurait débuté vers 1880 par des douleurs en ceinture, des douleurs dans les reins, des douleurs fulgurantes dans les jambes. La vue aurait diminué peu de temps après : en quatre ou cinq ans elle a été complètement perdue.

Examen en 1890, par J. MARTIN. — Cécité complète de l'œil gauche, presque complète de l'œil droit. Myosis intense surtout à gauche. Ni strabisme, ni chute des paupières. Atrophie optique constatée à l'ophthalmoscope par Berger.

Le malade marche comme un aveugle, sans ataxie aucune. Pas de signe de Romberg.

Réflexe patellaire aboli.

Douleurs fulgurantes très intenses revenant toutes les six semaines ou deux mois, et durant deux ou trois jours.

Sensibilité tactile normale aux quatre membres, peut-être légère diminution de la sensibilité douloureuse avec léger retard ; sensibilité au froid légèrement diminuée aux membres supérieurs, sensibilité au chaud normale.

Conservation du sens stéréognostique, de la notion de position des membres et du sens articulaire.

Surdité de l'oreille gauche très prononcée.

Pas d'atrophie musculaire.

Examiné en 1898 : la vue est complètement perdue.

Hallucinations visuelles fréquentes : il voit un homme avec une hotte courir devant lui.

Myosis bilatéral ; secousses nystagmiformes.

Pas d'incoordination.

Abolition des réflexes rotuliens.

Douleurs tous les deux mois, ne durant qu'un jour ; elles sont moins fortes depuis 1888 ; cette modification n'a eu aucune relation avec la cécité.

Hypoalgésie de la jambe gauche.

Incontinence d'urine vraie et constante depuis 1895.

Impuissance depuis au moins 1890.

État de la nutrition bon. Pas de faciès tabétique.

Observation XXIX. — Por... (Jules), cinquante et un ans, charpentier. Entré à Bicêtre en 1884, mort le 13 août 1903.

Antécédents héréditaires. — Père mort à soixante-dix ans, probablement d'une pneumonie ; n'avait pas de maladie nerveuse.

Mère morte à quarante-cinq ans.

Une sœur morte à trente-sept ans.

Antécédents personnels. — Avant vingt ans, aucune maladie infectieuse.

A vingt ans, a eu un chancre syphilitique ; on ne retrouve aucun accident secondaire.

Pendant la guerre de 1870, aurait eu une inflammation pulmonaire, et, depuis lors, a de la bronchite chronique.

En 1877, il serait tombé d'un troisième étage dans l'exercice de sa profession de charpentier, il serait resté vingt minutes sans connaissance, mais n'aurait eu ni fracture, ni luxation, ni plaie quelconque, et aurait repris son travail dès le lendemain.

N'a jamais été marié, n'a pas eu d'enfant.

Histoire de la maladie. — Le début paraît remonter à 1882 : à cette époque, il aurait eu un brouillard devant les yeux, brusquement, dans le cours de son travail ; ce brouillard aurait duré quelques minutes ; il se serait reproduit plusieurs fois, puis la vue aurait progressivement baissé. Il a eu, à cette époque, des périodes où il voyait double. Il avait quelques douleurs en coups de couteau dans les deux jambes ; ces douleurs apparaissaient tous les trois ou quatre jours, surtout la nuit. Pas de douleurs en ceinture, pas de douleurs dans les bras.

Pas de trouble de sensibilité objective ; pas d'analgésie cubitale, trachéale, ni épigastrique.

Pas de crises gastriques, pas de crises laryngées.

Peu de troubles urinaires : peut-être quelques gouttes involontaires à la fin de la miction.

Inappétence sexuelle et impuissance.

Pas de troubles auditifs. Vertiges assez fréquents. Peu de maux de tête.

Aspect tout à fait florissant ; petit, mais trapu, gros et fort, nullement cachectisé ; il dit, cependant, qu'il aurait perdu beaucoup de son poids.

Déformation du nez qui est aplati et élargi : il semble que la sous-cloison se soit effondrée ; sur son certificat militaire est indiqué qu'il avait déjà le « nez camard ». Absence de dents aux deux maxillaires : cette absence est, en partie, en rapport avec la fracture ancienne du maxillaire.

Déformation spéciale des pieds au lit : la plante est tournée en dedans, les gros orteils sont en extension ; les pieds ne peuvent être redressés qu'avec quelque difficulté ; ils se seraient « tournés » depuis quelques années.

Revu en janvier 1903. — Pas d'incoordination, pas d'asynergie, pas d'hypotonie, un peu de raideur du genou par arthrite chronique. Réflexes rotuliens conservés. Flexion des orteils à droite et à gauche ; cependant à gauche il se produit peut-être par moments de l'extension.

Revu en avril 1903. — Réflexes rotuliens conservés ; on ne trouve pas de réflexes achilléens, peut-être à cause de la raideur du pied invincible. Extension du gros orteil gauche par intermittences. Le signe de Strümpell semble exister. Réflexe crémastérien conservé, réflexe abdominal absent.

Troubles urinaires. Plus d'érections.

Évolution. — Le 25 mai 1903, *lymphocytose* nette dans le liquide céphalo-rachidien malgré un peu de sang tombé accidentellement.

Sensations de fourmillements, d'eau qui court sous la peau des jambes et des cuisses, de gonflement.

A partir de ce moment se sont développés chez ce malade des troubles mentaux hyponchondriaques très spéciaux qui l'ont amené au suicide :

15 *juin* 1903. — Le malade se plaint de plus en plus, il a depuis quelque temps des idées mélancoliques qui s'accusent. Il demande « qu'on lui donne quelque chose pour en finir avec la vie » ; il dit qu'il sait bien qu'il est perdu, qu'il va mourir. Il est surtout hanté par l'idée d'un gonflement général de son corps ; il montre ses jambes qu'il prétend très enflées et qu'on lui a déjà affirmé être normales ; il dit qu'il a la taille très augmentée alors qu'il se sent très à l'aise dans son pantalon d'autrefois ; il prétend qu'il a « les tétons beaucoup plus gros », etc.... Il y a certainement, en somme, dans ses paroles, autre chose que le résultat de ses sensations anormales, de ses paresthésies ; il y a une véritable obsession avec idées mélancoliques.

5 *juillet* 1903. — Le malade se plaint chaque fois qu'on passe devant son lit, il souffre « de partout », mais il est impossible de lui faire désigner un endroit spécialement douloureux. Il cherche manifestement, et, sans nul doute, inconsciemment à faire croire qu'il ne sent pas bien : ainsi quand on le pique à la jambe droite, il ne dit qu'il sent une piqûre que quand on le pique profondément ; si on le pique à la jambe gauche ou à la face, il dit : « Je ne sens pas à la jambe gauche » ou « Je ne sens pas à la face », alors qu'étant complètement aveugle, il ne devrait pas savoir où on l'a piqué s'il n'avait pas senti.

15 *juillet*. — Le malade n'entend pas passer une seule fois un médecin sans se lamenter sur son état, sur son « enflure générale », sur ses douleurs « partout ». Il se plaint de plus de ne pas pouvoir uriner et d'avoir, de ce fait, de grandes douleurs dans le bas-ventre ; mais dans son urinal on voit une assez grande quantité d'urine parfaitement limpide.

18 *juillet*. — Le malade s'étant plaint de ne pas aller à la selle, on lui a ordonné un purgatif ; il l'a pris à sept heures du matin. Or, à neuf heures, au moment de la visite, il se lamente sur ce que le purgatif « lui est resté dans le corps », sur ce qu'il n'a pas été à la selle et sur ce que, de ce fait, il souffre beaucoup. On cherche à lui faire comprendre que deux heures n'ont pas été suffisantes pour que le purgatif produise son effet. Néanmoins, aussitôt la visite terminée, il se lamente, crie, redemande le médecin, déclare que si on ne le soulage pas il va se

tuer » ; il dit « qu'il ne comprend pas qu'on lui laisse le purgatif dans le corps, qu'il faut qu'on le lui fasse vomir, qu'il ne peut plus endurer ses souffrances ». Pour le calmer, on lui fait sur le ventre une friction au salicylate de méthyle à cause de l'odeur : l'effet psychique se produit et il se calme un peu.

21 juillet. — Le malade se plaint à neuf heures qu'il a pris un lavement à sept heures et demie et « qu'il ne lui en est pas ressorti une goutte du corps » ; il souffre beaucoup ; on lui fait prendre un lavement purgatif. Le soir il s'entend appeler par un de ses voisins « le malade imaginaire » ; il devient furieux, crie dans la salle, s'agite et déclare que s'il savait qui l'a appelé ainsi, il retrouverait assez de force pour l'étrangler.

11 août, midi. — Le malade vient de monter au troisième étage et de se jeter dans la cage de l'escalier. On le relève avec des fractures multiples de tout le côté droit (bras, avant-bras, fémur) ; il n'a pas perdu connaissance. Presque aussitôt couché, il déclare qu'il regrette de ne pas s'être tué sur le coup, mais qu'il va mourir et qu'il va enfin être débarrassé ; il se plaint amèrement de ce que la surveillante a déclaré le matin au médecin qu'il avait été à la selle ; ce serait cette déclaration, qu'il prétend mensongère, qui l'aurait poussé au suicide. Il avait dit, peu de jours auparavant, à un voisin qu'il se jetterait en bas de l'escalier : celui-ci lui avait négligemment conseillé en riant de monter « au moins au troisième étage » s'il voulait se tuer : il avait suivi ce conseil ; malgré ses blessures nombreuses et compliquées, il n'a pas l'air de souffrir énormément, il parle et discute comme auparavant, et certainement il ne souffre pas comme un sujet normal, ou bien sa mentalité est tout à fait spéciale.

Il meurt le surlendemain, 13 août 1903.

En résumé, il s'agit d'un malade chez qui toute la symptomatologie s'est réduite à la cécité par atrophie optique, à des douleurs fulgurantes survenues depuis le début de la cécité, à de l'impuissance et à des troubles mentaux terminaux ; les réflexes rotuliens étaient faibles, mais existaient cependant ; la nutrition générale s'est conservée excellente jusqu'à la fin.

OBSERVATION XXX. — RA... (Jean-Baptiste), cinquante-cinq ans, comptable.

Entré à Bicêtre le 18 mars 1902, mort le 3 novembre 1902.

Antécédents héréditaires. — Père vit encore, il a quatre-vingt-deux ans, pas d'affection nerveuse.

Mère morte alors qu'il avait treize ans, était très nerveuse et aurait eu des attaques qui paraissent avoir été épileptiques.

Un frère épileptique plus jeune que le malade. N'a pas eu d'autre frère ni de sœur.

Antécédents personnels. — Né à terme.

A eu des convulsions étant enfant. Scarlatine vers dix ans.

Bégaiement pendant plusieurs années vers dix ans.

Migraines assez fréquentes dans la jeunesse.

A dix-huit ans, a été au Mexique, y est demeuré deux ans, y a eu la fièvre jaune, est allé ensuite pendant un an dans le Sud-Oranais, n'a n'a jamais eu de fièvres intermittentes. A dix-huit ans, a eu un chancre syphilitique ; il a été soigné par des pilules mercurielles, mais très peu de temps ; il n'a guère présenté d'accidents cutanés.

S'est marié à vingt-trois ans, n'a jamais eu qu'un enfant qui n'a pas vécu. Sa femme n'a pas fait de fausse couche.

Grippe vers 1890.

A été grand fumeur jusqu'en 1900.

Histoire de la maladie. — Le début remonte à 1890 ; il aurait eu, à cette époque, des douleurs en ceinture et des douleurs fulgurantes dans les membres inférieurs ; ces douleurs étaient intermittentes et survenaient par crises. Il n'avait alors aucun trouble oculaire, il ne voyait pas double, mais il était presbyte et avait un larmoiement très prononcé aucun trouble de la marche, aucun trouble de la miction. Ces douleurs ne l'ont pas empêché de continuer à travailler jusqu'en 1899 ; il n'est pas allé consulter de médecin.

En 1899, il s'est aperçu un soir qu'il avait comme un brouillard devant les yeux : cette sensation a persisté depuis lors et la vue a diminué ; en octobre 1889, il a dû cesser son travail. Il n'avait pas alors de troubles de la marche, mais il se souvient que, quand il marchait avec un compagnon, il avait de la tendance à le pousser à droite ; de plus, depuis 1897, il avait remarqué qu'il ne pouvait monter sur une chaise, pour allumer un bec de gaz, par exemple, qu'avec un appui.

En 1900, il entre à la Pitié, dans le service de M. Jaccoud, et y reste jusqu'à son entrée à Bicêtre le 18 mars 1902.

Examiné le 26 mars 1902. — Cécité complète. Inégalité pupillaire. Abolition des réflexes à la lumière.

Le signe de Romberg existe nettement. Il est presque incapable de le tenir sur un pied ; c'est pour cette raison que depuis cinq ans déjà il ne pouvait monter sur une chaise sans appui. Il marche sans talonner, avec une ébauche d'ataxie, en lançant un peu les jambes, mais sans ataxie notable. Aux membres supérieurs il y a peut-être un peu d'hésitation, dans l'acte de mettre son doigt sur le bout de son nez par exemple, mais pas d'ataxie véritable.

Réflexes rotuliens et achilléens abolis ; réflexes tendineux des membres supérieurs conservés et même plutôt forts. Réflexes crémastériens extrêmement faibles, réflexes abdominaux forts. Réflexe pharyngé aboli. Réflexe plantaire en flexion. Douleurs intermittentes dans le thorax et les membres inférieurs ; ces douleurs sont plus fortes qu'au début.

Fourmillement dans les deux mains, pas de fourmillements dans la figure.

Sensibilité au contact et à la piqûre conservés à peu près partout, mais il y a une zone d'hypoesthésie très nette dans les régions mammaire et épigastrique et une zone d'hyperesthésie très nette aussi dans la région abdominale antérieure. Analgésie cubitale à la pression. Analgésie trachéale.

Pas de troubles gastriques. La langue est agitée de quelques petites secousses. Pas de troubles laryngés.

Il urine avec difficulté au commencement de la miction ; il ne sent pas passer l'urine ; pas d'incontinence des dernières gouttes.

Ne sent pas non plus passer les matières fécales.

Impuissance depuis deux ans ; il n'a plus d'érections ; a eu pendant quelque temps des pertes séminales assez fréquentes. Son esprit est très présent, il donne bien tous les renseignements. Il aurait souvent des idées noires, il a une tendance à être triste ; « il est, dit-il, assez causeur, la conversation lui fait plaisir et il souffre de ne pouvoir assez causer ni assez faire d'exercice ». Son caractère est irritable. Sa mémoire aurait un peu baissé, surtout pour les noms. Il n'a pas de troubles de la parole. Il n'est pas amaigri, son aspect est assez florissant, il donne l'impression d'une bonne santé, il mange avec appétit.

Il n'a pas eu d'arthropathie. Il a un léger tremblement des mains rappelant un peu le tremblement éthylique. Il existe sur la face, spontanément et de façon assez fréquente, de petites secousses fasciculaires et des tremblements légers : ces tremblements sont surtout marqués quand le malade tire la langue ; toute la joue est alors agitée de mouvements rappelant un peu les secousses choréiformes. La langue est aussi agitée de quelques petites secousses. Est intoxiqué par la morphine qu'il prend depuis longtemps à cause de ses douleurs.

Évolution terminale. — Le 16 octobre 1902, il entre à l'infirmerie complètement dément; il ne répond pas aux ordres simples comme : « Tirez la bouche, donnez la main, etc. ». Il reste couché dans son lit, les jambes pliées, mais non contracturées; on peut cependant arriver à le faire lever. La bouche est déviée à gauche, mais il n'a pas d'hémiplégie; la jambe droite frotte un peu plus que l'autre, mais il entrecroise les deux jambes assez souvent et ne donne pas l'impression d'un incoordonné; il n'a pas d'hypotonie. Incontinence des urines et des matières ; eschares des fesses et du trochanter gauche.

Il meurt le 3 novembre 1902.

En résumé, ce malade n'a eu pendant neuf ans que des douleurs, puis sont survenus les troubles de la vue ; depuis qu'il est aveuglé, les douleurs ont d'abord augmenté, puis elles ont diminué et cessé dans le cours de la dernière année ; de légers signes d'incoordination et des troubles sérieux de la miction, de la défécation et de la puissance génitale sont survenus.

Il est mort dément et gâteux.

OBSERVATION XXXI. — Rei... (Charles-Christian), quarante-neuf ans, garçon de salle. Entré à Bicêtre le 21 décembre 1899, mort le 2 novembre 1903.

Antécédents héréditaires. — Il ne sait de quelle maladie son père est mort. Sa mère est morte des suites d'un érysipèle. Il a une sœur bien portante. Un frère est mort en bas-âge. Il n'a pas eu d'autre frère ou sœur.

Antécédents personnels. — Il ne reconnaît pas avoir eu un chancre, ni aucun accident syphilitique.

Il a eu plusieurs blennorragies. N'a pas eu d'autres maladies. Jamais d'attaques d'apoplexie jusqu'en janvier 1903.

Histoire de la maladie. — Toute la maladie a consisté en des troubles de la vue : il s'est aperçu brusquement vers 1898 que son œil droit voyait mal; depuis ce jour la vision a progressivement diminué de l'œil droit et a disparu au bout d'un an environ. L'œil gauche a alors été pris à son tour, la vision se serait momentanément améliorée, puis aurait diminué et disparu dans l'espace d'une seconde année à peu près : en juillet 1899, il était complètement aveugle.

En décembre 1899, il avait une légère tendance au fléchissement des jambes ; les réflexes rotuliens étaient abolis.

En 1900, on notait : marche difficilement en se laissant tomber du côté droit surtout ; réflexes rotuliens abolis, réflexe radial exagéré à gauche seulement, réflexes crémastériens normaux, extension des orteils à droite; sensibilité à la piqûre conservée, sens stéréognostique conservé, mais meilleur à gauche ; un peu d'amyotrophie, genu recurvatum à droite.

En janvier 1903, il a eu successivement, à huit jours d'intervalle, deux attaques d'aphasie avec hémiplégie droite très légère ; la première n'a troublé la parole que pendant peu d'instants; la seconde l'a empêché de parler et de reconnaître les choses et les gens pendant plus de deux mois ; il est resté gâteux pendant trois ou quatre mois.

Examiné trois jours après sa seconde attaque, il est calme et tranquille, il remue beaucoup plus volontiers sa jambe gauche que la droite, il ne peut boutonner sa chemise de la main droite ; pourtant la force musculaire de la main au dynamomètre est encore assez grande (20 à droite, 20 à gauche). La démarche est hésitante comme celle d'un aveugle, mais de plus il a tendance à tomber du côté droit ; la force musculaire des jambes et des cuisses est sensiblement égale des deux côtés. Il n'y a pas de Romberg. Les pupilles sont inégales, la gauche est plus dilatée, elles sont immobiles à la lumière. Les réflexes rotuliens sont abolis des deux côtés, le réflexe radial est très exagéré à droite, le réflexe plantaire se fait nettement en flexion à gauche et en extension à droite. Le sens stéréognostique paraît diminué à droite ? Il n'y a pas de déviation de la langue ni de la face. Il n'est pas gâteux. Il présente la symptomatologie spéciale des aphasiques sensoriels de Wernické.

Examen du 21 *octobre* 1903. — La cécité est absolue, il ne distingue ni le jour ni les becs de gaz. A l'ophtalmoscope, on constate une atrophie papillaire double. Les deux papilles sont très blanches, en pain à cacheter, là droite irrégulièrement entamée sur son bord temporal par un cercle pigmentaire.

Les pupilles sont larges, régulières, la droite un peu plus grande que la gauche ; aucun réflexe lumineux.

La mobilité des yeux ne se fait à droite et à gauche que dans un champ très limité ; les yeux se fatiguent très rapidement et sont animés de quelques secousses lentes et à grande amplitude.

Tous les mouvements des membres se font bien, mais il y a une légère faiblesse des membres supérieur ou inférieur droits. Il marche bien à peu près sans talonner. Il peut très difficilement tourner, que les yeux soient ouverts ou fermés, mais il y arrive cependant. Il ne peut se tenir ni sur la jambe droite ni sur la 'gauche.

Les réflexes tendineux des membres inférieurs, rotuliens et achilléens, sont absolument abolis ; les réflexes radiaux sont normaux ; les réflexes olécrâniens sont absents, mais il y a une légère tendance au réflexe paradoxal, c'est-à-dire que l'avant-bras se fléchit légèrement des deux côtés quand on percute le tendon du triceps correspondant.

Les réflexes crémastériens existent, mais inégaux, le réflexe gauche est le plus fort ; les réflexes abdominaux existent aussi. Le chatouillement de la plante des pieds produit la flexion des orteils. Le réflexe pharyngé est très diminué, il semble à peu près nul.

Il n'y a aucune douleur, ni fulgurante ni autre : le malade n'a jamais eu que quelques céphalalgies pas très violentes.

La sensibilité est normale sur toute l'étendue du corps, le malade sent partout le contact, la piqûre et le pincement.

Le sens stéréognostique est diminué à droite, mais non aboli : c'est ainsi que quand on lui met dans la main gauche une pièce de dix centimes, le malade en indique la valeur ; au contraire, avec la main droite il sent qu'il s'agit d'une pièce de monnaie mais n'en sait pas la valeur.

Il n'y a aucun trouble gastrique. Le malade a des hémorroïdes qui saignent de temps en temps et qui, surtout, ont beaucoup saigné autrefois ; elles l'ont fait beaucoup souffrir ; actuellement elles sont encore un peu douloureuses, mais, cependant, beaucoup moins qu'autrefois.

Aucun trouble urinaire, le début de la miction n'est pas retardé, il ne perd pas les dernières gouttes.

L'audition est très mauvaise : il n'entend la montre au contact ni d'un côté ni de l'autre et l'on est obligé de parler fort pour se faire entendre. Le goût et l'odorat sont faibles, il ne sent pas les aliments qu'on lui met sous le nez, il ne sent ni sa viande ni son tabac, par exemple.

La nutrition générale est bonne, il est fort et non adipeux, il donne l'impression d'une assez bonne santé.

Évolution terminale. — Le 31 octobre 1903, ictus apoplectiforme sans perte de connaissance complète ; le matin, il s'était levé comme de coutume ; dans la matinée, il tombe en renversant sa table de nuit et ne peut se relever. On le relève, il a l'air de ne se rendre compte de rien de ce qui l'entoure ; et pourtant il parle, il demande à se coucher alors qu'il est déjà au lit et appelle tous ses voisins pour le coucher ; il reste dans cet état toute la journée.

Examiné alors, on voit qu'il présente une confusion d'idées complètes, il ne sait pas où est sa main gauche quand il la tient de la droite, il présente des signes manifestes d'hémiplégie gauche incomplète. Il arrive à soulever le bras gauche non sans difficulté, il serre bien avec la main gauche, il conserve le membre supérieur gauche à demi recourbé sous son thorax ; la jambe gauche est plus prise, il ne peut la soulever ; la bouche est légèrement en point d'exclamation à fine extrémité à gauche ; la langue est nettement déviée vers la gauche ; le malade peut fermer isolément l'œil droit, mais non l'œil gauche. Il exécute assez bien les ordres simples. Il ne se plaint d'aucune douleur. Les réflexes rotuliens sont restés tous les deux abolis ; les réflexes crémastériens et abdominaux semblent exister très faibles à droite seulement : extension très nette des orteils des deux côtés. Le malade urine sous lui. Il sent partout le contact et la piqûre, mais la sensation paraît faible et surtout péniblement localisée.

Le 1er novembre, le malade tombe dans un demi-coma qui devient complet la nuit suivante. La déviation de la face est peu sensible. Il meurt le 2 novembre 1903, à onze heures et demie du matin (l'autopsie a révélé une grosse hémorragie de l'hémisphère droit, occupant toute la corne occipitale du ventricule latéral et semblant partir de la queue du noyau lenticulaire).

En résumé, chez ce malade, toute la symptomatologie s'est réduite à l'abolition de la vision et à la disparition des réflexes tendineux des membres inférieurs ; la faiblesse des membres du côté droit, observée dès le début, tenait peut-être à un léger ictus antérieur ; il a eu dans la dernière année trois ictus de plus en plus forts, le dernier, dû à une grosse hémorragie cérébrale, l'a emporté.

Observation XXXII. — Soucu..., soixante-cinq ans, tailleur. Entré à Bicêtre le 19 mars 1898, mort en octobre 1900.

Antécédents héréditaires. — Son père est mort d'un « chaud et froid ».

Sa mère est morte à quatre-vingts ans.

Il ne connaît aucune maladie nerveuse dans sa famille, mais du côté de sa mère il y aurait eu beaucoup de sourds.

Antécédents personnels. — Il ne reconnaît aucun accident syphilitique.

Marié, il a une fille qui a seize ans et qui est bien portante.

Il bégaya depuis son enfance.

Histoire de la maladie. — Le premier phénomène a consisté en douleurs survenant par crises dans les talons et les mollets ; ces douleurs ont paru pour la première fois en 1892, elles ont persisté jusque maintenant, surtout la nuit.

Vers 1893 ou 1894, à plusieurs reprises, il a eu la sensation de ne pas être solide sur ses jambes « comme s'il allait tomber » ; il a eu aussi plusieurs fois des étourdissements : mais ces sensations étaient sans doute purement subjectives, car il insiste sur ce que ses jambes ont toujours été bien fermes et sur ce qu'il a toujours bien senti la nature du sol sur lequel il avait le pied.

En mars 1896, a commencé progressivement la diminution de la vue, par l'épaississement d'un brouillard, d'abord du côté droit, puis du côté gauche ; il a été soigné par M. de Wecker (injections mercurielles), puis par un médecin des Quinze-Vingts : les deux oculistes ont fait le diagnostic de « double atrophie optique en relation avec une ataxie locomotrice ».

La cécité a été complète à la fin de janvier 1898. Il n'a jamais eu ni diplopie ni scotome. Depuis 1896, aussi les fonctions génitales ont diminué.

Examen en mars 1898. — La cécité est presque complète. Les pupilles sont en myosis assez accentué. Il n'y a pas de nystagmus vrai, mais seulement quelques secousses, secousses assez fréquentes chez les aveugles.

La motilité et la coordination des membres inférieurs ou supérieurs sont très bien conservées ; il marche bien. Réflexes rotuliens abolis.

Quelques douleurs dans les jambes de temps en temps, pas très fortes. Jamais de douleurs en ceinture. Il sent bien partout le contact et la température ; la sensibilité à la piqûre est, au contraire, diminuée sur toute la surface du corps, mais surtout aux membres inférieurs.

Fonctions digestives tout à fait normales. Pas de troubles de la miction ; il se plaint que le jet est faible, mais n'accuse pas de retard, pas d'incontinence relative.

Les fonctions génitales ont considérablement diminué depuis deux ans ; il n'a plus que quelques érections incomplètes.

Phénomènes d'*angor pectoris* : quand il éternue ou fait un effort, il éprouve une constriction forte et douloureuse de la région sternale avec douleurs dans le dos, mais non dans les membres ; en même temps il suffoque et sa figure rougit. Les bruits de l'aorte sont clangoreux, le premier bruit est un peu soufflant ; le cœur ne semble pas notablement hypertrophié.

Examen le 8 juin 1900. — Sa vue a encore baissé. Myosis bilatéral, assez accentué ; pas de déviation des yeux.

Peut se tenir sur une jambe, mais difficilement et en oscillant. Marche bien, mais au bout de quelques pas, même très lents, il est pris de dyspnée (par suite de son *angor pectoris*). La motilité des membres supérieurs est parfaite.

Douleurs toutes les deux ou trois semaines, pendant quelques heures ; mais pas très fortes : elles ne se sont pas sensiblement modifiées depuis la cécité. Souffle systolique à la base du cœur, parfois une intermittence.

Bon aspect général, la face est colorée, les traits ne sont pas tirés.

Mort en octobre 1900.

En résumé, la cécité a apparu progressivement environ quatre ans après les douleurs ; après la cécité, il n'y a eu aucun trouble si ce n'est l'affaiblissement génital, mais les douleurs ne se sont pas modifiées, elles n'ont d'ailleurs jamais été très fortes.

B. — TABÉTIQUES VRAIS.

OBSERVATION XXXIII. — Dor..., cinquante-cinq ans, cantonnier. Entré à Bicêtre en juin 1898, mort le 9 mars 1899.

Antécédents personnels. — En 1870, a eu un chancre induré de la lèvre inférieure dont on voit encore la cicatrice ; ce chancre a été cautérisé au nitrate d'argent, mais le malade n'a pas suivi de traitement prolongé. Pas de roséole, pas de plaques muqueuses, pas d'alopécie.

Histoire de la maladie. — Le début s'est fait, en 1888, par du fléchissement des jambes, des vertiges, des paresthésies et des douleurs. Il a eu, à cette époque, des vertiges et des étourdissements, il est tombé assez souvent sans perdre connaissance, surtout en descendant des trottoirs, le sol lui semblait fléchir sous lui comme s'il marchait sur des semelles en caoutchouc.

En même temps, sensation de froid spéciale sous le milieu de la plante du pied gauche, « sur la largeur d'une pièce de 5 francs », et un peu après, sensation d'enflure douloureuse du bas des jambes qui a duré six semaines et pour laquelle on lui a fait des applications de teinture d'iode. A peu près à la même époque, douleurs des jambes continues et douleurs en éclairs assez fréquentes dans les cuisses et la face antérieure et postérieure du tronc ; ces douleurs en éclairs sont survenues tous les quatre, cinq, huit, jours et duraient pendant trois ou quatre jours pendant quatre ans ; au bout de quatre ans elles ont diminué de fréquence et ne sont plus revenues que de loin en loin, surtout sous l'influence du froid ; elles ont aussi diminué beaucoup d'intensité et sont devenues très supportables.

En 1891, il a constaté que sa vue baissait de l'œil gauche ; de plus, devant cet œil, il voyait constamment des choses blanches, des fleurs, de la neige, mais rien qui voltigeât ; la vue a diminué progressivement, et, au bout d'un an, l'œil gauche ne voyait plus du tout. A ce moment, l'œil droit commençait à se prendre, et un an après environ il était perdu complètement. Le malade ne saurait préciser ni le jour ni le mois où il n'a plus vu du tout.

Vers 1891 également, il a constaté, pendant deux mois, que sa langue perdait de son agilité et ne fonctionnait plus bien ; il prononçait mal les mots, il avait du mal à avaler et ne pouvait guère absorber que des liquides ou de la panade.

Depuis 1895, il ne marche plus ; les jambes ont petit à petit perdu leur force et fléchissent sous lui.

Depuis 1895 ou 1896, il a des besoins pressants d'uriner et urine sous lui quand il n'a pas le temps de prendre l'urinal ; la miction n'a jamais été inconsciente.

Examiné le 7 juin 1898. — La cécité est absolue ; il ne distingue pas le jour de la nuit, il ne voit pas une allumette enflammée placée à 3 centimètres de ses yeux et dont il sent la chaleur.

Motilité extrêmement troublée : il est incapable de se tenir sur ses jambes et reste couché toute la journée, sauf pendant deux ou trois heures où on le met sur un fauteuil ; les mouvements des membres inférieurs au lit sont des plus incoordonnés. Les membres supérieurs sont aussi ataxiques : il ne peut, avec son doigt, toucher le bout de son nez qu'après une série de recherches au-dessus et au-dessous et d'oscillations à droite et à gauche du but, pendant lesquelles il passe sur son nez et le touche, mais sans pouvoir, dit-il, s'y arrêter « à cause du poids de sa main » : la difficulté est moindre pour la main droite que pour la gauche.

Abolition des réflexes rotuliens.

Pas de douleurs actuellement, sauf parfois dans les jambes sous l'influence du froid, douleurs qui disparaissent quand il prend un édredon. Sensation de froid presque continuelle aux jambes : il porte toujours double paire de bas.

Sensibilité au contact et à la piqûre peu diminuée sur les membres et le tronc, pas du tout à la figure. Il sent bien le chaud et le froid et localise bien ses sensations. Sens stéréognostique complètement aboli à gauche et à peu près complètement à droite.

N'a jamais eu de douleurs gastriques, jamais de vomissements ; a toujours bien mangé et bien digéré.

La respiration a toujours été facile, sauf parfois quand il a eu des douleurs lancinantes sous le sein ; il n'a jamais eu de crises d'étouffements.

Besoins impérieux d'uriner, mictions involontaires parfois, mais jamais inconscientes ; pas de retard de la miction.

A toujours bien été à la selle, pas de besoins pressants, pas de diarrhée.

Ouïe très bonne à droite, à gauche n'entend la montre qu'à 4 centimètres.

La nutrition est très altérée, le sujet est très émacié, le facies amaigri et étiré, les joues creuses.

Mort de pneumonie du lobe supérieur droit le 9 mars 1899.

En résumé, le début s'était fait trois ans avant la cécité par du fléchissement des jambes, de l'anesthésie plantaire, des paresthésies et des douleurs fulgurantes. Depuis la cécité, les douleurs ont un peu diminué, mais l'incoordination est extrêmement prononcée, il y a des troubles urinaires assez marqués, quelques troubles de la sensibilité objective, et une atteinte très profonde de la santé et de la nutrition générale.

OBSERVATION XXXIV. — HARR..., cinquante et un ans, charron. Entré à Bicêtre en 1889, mort le 13 décembre 1896.

Antécédents personnels. — Syphilis avérée en 1886.

Histoire de la maladie. — Début en 1888, lorsque le malade marchait sur les trottoirs, il croyait marcher sur de la tourbe. Étourdissements, faiblesse des jambes, démarche ébrieuse. Sueurs froides, fréquentes, par crises, sans motifs. Troubles visuels, vision d'auréoles autour des objets : M. Panas lui fait reprendre le traitement spécifique abandonné depuis près de deux ans. Douleurs fulgurantes des membres inférieurs qui ont persisté.

En 1889 l'affaiblissement de la vue fait des progrès rapides. Ataxie des membres inférieurs très prononcée.

Entré à Bicêtre en 1889 : depuis cette époque, douleurs en ceinture.

En 1890, vue complètement perdue. Abolition complète du sens génésique.

Depuis cette époque, les troubles moteurs des membres inférieurs diminuent considérablement, mais les douleurs s'exagèrent aussi bien aux jambes qu'à l'abdomen.

Examiné en avril 1896. — Cécité absolue. Pupilles de grandeur normale, la gauche cependant un peu rétrécie.

Démarche plutôt d'un aveugle que d'un tabétique ; se tient aux objets voisins, non par crainte de tomber, mais pour se conduire ; tourne surtout autour de son lit ; se retrouve très bien dans son coin de salle. Ne tâtonne pas, ne lance pas les jambes. Se tient très bien debout les jambes réunies, plus difficilement sur une seule jambe. Troubles vertigineux assez fréquents dans la position debout prolongée : le malade sent sa tête tourner et se cramponne autour de lui, des bouffées de chaleur vive lui viennent à la tête. Couché, il a quelque peine à mettre son talon gauche sur son genou droit et inversement.

Pas d'incoordination des membres supérieurs.

Abolition complète des réflexes rotuliens. Pas de réflexes du poignet. Réflexe crémastérien à peine sensible à droite.

Douleurs fulgurantes des membres inférieurs sont devenues rares et très fortes ; quelquefois douleurs en botte aux cous-de-pied.

Sensibilité à la douleur et à la température normale.

Sensibilité plantaire presque abolie.

Crises gastriques revenant irrégulièrement, espacées de quelques jours à trois et quatre mois ; chaque crise dure deux ou trois jours : chaque crise consiste en sensation de barre épigastrique, puis cuissons vives, pyrosis gastrique, salivation abondante et nausées sans vomissements ; éructations fréquentes et ballonnement abdominal pendant ces crises, ainsi que douleurs continuelles en ceinture.

Impuissance complète.

Cœur normal ; artères dures, scléreuses.

Tempérament profondément neurasthénique avec emportements faciles ; querelles de ménage nombreuses qui le préoccupent beaucoup et le laissent dans des regrets continuels. — Morphinomane : huit piqûres de 1 centigramme par jour.

Évolution terminale. — Le 12 décembre 1896, vers cinq heures du soir, un malaise l'oblige à s'aliter : successivement douleur gravative du cou et de l'occiput, angoisse, syncope. Il revient à lui sous l'influence des sinapismes, puis retombe dans un coma profond avec stertor.

Le 13 décembre 1896, résolution musculaire absolue dans le décubitus dorsal. Pupilles dilatées, la gauche restant plus petite. Fente palpébrale gauche rétrécie. Commissure labiale gauche flasque. Facies congestionné, abolition de la sensibilité au contact et à la douleur. Mort le soir même.

En résumé, début presque simultanément par paresthésies, paraparésie, anesthésie plantaire, troubles visuels surtout subjectifs et douleurs fulgurantes. L'année suivante simultanément, cécité et ataxie, puis impuissance. Depuis la cécité l'ataxie aurait beaucoup diminué, les douleurs ont longtemps persisté, puis ont diminué aussi ; des crises gastriques sont survenues.

OBSERVATION XXXV. — JONQU..., trente-neuf ans. — Mort le 12 février 1897.

Antécédents personnels. — En 1878, chancre induré ; a été soigné seulement pendant deux mois à l'hôpital du Midi par des pilules mercurielles ; n'a eu comme accidents secondaires que quelques plaques muqueuses au niveau de l'anus.

Histoire de la maladie. — Début, en 1888, par des troubles oculaires : diminution de la vision et paralysie de la troisième paire ; soigné pour « atrophie papillaire » par l'iodure. La cécité n'est devenue complète qu'en 1892.

Vers 1890, douleurs fulgurantes dans les jambes et dans les bras, sensation de construction dans les membres, mais pas de crises viscérales.

Jusqu'en 1892, incoordination qui n'empêchait pas le malade de marcher en s'aidant d'une canne et en trébuchant un peu. A partir de 1892, n'a plus pu marcher. L'incoordination a augmenté d'une façon considérabble et s'est étendue aux membres supérieurs au point de le mettre dans l'impossibilité de porter ses aliments à sa bouche.

Parle difficilement depuis quelques mois.

Examiné le 8 février 1897. — Cécité complète. Pupilles des deux côtés dilatées et immobiles.

Tout réflexe lumineux est aboli.

Ptosis bilatéral devenu complet depuis deux mois ; depuis long-temps il n'existait plus qu'une petite fente oculaire, par laquelle on apercevait le globe oculaire. Impossibilité d'exécuter des mouvements des globes oculaires.

Incoordination motrice considérable. Il ne peut se tenir debout, au lit il peut seulement exécuter quelques mouvements ; mais quand on le prie d'exécuter un mouvement, il prévient lui-même qu'on se mette de côté pour qu'il ne vous frappe pas involontairement. L'incoordination est considérable aussi aux membres supérieurs. La position du malade dans son lit est très spéciale, il est couché les jambes écartées et fléchies sur les cuisses qui sont dans une rotation externe exagérée et reposent complètement sur le plan du lit : c'est l'attitude des grands hypotoniques. Il existe une mobilité exagérée des bras et des jambes, une hypotonie considérable, marquée en particulier aux hanches et aux épaules.

Abolition complète des réflexes rotuliens, radiaux et olécrâniens. Abolition du réflexe crémastérien. Réflexe plantaire aboli.

Douleurs vagues, sensation de faiblesse générale, pas de douleurs fulgurantes.

Sensibilité au contact et à la piqûre diminuée, mais diminution des sensations ; quand on répète des excitations légères, le malade finit par sentir. Analgésie des cubitaux et des péroniers. Sensibilité thermique diminuée partout, impossibilité de distinguer un tube d'eau chaude d'un tube d'eau froide, surtout aux membres inférieurs. Sensation subjective de chaleur excessive.

Jamais de troubles gastriques jusqu'ici. Langue normale, un peu déviée à gauche. Mastication et déglutition normales.

Troubles urinaires récents : depuis quatre ou cinq jours difficultés en urinant, fausses envies, jet brusque après efforts prolongés.

Le malade fait peu sous lui, il est obligé de faire de très grands efforts pour aller à la selle.

Atrophie testiculaire double.

Ouïe un peu diminuée : il entend bien les questions, mais n'entend la montre qu'à très petite distance.

La nutrition est très altérée. Troubles trophiques multiples : atrophie musculaire très notable des membres inférieurs, moins accusée aux membres supérieurs ; chute spontanée des dents en 1892 ; pieds-bots tabétiques classiques, enroulement du bord interne des pieds ; déformation spéciale des mains, les doigts repliés dans la paume, le médius et l'annulaire plus tombants que l'index et l'auriculaire, le malade faisant « les cornes » légèrement ; annulaire gauche en Z.

Caractère coléreux, manifeste une certaine impatience quand on l'interroge. Vertiges.

A cette symptomatologie se surajoutent un certain nombre de signes qui sont sans doute, au moins en partie, symptomatiques de la pleurésie purulente, enkystée de la base gauche, trouvée à l'autopsie : rythme spécial de la respiration, qui est costale supérieure, dénotant une paralysie du diaphragme ; troubles pharyngo-laryngés, étouffements ; parésie du voile et des piliers ; difficulté de boire couché, régurgitations, etc., etc...

Le malade meurt le 12 février 1897 et, à l'autopsie, on trouve une pleurésie enkystée de la base gauche.

En résumé, le début s'est fait par les troubles de la vision ; depuis, sont survenues des douleurs qui ont diminué dans ces derniers temps, une incoordination considérable des quatre membres, des troubles de la sensibilité objective, des troubles urinaires et peut-être quelques troubles respiratoires ; la nutrition générale était très altérée, mais le malade a été observé seulement quelques jours avant sa mort.

OBSERVATION XXXVI. — NICOL....

Syphilis (date inconnue).

Début vers 1886.

Cécité. — Mydriase ; pas de réaction pupillaire.

Ataxie. — Affaiblissement et atrophie des jambes et des mains.

Réflexes rotuliens abolis. — Réflexes crémastériens pas appréciables.

Douleurs dans la colonne vertébrale. — Fourmillements aux pieds. — Sensibilité des testicules diminuée.

Battements de cœur. — Arythmie.

Mort le 14 septembre 1896.

OBSERVATION XXXVII. — SAL... (Marie-Louis), sculpteur.

Entré à Bicêtre en 1891.

Antécédents héréditaires. — Son père était syphilitique et soigné par Ricord en 1841, au moment de la naissance du malade : il est mort ataxique en 1853 ou 1854.

La mère est morte en 1852; elle aurait pris la syphilis de son mari.

Il a eu sept frères et sœurs : les quatre premiers, nés avant lui, sont bien portants, les trois derniers seraient tous malades ainsi que leurs enfants; une sœur née immédiatement après le malade est morte au bout de quelques mois.

Antécédents personnels. — A eu la variole noire à dix-huit ans, quoique vacciné (1859). Il a été bien portant jusqu'à quarante et un ans. Il n'aurait jamais eu de chancre ni de bouton quelconque. Sa femme est bien portante.

Histoire de la maladie. — La maladie a débuté à l'âge de quarante et un ans par des douleurs vagues dans les reins et par une grande lassitude, puis par des douleurs fulgurantes qui ont augmenté de fréquence et d'intensité. Les urines seraient devenues troubles et épaisses et déposant « comme de la gélatine ». Il est allé consulter M. Fournier qui a recueilli dans le service de M. Ricord les renseignements sur ses antécédents héréditaires. Il a suivi pendant quarante-cinq jours un traitement ioduré dans le service de M. Fournier.

Dès le début, la vue a considérablement baissé : en 1881, il n'aurait plus vu du tout. Quand la vue a commencé à baisser, il se trompait souvent sur la situation des objets et prenait des couleurs les unes pour les autres.

En même temps, la force des jambes diminuait et, depuis 1881, le malade n'aurait plus pu se lever.

Il est entré à Bicêtre le 27 avril 1891. Depuis cette date, il aurait eu de la difficulté à uriner et des mictions nocturnes involontaires. Depuis la même époque, constipation, douleurs rectales et ténesme rectal très prononcés et continuels ; il avait du prolapsus de l'anus.

Examen en 1898. — La vue est complètement perdue. Un peu de myosis des deux côtés, surtout à gauche. Légère divergence des axes oculaires, légère chute de la paupière gauche.

Le malade est absolument confiné au lit. Perte de toute force des membres inférieurs. La jambe et le bras droit sont moins forts que les membres du côté gauche.

La sensibilité est très atteinte, mais à un degré qu'il est difficile de fixer, car il y a des douleurs continues. Perte presque absolue de la notion de position de ses membres, ainsi que du sens musculaire ; il ne se rend nullement compte des mouvements que l'on fait exécuter à ses membres. Hypotonie très marquée.

Absence des réflexes rotuliens.

Difficulté à uriner et mictions involontaires, pas de douleurs vésicales. Pas d'autre trouble viscéral. Ouïe très diminuée surtout à gauche, bourdonnements fréquents.

Grosse émaciation, facies tiré.

Depuis la cécité, les symptômes ont continué à progresser.

OBSERVATION XXXVIII. — VEN..., tailleur, soixante-dix ans, mort le 12 mai 1902.

Antécédents personnels. — A eu la syphilis à une date inconnue.

Histoire de la maladie. — Le début remonte à 1881. La cécité serait survenue rapidement dans l'espace de moins d'un an, au début de la maladie.

Ataxie, hypotonie, affaiblissement et amaigrissement des jambes et des bras.

Réflexes rotuliens abolis.

Douleurs fulgurantes surtout dans la jambe gauche.

Analgésie des péroniers et des cubitaux.

Ouïe diminuée.

Crises de hoquet qui auraient duré quinze ans et cessé pendant quelque temps. En 1897, elles auraient repris et auraient été calmées par du bromure.

Troubles mentaux vers 1897 ou 1898, il aurait eu du délire de la persécution, il disait qu'on voulait « lui prendre ses quatre sous », qu'on voulait « l'emmener en Nouvelle-Calédonie ».

C. — TABÉTISANTS DEVENUS TABÉTIQUES.

OBSERVATION XXXIX. — BREAV... (Fleury), cinquante ans.
Entré le 11 juin 1897, mort le 8 octobre 1903.

Antécédents héréditaires. — Rien à noter ; pas de maladies nerveuses dans sa famille.

Antécédents personnels. — Pas d'accident syphilitique.

Blennorragie à trente-cinq ans, en 1877 ; elle a cédé au traitement au bout de trois semaines.

Gros excès alcooliques de dix-huit à trente-cinq ans : trois ou quatre litres de vin en moyenne par jour et jusqu'à dix verres d'absinthe.

Histoire de la maladie. — En 1887, il a eu pendant quelques jours de la rétention d'urine, on a été obligé de le sonder plusieurs fois ; le fait ne s'est pas reproduit, mais il a eu depuis une certaine anesthésie vésicale, il restait souvent jusqu'à seize heures, et plus, sans uriner.

Les troubles oculaires remontent à 1895 ; le 24 décembre, au réveil, après une nuit où il avait eu des rapports sexuels, il se serait trouvé aveugle ; puis la vision serait revenue peu à peu pour l'œil gauche, il aurait pu voir encore un peu de l'œil gauche pendant deux mois ; à Lariboisière, on constate « l'atrophie de la pupille de l'œil droit ».

La vue de l'œil gauche a rapidement diminué à son tour, trois mois après. En 1896, il entra à l'Hôtel-Dieu, complètement aveugle ; M. Panas constata une atrophie papillaire double. Depuis lors, l'état de la vision n'a pas changé. Il n'a jamais vu double.

Examiné en juin 1887. — On constate : la cécité est complète, pas de paralysies oculaires. Le malade marche bien, se tient parfaitement debout, sa force musculaire est conservée. Les réflexes tendineux sont conservés. Il n'a jamais eu de douleurs fulgurantes ; élancements douloureux dans la tête depuis six mois. Pas de troubles des diverses sensibilités ; pas de troubles du sens musculaire, ni du sens stéréognostique ; notion de position des membres parfaite. Pas de troubles viscéraux. Ouïe, goût et odorat parfaitement conservés. Caractère gai, rieur, aucun trouble de la mémoire, a cependant la crainte de devenir fou.

Au début de 1899, douleurs nettement fulgurantes dans les membres inférieurs ; ces douleurs ont persisté ensuite par crises survenant tous les mois ou tous les deux mois, parfois plus souvent, surtout par les temps pluvieux.

Examiné le 24 juin 1901. — La cécité est restée complète depuis janvier 1896. Les pupilles sont inégales, la droite un peu plus large que la gauche ; elles sont tout à fait immobiles à la lumière. Les mouvements des globes oculaires et des paupières se font très bien. Un peu de nystagmus transversal dans les positions latérales du regard.

Pas de Romberg, le malade se tient bien debout, les pieds joints. Il marche bien. Aucune incoordination des membres supérieurs, il arrive rapidement avec l'une ou l'autre main à toucher le bout de son nez au commandement. La force musculaire est conservée ; au dynamomètre, 30 à droite et à gauche.

Réflexes rotuliens abolis Immobilité ou flexion des orteils. Réflexe pharyngé un peu diminué.

Les douleurs fulgurantes sont survenues avec plus d'acuité depuis une huitaine de jours ; c'est pour ces douleurs qu'il entre à l'infirmerie.

La sensibilité au contact, à la piqûre, au froid et au chaud est bien conservée partout. La sensation de froid lui est désagréable, le contact des métaux « lui donne la chair de poule » ; aussi il ne se fait raser qu'à de rares intervalles. Il lui est aussi pénible d'endosser des vêtements froids, de mettre une chemise neuve ou de se coucher dans des draps neufs.

Aucun trouble gastrique, mais depuis trois semaines l'appétit a beaucoup diminué.

Pas de troubles laryngés, ne tousse pas.

Anesthésie vésicale relative, persistante ; ne sent que très rarement le besoin d'uriner ; fausses envies fréquentes depuis trois semaines ; perd depuis ce temps quelques gouttes dans son pantalon.

Constipation assez opiniâtre.

Ouïe assez bonne ; entend la montre à droite et à gauche à 25 centimètres.

Goût et odorat bien conservés.

La nutrition générale s'altère.

Évolution. — Le 24 juin 1901, injection lombaire sous-arachnoïdienne de 5 milligrammes de cocaïne pour calmer les douleurs lombaires ; les douleurs étaient très diminuées le lendemain, quelques étourdissements et des vomissements; elles ne sont pas redevenues aussi fortes les jours suivants.

29 *octobre* 1901. — Le malade se plaint de forts maux de tête; la nutrition générale s'altérant de plus en plus, on prescrit cinq pilules de 5 centigrammes de lécithine chaque jour.

11 *mars* 1902. — Douleurs fulgurantes et crises gastriques; on donne 15 centigrammes de santonine; les douleurs disparaissent dans la soirée et reparaissent, mais moins fortes, le lendemain. Les douleurs sont très améliorées par de nouvelles doses de santonine les jours suivants.

14 *octobre* 1902. — Douleurs fulgurantes : nouvelle injection sous-arachnoïdienne de 5 milligrammes de cocaïne. Lymphocytose discrète dans le liquide céphalo-rachidien.

9 *décembre* 1902. — Violentes douleurs épigastriques irradiant vers l'épaule gauche et vomissements abondants; on fait prendre quatre cuillerées de levure de bière : les vomissements s'arrêtent le lendemain et les douleurs se calment : pour diminuer la douleur de l'épaule gauche, on fait le 11 décembre une injection d'air de un tiers de litre : l'effet calmant est faible.

15 *janvier* 1903. — Cécité complète; inégalité pupillaire, pupille droite plus grande. Marche encore assez bien, sans grande incoordination, mais en talonnant; pas de paralysie des membres inférieurs, tous les segments ont conservé une bonne force musculaire; équilibre statique dans le décubitus normal; pas d'hypotonie des membres. Pas de troubles laryngés. Envies impérieuses d'uriner, mais a le temps de prendre son urinal. A encore des érections, a des pollutions nocturnes.

A toujours des maux de tête, des étourdissements. N'a pas eu d'ictus ni d'attaque de paralysie. Nutrition générale très atteinte.

15 *juin* 1903. — Papilles blanches atrophiques; les veines sont grosses, le pourtour n'est pas déformé ni pigmenté.

20 *juillet* 1903. — Le caractère du malade devient de plus en plus difficile; on a été obligé de le changer plusieurs fois de salle, il menace ses voisins et les infirmiers. Il présente de plus des troubles mentaux assez marqués : il raconte qu'il a inventé un appareil électrique pour empêcher les punaises de venir le piquer dans son lit et il expose sa combinaison comme une chose à laquelle il attache une extrême importance, disant qu'on devrait l'appliquer à tous les lits des malades. La nutrition générale est extrêmement altérée : il est très maigre, le facies étiré et décharné, le teint terreux, les membres très atrophiés, surtout les mains (disparition totale des éminences thénars)

mais aussi, quoiqu'à un plus faible degré, le reste des membres supérieurs et les membres inférieurs (mollets entre autres) : c'est un « vrai squelette ». L'incoordination est maintenant extrèmement prononcée, le malade est complètement confiné au lit ; la force musculaire est très faible, en partie à cause de l'atrophie.

6 *octobre* 1903. — Tendance au délire de persécution : il se plaint qu'on ne le soigne pas, qu'on le laisse mourir de faim, qu'on ne lui donne pas à boire, alors qu'on lui présente du lait à chaque instant ; qu'il a besoin de plus de trois litres de lait, d'au moins cinq litres, alors qu'on n'arrive pas à lui en faire boire plus d'un litre ou un litre et demi ; il trouve que le lait est mauvais, « qu'il est là depuis 1814 » ; il manifeste des idées de suicide et demande à changer de lit avec l'idée de se rapprocher de la fenêtre, mais alors qu'en réalité il serait tout à fait incapable de se lever. Il est d'une maigreur extraordinaire, le facies est très étiré et blème, les yeux excavés.

Il meurt le 8 octobre 1903.

En résumé, il s'agit d'un malade dont l'affection a débuté par de l'anesthésie vésicale, puis par la perte de la vision, brusquement pour l'œil droit, puis progressivement pour l'œil gauche ; les réflexes rotuliens étaient conservés quand on l'a examiné déjà complètement aveugle; on les a vu se supprimer dans la suite, en même temps que se développaient des douleurs dans les membres inférieurs, des crises gastriques, des troubles considérables de la coordination, des troubles urinaires, des troubles de la nutrition générale, enfin des troubles psychiques : le malade était resté longtemps tabétisant avant de devenir franchement tabétique.

OBSERVATION XL. — MÉLIN... (Antoine), soixante-quinze ans, coiffeur. Entré à Bicêtre en 1865, mort le 6 mai 1898.

Antécédents héréditaires. — Père mort à quatre-vingt-un ans d'une attaque d'apoplexie.

A eu cinq frères et sœurs, un seul survit.

Antécédents personnels. — Nie toute syphilis.

Marié en 1846, a eu deux enfants qui sont encore bien portants.

Rougeole à six ans, pas d'autre maladie. Pas de rhumatisme, pas d'alcoolisme.

Histoire de la maladie. — Le début remonte à 1862 ; à cette époque, il a éprouvé de la faiblesse des membres inférieurs avec les sensations vagues d'une syncope incomplète: ces accidents se produisaient plus forts après les journées de grande fatigue. De plus, un jour, il aurait constaté que sa pupille gauche était très dilatée.

En 1864, il s'aperçoit qu'il n'a pas la sensation nette du sol qu'il foule, mais il ne s'en inquiète pas.

Un jour de cette même année 1864, le malade, qui jouissait jusque-là d'une vue excellente, prend un journal, y jette les yeux et est tout étonné de voir dans un brouillard épais tous les caractères prendre la forme de S. A partir de ce moment, la vue a diminué progressivement. Six mois après, il a dû abandonner son travail; en mai 1865, il avait presque complètement perdu la vue, il ne pouvait plus distinguer les couleurs et à peine les objets, il avait tout juste gardé le pouvoir de bien distinguer le jour de la nuit; il arrivait, cependant, à faire seul de courtes promenades. En même temps, survenaient des sensations visuelles subjectives qui n'ont pas cessé ensuite : feux d'artifice, flammèches, flocons de neige, etc.

Le malade soigné par Gosselin à la Pitié, passe quelques jours à Vincennes et entre à Bicêtre en 1865. De 1865 à 1875, aucune modification, si ce n'est la réduction progressive de l'acuité visuelle : le malade mange de bon appétit, fait sa promenade quotidienne, ne souffre nullement.

En 1875, une bronchite aiguë le force à faire un séjour de deux mois à l'infirmerie; à dater de cette époque, des douleurs fulgurantes apparaissent dans les membres inférieurs, douleurs en éclairs, atroces, occupant les membres inférieurs et parfois les membres supérieurs, se montrant par crises, exacerbées par les temps froids, durant de deux jours à quelques heures. La bronchite persiste, tenace et provoquant une vive anhélation.

En février 1895, la marche devient irrégulière, les jambes perdent la coordination de leurs mouvements, le malade ne peut plus marcher seul. En novembre 1895, il cesse tout à fait de pouvoir marcher et même se tenir debout. Depuis cette époque, il se sent progressivement affaibli et a perdu son appétit.

Examiné, en 1890, par Joannès Martin (*Thèse de Berne*, observation XV). Amaurose très prononcée : distingue le jour de la nuit, mais ne peut pas distinguer le nombre des personnes qui l'entourent. A l'ophtalmoscope, atrophie papillaire, vaisseaux très minces; à gauche, contour de la papille irrégulier.

Myosis bilatéral intense; pupilles égales, réagissant à la convergence, sans réaction à la lumière.

Pas de strabisme ni de chute des paupières.

Pas de signe de Romberg. Signe du cloche-pied. Démarche normale, pas d'incoordination en marchant.

Pas de réflexe patellaire. Réflexe plantaire normal.

Douleurs fulgurantes moins fortes dans les membres supérieurs que dans les inférieurs.

Sensibilité tactile normale aux membres supérieurs et inférieurs. Sensibilité à la douleur diminuée aux jambes, avec retard de deux secondes environ dans la transmission, mais intacte aux membres supérieurs. Sensibilité à la température normale.

Sens musculaire peu ou pas touché. Notion de position des membres très bien conservée.

Pas de crises gastriques. Pas de troubles génito-urinaires ; puissance génitale assez développée.

Au cœur, léger bruit de galop à la pointe ; pas d'insuffisance aortique.

Vieillard de constitution robuste. Pas de troubles trophiques.

Examiné en mai 1895. — Cécité presque complète : le malade a, cependant, encore la vague perception de la lumière.

Pupilles punctiformes, aucune réaction à la lumière. Larmoiement surtout matinal.

Depuis sept mois le malade ne peut plus se tenir sur ses jambes ; chaque fois qu'il a essayé de se lever, ses jambes ne l'ont pas soutenu. La force musculaire est considérablement diminuée aux membres inférieurs, mais leur impotence dépend cependant plutôt de l'incoordination que de la parésie. Dans son lit il a une difficulté extrême à porter un talon sur le genou du côté opposé, la difficulté semble plus grande à droite. Les mouvements simples de la flexion et d'extension se font bien. Les fonctions motrices des membres supérieurs sont assez bien conservées.

Les réflexes rotuliens et radiaux sont abolis ; le réflexe crémastérien fait défaut ; le réflexe pharyngé est conservé.

Les douleurs fulgurantes subsistent très vives.

Anesthésie par plaques aux bras et aux jambes ; sensibilité plantaire conservée ; aucune zone d'hyperesthésie.

Pas de troubles digestifs.

Anesthésie vésicale ; le malade peut passer plusieurs jours presque sans uriner ; l'anesthésie semble cesser parfois et la miction redevient normale pendant un certain temps. Parfois faux besoins d'uriner.

Signes d'auscultation de bronchite chronique et d'emphysème, expectoration muco-purulente abondante.

Cœur normal.

Audition bonne.

Goût empâté, le malade trouve ses aliments plutôt désagréables.

Changement de caractère, irritabilité.

Troubles trophiques. Atrophie musculaire considérable des membres inférieurs : les muscles de la jambe surtout sont extrêmement réduits. Taches de Vitiligo discrètes aux mains.

Ongles des mains cannelés.

Pas de déformation sensible des pieds, sauf un léger déjettement des gros orteils en dehors.

Evolution. — En janvier 1897, laryngisme tabétique : voix bitonale, respiration assez faible, reprise stridente après chaque inspiration, pas d'ictus laryngé.

Le 10 octobre 1897, le malade se plaint de douleurs en urinant ; ces douleurs persistent plusieurs jours, puis cèdent un peu par l'emploi de la térébenthine et de l'extrait de valériane.

Le 15 novembre 1897, il se plaint de ne plus sentir le goût de ses aliments, il ne sent même plus le goût du vin.

En juin 1897, puis en décembre 1897, deux crises à caractère tout à fait spécial et identique (crises nasales ?) : sans la moindre raison apparente, il aurait éprouvé subitement dans la narine gauche un violent pincement à l'union des os propres du nez et des cartilages ; immédiatement après, il aurait éprouvé au niveau du genou une sensation d'engourdissement qui aurait remonté le long de la cuisse, se serait étendue à toute la moitié gauche du corps, peut-être aussi plus ou moins à la moitié droite, et aurait gagné l'épaule gauche, peut-être aussi les membres supérieurs : alors serait survenue à la face une bouffée de chaleur. L'extension de l'engourdissement aurait duré deux minutes, la sensation aurait persisté une dizaine de minutes environ, puis cessé en suivant la même marche toutes les trois ou quatre heures : les mêmes accidents se seraient répétés de la même façon pendant cinq ou six jours consécutifs, en juin et en décembre. Pendant toute la durée de la crise, le malade prétend ne pas pouvoir remuer ses membres ; sa respiration reste normale et sa connaissance intacte ; il parle sans difficulté, mais remue péniblement la tête ; il se trouve « tout à fait anéanti ». La sensibilité tactile de la muqueuse pituitaire reste normale, le réflexe est conservé ; la sensibilité du genou est normale, il n'y a pas de douleur à la pression ; la sensibilité tactile est normale sur tout le corps.

Le 12 et le 13 février 1898, des phénomènes d'engourdissement de même genre frappent le côté droit : l'engourdissement prend le petit doigt, puis gagne les autres de proche en proche, y compris le pouce, et s'étend à toute la main, mais ne remonte pas au delà du poignet. Pendant ce phénomène il ne peut remuer ses doigts qu'avec difficulté. Il n'éprouve aucune douleur du côté de l'épaule ni du thorax, et n'a aucune sensation d'angoisse, ni même d'émotion.

Les sensations précédentes ne se sont pas reproduites.

Le malade a souvent des vertiges, mais il y est sujet depuis près de quarante ans. Il a des intermittences cardiaques perceptibles au pouls.

Le 27 avril 1898, il entre à l'infirmerie pour une poussée de bronchite. Pendant trois ou quatre jours il a eu un hoquet continuel qui s'est calmé par le chloral. Cécité absolue ; pupilles petites, réflexe nul.

Réflexes rotuliens et radiaux absents. Pas de troubles urinaires, urine cependant difficilement. Grand affaiblissement et amaigrissement considérable, peau sèche et pâle.

Il meurt le 6 mai 1898.

En résumé, il s'agit d'un malade qui n'avait eu, avant la cécité, qu'un peu de faiblesse des jambes et d'anesthésie plantaire ; la cécité s'est développée peu après et est restée isolée pendant plus de dix ans.

Au bout de dix ans, se sont développées des douleurs fulgurantes très violentes qui ont persisté, une incoordination extrêmement marquée, quelques troubles de la sensibilité objective, des troubles urinaires, du laryngisme, des crises nasales (?) et des paresthésies, enfin une atteinte profonde très tardive de la nutrition générale.

La cécité s'est développée avec une extrême lenteur, car elle a débuté en 1864 et en 1865, soit trente et un an après, le malade avait encore une vague perception de la lumière.

D. — DOUTEUX.

Observation XLI. — Bor..., soixante-quatre ans, cultivateur.

Antécédents personnels. — Syphilis à trente-deux ans.

Histoire de la maladie. — A eu les premières douleurs fulgurantes vers 1880 ou 1882, mais elles ne sont devenues réellement fortes qu'en 1883, à la suite d'une attaque de diplopie.

Au mois d'août 1883, en conduisant une voiture, il a eu une obnubilation brusque de la vue sans cécité véritable ; en même temps, il a senti une chaleur brûlante et subite dans les épaules et a eu des sifflements dans les oreilles ; il a dû se mettre dans sa voiture et il a eu des nausées. Quelques minutes après, il a pu faire quelques pas en titubant et ramener sa voiture à vingt minutes du lieu où il était. Il est rentré chez lui en titubant comme un homme ivre, quoique n'ayant fait aucun excès alcoolique. A partir de cette époque, il a eu pendant quelque temps une diplopie à images superposées et a éprouvé des névralgies dans toute la tête. Il a suivi un traitement ioduré pendant un mois ; au bout de ce temps, la diplopie a diminué et il a pu lire son journal assez bien.

En 1884, il a eu de nouveaux accidents tout à fait semblables. A la suite de cette nouvelle attaque la vue a baissé : il a pu conduire encore sa voiture, mais en ne voyant presque pas, pendant deux ans.

En 1894, il fut pris de douleurs violentes dans les jambes ; la vue a complètement cessé depuis lors.

En 1893, il a eu de l'incontinence relative qui a persisté. La même année, à l'occasion de fortes douleurs, il a eu, à plusieurs reprises, du fléchissement des jambes.

Depuis 1894 ou 1895, il prétend ne plus avoir eu de douleurs.

Examiné en 1900. — Il a encore la sensation de lumière, mais à peine suffisante pour se guider. Perte des réflexes pupillaires à la lumière.

Marche sans incoordination, mais en frappant fortement la plante des pieds. Peut faire de longues courses. Peut se tenir quelques secondes sur un seul pied.

Absence des réflexes rotuliens.

Anesthésie plantaire. Sensibilité à la piqûre diminuée sur les jambes à partir du genou, un peu plus diminuée à droite qu'à gauche.

Pousse et attend pour uriner, incontinence relative, impuissance.

N'entend pas la montre au contact, des deux côtés.

Plutôt un peu maigre, les traits ne sont pas tirés, la couleur du teint est bonne.

Examiné en janvier 1903. — La vue est presque complètement abolie ; il reste cependant une vague perception de lumière. Il marche bien et fait volontiers de grandes courses. Peu ou pas d'incoordination des membres inférieurs ; pas d'incoordination des membres supérieurs. Pas d'asynergie, pas d'hypotonie.

Extension du gros orteil à gauche extrêmement nette ; extension des orteils à droite légère.

A quelquefois de la peine à uriner.

N'a plus d'érections.

Mort le 1er mai 1903.

Observation XLII. — Frey..., cinquante-quatre ans, camionneur au chemin de fer.

Entré à Bicêtre le 26 juillet 1888, mort le 11 mars 1901.

Antécédents héréditaires. — Père mort à soixante-cinq ans, paralysé deux mois avant sa mort.

Mère morte âgée, pas de maladie nerveuse.

Ne sait rien de ses grands parents.

A eu onze frères et sœurs: deux sont morts en bas âge, deux sont morts tuberculeux et deux autres d'affections inconnues ; cinq restent vivants.

Antécédents personnels. — A eu un chancre en 1872, chancre très petit ; à la suite a eu des plaques muqueuses dans la bouche qui se seraient reproduites à plusieurs reprises pendant dix ans (?) ; jamais d'éruption cutanée, pas d'autre accident secondaire. Jamais d'autre maladie.

Ethylisme.

Histoire de la maladie. — Le début date de 1883 ; il s'est fait par des douleurs dans les jambes ; elles étaient fulgurantes, « instantanées comme l'éclair », très violentes ; elles se reproduisaient par intervalles, tous les cinq ou six jours et duraient un jour et une nuit ; une seule fois la crise s'est prolongée pendant trois jours.

En juin 1886, il a commencé à avoir des troubles visuels ; il voyait du brouillard autour des becs de gaz, puis du brouillard autour du soleil ; ce brouillard s'est progressivement épaissi, et deux ou trois mois après il ne pouvait déjà plus compter son argent ; depuis septembre 1886, il ne voit plus assez pour se conduire dans la rue ; depuis 1887, cécité complète, il distingue seulement le jour de la nuit. Il n'a jamais vu comme dans un entonnoir, n'a jamais eu d'hallucinations visuelles.

Impuissance depuis 1895.

Légers troubles laryngés depuis 1896 ou 1897.

Examiné en 1890, par Joannès Martin (*Thèse de Berne*, observation V). — Distingue seulement le jour de la nuit, perception lumineuse conservée. Acuité visuelle = 0. A l'ophthalmoscope, atrophie grise des deux papilles.

Pupilles égales et très dilatées. Signe d'Argyll-Robertson. Léger ptosis des deux côtés, survenu après la cécité. Rétrécissement congénital de la fente palpébrale. Pas de strabisme.

Pas d'incoordination. Pas de signe de Romberg. Pas de troubles de la motilité en général.

Réflexes patellaires abolis.

Douleurs fulgurantes de même intensité que par le passé.

Sensibilité au contact, à la piqûre, à la température intacte et sans retard de transmission. Sens musculaire bien conservé.

Ouïe très affaiblie, à gauche surtout.

Examiné en juillet 1900. — Ne voit plus pour se conduire, distingue encore le jour de la nuit. Mydriase des deux yeux. Pas de réflexe pupillaire à la lumière. Peut-être un peu de chute de la paupière gauche. Clignement fréquent des yeux avec mouvements nystagmiformes.

Marche très bien, tourne sans difficulté, se tient quelques secondes sur l'une ou l'autre jambe. Pas d'incoordination des membres supérieurs, fait du filet toute la journée et est très adroit.

Pas de réflexes tendineux (M. Déjerine a noté dans la thèse d'Ingelrans qu'en janvier 1894 les réflexes rotuliens avaient réapparu ; mais encore peu apparents, et qu'en novembre de la même année ils étaient complètement revenus).

Les douleurs sont encore très fortes à certains moments ; il est rare qu'elles s'espacent de plus de huit jours. Elles siègent dans les membres inférieurs, parfois au niveau du thorax, rarement dans les membres supérieurs. Elles sont, somme toute, un peu moins fortes qu'avant la cécité.

Jamais de crises gastriques.

Un peu de laryngisme tabétique ; tousse par suite d'un chatouillement dans la gorge.

Pas d'insuffisance aortique, mais second bruit clangoreux ; se plaint d'avoir fréquemment des étourdissements quand il se lève de sa chaise.

Urine difficilement, est obligé d'attendre et de pousser ; incontinence relative.

Impuissance.

N'entend presque pas la montre au contact, d'un côté ou de l'autre ; ne l'entend pas quand on l'applique sur les os du crâne.

L'état de la nutrition est médiocre, il est maigre et paraît largement son âge. Léger tic d'élévation de la lèvre supérieure, surtout marqué à gauche.

N'a pas été revu jusqu'à sa mort.

En résumé, début par des douleurs trois ans avant l'affaiblissement de la vue ; depuis la cécité, les douleurs ont persisté aussi fréquentes, mais peut-être un peu moins intenses ; quelques troubles urinaires légers et l'impuissance sont survenus tardivement, l'état de la nutrition s'est médiocrement conservé.

OBSERVATION XLIII. — Gou..., soixante-deux ans, peintre en céramique.

Entré à Bicêtre en septembre 1887, mort le 3 août 1900.

Antécédents héréditaires. — Père mort de tuberculose pulmonaire à l'âge de quarante-cinq ans.

Mère âgée de quatre-vingts ans et bien portante.

Deux frères et sœur bien portants; tic de la face chez la sœur.

Antécédents personnels. — Variole à l'âge de neuf ans. Chancre à l'âge de dix-sept ans avec bubon suppuré: traité par les pilules de Dupuytren; pas d'accidents secondaires.

Blennorragie aux colonies, pas d'alcoolisme.

Marié à vingt-sept ans, a eu trois enfants: un est mort en naissant, deux âgés d'une trentaine d'années sont bien portants.

Histoire de la maladie. — Le début s'est fait en 1873 par des douleurs de tête, en même temps les paupières sont tombées pendant environ trois semaines, l'œil gauche s'est dévié en dehors et le malade a vu double. Vers la même époque, a débuté une légère incoordination des jambes qui a, ensuite, été en augmentant. En 1877, Landolt a fait la section d'un tendon oculo-moteur, et, à partir de ce moment, le malade a vu mieux, mais il a été gêné dans sa profession par des troubles de l'accommodation.

De 1877 à 1880, le malade a vu assez bien; en même temps il avait des fourmillements dans les membres supérieurs et inférieurs sans douleurs fulgurantes.

A partir de 1880, les troubles de la vue ont progressé rapidement; la vue a disparu petit à petit comme si le malade voyait dans un entonnoir de plus en plus étroit.

Depuis 1887, il a quelques douleurs fulgurantes ou plutôt quelques élancements assez peu douloureux dans les membres inférieurs.

A son entrée à Bicêtre en 1887, il ne voyait plus les maisons. Depuis 1894, il ne voit même plus les fenêtres et ne marche plus du tout.

Examen en 1890, par Joannès Martin (Thèse de Berne, observation XVII).

Il est presque totalement aveugle, son acuité visuelle égale 1/8; à l'ophthalmoscope, atrophie blanche des deux papilles (Berger). Pas de chute des paupières, pas de strabisme; l'œil gauche présente un certain degré de parésie du droit externe. Les yeux sont saillants, les pupilles contractées, sans myosis intense, complètement immobiles à toute espèce d'excitation.

Marche avec une légère incoordination; signe de Romberg; peut se tenir sur une jambe (?). Force musculaire considérable, pas d'atrophie musculaire.

Pas de réflexe patellaire, réflexe plantaire exagéré.

Sensibilité tactile et douloureuse normale aux membres inférieurs et supérieurs sans retard ; sensibilité à la chaleur sensiblement diminuée avec retard, sensibilité au froid légèrement diminuée.

Les douleurs fulgurantes surviennent sous la forme d'éclairs, surtout la nuit, pas très intenses, très légères dans les membres supérieurs.

Sens musculaire peu touché, notion de position des membres un peu altérée.

Au cœur léger bruit de galop, éclat du deuxième bruit à l'aorte.

Examen le 8 *juin* 1900. — Le malade ne voit pas le jour, il ne sait pas où est la fenêtre. Les pupilles ne sont pas absolument rondes. Tout réflexe est aboli à la lumière et à l'accommodation.

Il est absolument immobilisé au lit. Aucune incoordination des membres supérieurs. Force musculaire des jambes, diminuée surtout à droite. Hypotonie très marquée.

Très légères douleurs, en particulier dans le coude ; parfois sensation de gant, mais, en réalité, les membres supérieurs sont très peu atteints.

Sensibilité très diminuée dans les régions innervées par les branches supérieures du trijumeau ; bien conservée, au contraire, au menton. Légère diminution générale de la sensibilité du côté gauche du corps. Anesthésie presque complète autour du rectum, sur les bourses et sur la verge. Sensibilité thermique intacte. Sensibilité musculaire abolie.

Abolition des réflexes rotuliens. Réflexe abdominal manque à droite, existe à gauche ; réflexes crémastériens abolis. Réflexe pharyngé aboli.

Pas de trouble viscéral marqué. Le malade urine parfois difficilement, pousse quelques instants et perd parfois quelques gouttes dans son pantalon.

L'ouïe est affaiblie, le malade entend à peine la montre à droite au contact et ne l'entend pas à gauche.

Nutrition générale assez bonne, face rouge assez ronde, avec assez grosse exophtalmie et divergence des axes oculaires.

En résumé, la vue a diminué en même temps que survenaient de légers troubles moteurs, la diminution de la vue a marché beaucoup plus vite que les troubles moteurs, mais, à la fin, la cécité et l'incoordination des membres supérieurs ont été complètes.

E. — IMPOSSIBLES A CLASSER
(EXAMINÉS CACHECTIQUES).

OBSERVATION XLIV. — AB... (Édouard), soixante-quatre ans, entré à Bicêtre en 1892. N'a été examiné que peu de temps avant sa mort, lors de son entrée à l'infirmerie : nous n'avons aucun renseignement sur ses antécédents.

Examen en mars 1898. — Cécité absolue des deux yeux. Pupilles larges et égales. Plus aucun réflexe à la lumière ni à la douleur. Pas de paralysie oculaire notable.

Motilité conservée aux membres supérieurs : il exécute les mouvements des membres supérieurs au commandement et sans trop de maladresse, il touche facilement son nez, ses yeux. Les membres inférieurs sont constamment en flexion, flexion de la cuisse sur le bassin, de la jambe sur la cuisse et même du pied sur la jambe, demi-flexion des orteils; attitude d'hypotonie marquée. Il peut étendre ses membres inférieurs, mais avec une grande difficulté qui semble résulter, pour une grande part, de la présence d'escarres sacrées et fessières ; il ne peut soulever les membres inférieurs au-dessus du plan du lit : ces membres sont très atrophiés.

Réflexes rotuliens complètement abolis, réflexes du poignet conservés, le gauche exagéré.

Sensibilité à la piqûre absolument abolie aux membres inférieurs. Sensibilité au contact conservée, sensibilité à la température abolie. Aux membres supérieurs et à la face, sensibilité au contact et à la piqûre conservée. Sensibilité à la température conservée à la face seulement. Défaut de localisation et retard des sensations.

L'ouïe est conservée et semble normale.

Le pouls est faible et fréquent; le cœur irrégulier, sans souffle.

Gâtisme complet depuis longtemps. Escarres disséminées dans les régions fessières, sacrées et même lombaires.

Mort le 11 mars 1898.

OBSERVATION XLV. — AUDIB... (Charles), cinquante-neuf ans, charbonnier. Entré à Bicêtre en 1888, mort le 26 janvier 1896.

Observation prise le 15 janvier 1896 (résumée).

Antécédents personnels. — Syphilis pendant son service militaire. Alcoolique.

Histoire de la maladie. — L'affection a commencé vers trente-six ans par des troubles visuels; ils se sont accentués jusqu'à la cécité complète.

Premières douleurs, quatorze ans après la cécité, vers 1880; douleurs fulgurantes qui ne l'ont pas quitté depuis.

Difficulté pour uriner, puis incontinence continue; garde l'urinal en caoutchouc entre les jambes depuis sept ou huit ans.

Examiné le 15 *janvier* 1896. — Cécité complète. Pupilles égales sans myosis, immobiles à la lumière. Strabisme légèrement divergent à gauche.

Garde le lit depuis un mois. Les bras ne sont pas paralysés. Pas d'ictus apoplectique. (Pas de renseignements sur l'état antérieur de la coordination.)

Réflexes rotuliens abolis.

Douleurs fulgurantes, douleurs en ceinture, douleurs testiculaires. Sensibilité à la douleur diminuée au niveau des membres inférieurs. Erreurs du sens musculaire; ne peut dire combien il a de doigts pliés.

Crises gastriques. Vomit ses aliments. Constipation opiniâtre. Incontinence d'urine continue. Albuminurie abondante. Urine franchement sanguinolente de temps en temps avec douleurs vives à l'hypogastre et hoquet.

Pertes séminales.

Léger souffle aortique au deuxième temps.

Ouïe un peu dure.

Plus gras que ne le sont d'ordinaire les tabétiques. Pas d'atrophie musculaire. Cueille ses dents depuis un an.

III. — OBSERVATION D'UN SYPHILITIQUE TERTIAIRE, AMAUROTIQUE PAR ATROPHIE OPTIQUE, SANS SIGNE MANIFESTE DE TABES.

Observation XLVI. — Schauff..., quarante-sept ans, représentant de commerce.

Antécédents héréditaires. — Père mort à soixante ans.

Mère morte à soixante-douze ans.

Une sœur morte à trente-cinq ans, trois frères et sœurs morts en bas âge.

Aucune maladie nerveuse dans la famille.

Antécédents personnels. — A eu la syphilis à l'âge de vingt-quatre ans, en 1880; plaques muqueuses, un peu de roséole, pas de céphalées, pas d'alopécie. A eu un enfant à dix-neuf ans, qui est bien portant.

Il a été marié pendant six ans, de vingt-sept à trente-trois ans, sa femme n'a eu ni enfant ni fausse couche.

Histoire de la maladie. — Affaiblissement de la vue depuis le mois de juin 1888. La vue de l'œil droit aurait disparu en quelques jours; sur l'œil gauche, un brouillard se serait étendu beaucoup plus lentement, sans rétrécissement, sans dyschromatopsie, sans diplopie. Il aurait eu, au début, un scotome central de l'œil gauche qui aurait disparu le mois suivant, puis repris quelques mois après, puis disparu de nouveau.

En 1891, il lisait encore le journal; en 1892, il arrivait tout juste à se conduire; en 1893, il ne pouvait même plus se conduire. M. Panas lui a fait, en 1892, quarante piqûres de bi-iodure de mercure.

Il n'a jamais eu aucun trouble vésical, aucune crise gastrique, aucune diminution de la puissance sexuelle. Depuis 1897, engourdissement dans les deux jambes, surtout à droite.

En 1902, fracture de la clavicule gauche, consolidée au bout d'une vingtaine de jours.

N'a jamais eu aucune douleur, mais quelques fourmillements et engourdissements dans les jambes et dans le petit doigt, quelquefois sensation de corset.

Examen en novembre 1903. — Il voit encore le jour et distingue les lumières de l'œil droit, mais non de l'œil gauche. Pupille droite petite, en partie, voilée par une légère taie. Réflexes pupillaires à la lumière et à la distance abolis. Motilité des yeux parfaite.

Marche très bien, se dirige très bien dans les lieux qu'il connaît. Aucune ataxie, pas de Romberg; se tient une ou deux secondes sur chaque pied.

Tous les réflexes tendineux et cutanés existent. Flexion des orteils.

Aucune douleur; encore quelques engourdissements. Sensibilité objective parfaite, pas d'anesthésie plantaire ou cubitale. Sens stéréognostique et musculaire parfaits.

Aucun trouble gastrique, aucun trouble vésical, pas de petits signes urinaires.

Entend la montre à 10 centimètres à droite, à 15 centimètres à gauche.

Nutrition parfaite : très fort mais non obèse, teint excellent. Poids, 83 kilos.

RÉSUMÉ ET CONCLUSIONS

Le tabes semble être « le résultat d'une action spéciale de la syphilis sur le système nerveux » (P. Marie); pourtant les auteurs classiques en ont limité le sens, et au mot tabes est attachée aujourd'hui l'idée de lésions des cordons postérieurs de la moelle. Aussi, pour l'étude clinique que nous avons faite du « tabes amaurotique », nous n'avons voulu retenir que les observations où, à côté de l'amaurose, se trouvait un signe à peu près certain de lésions des cordons postérieurs : à part deux exceptions, c'est le signe de Westphal qui dans tous les cas, nous a servi de signe de lésions médullaires. Nous possédons cependant des obervations de malades, anciens syphilitiques et actuellement amaurotiques, dont l'amaurose est cliniquement isolée, mais est due pourtant, nous en sommes convaincu, à la même action de la syphilis sur les voies optiques, à la même lésion anatomique que l'amaurose avec symptômes tabétiques spinaux; nous en avons même eu une confirmation anatomique; c'est le respect de la tradition qui nous a seul empêché de les compter dans nos statistiques.

Le tabes amaurotique ainsi compris comme une association d'une amaurose syphilitique tertiaire à une lésion syphilitique tertiaire des cordons postérieurs (que la syphilis soit, d'ailleurs, cause réellement déterminante ou seulement prédisposante), nous avons passé successivement en revue les différents symptômes céphaliques et les différents symptômes spinaux que l'on peut rencontrer dans le tabes : nous croyons avoir montré que dans la forme amaurotique les premiers prennent très souvent une importance capitale, que les seconds, parfois aussi marqués que dans le tabes vulgaire le plus caractérisé, sont, au contraire, le plus souvent minimes, à peine ébauchés.

Les *troubles visuels* n'ont pas de caractère subjectif ni objectif qui les distingue nettement des troubles semblables que l'on rencontre dans d'autres affections du système nerveux central en rapport direct ou indirect avec la syphilis, la paralysie générale en particulier.

La diminution de l'acuité visuelle est le seul signe constant du début, le rétrécissement du champ visuel avec ou sans scotomes et la dyschromatopsie sont des plus inconstants. Le début est presque toujours mono-oculaire, mais presque toujours le second œil est pris peu de temps après le premier, quelques mois à un an ou deux au plus. Le début n'est jamais brusque, l'amaurose brusque est toujours passagère. L'évolution est lente, elle se fait généralement en deux temps : dans une première phase courte, de quelques mois à un, deux, trois ans au plus, le malade perd toute vision distincte; dans une deuxième phase très longue, dix, quinze, vingt ans et plus, ils conservent la notion du jour et de la nuit, parfois la notion des lumières, sans avoir aucune notion de la couleur ou de la forme d'aucun objet.

L'examen ophtalmoscopique montre comme seul symptôme la décoloration de la papille. Ce symptôme est constant dans les périodes avancées, mais l'amblyopie peut être déjà très prononcée sans que la pupille soit décolorée, et, d'autre part, une papille peut se montrer décolorée sans que l'on constate de diminution notable de l'acuité visuelle. Le degré de la décoloration de la papille est très variable et les colorations grise ou blanche peuvent se montrer indifféremment dans le tabes et dans la paralysie générale : on ne peut opposer une atrophie grise spinale à une atrophie blanche cérébrale.

Les *troubles d'origine encéphalique*, troubles oculo-pupillaires et oculo-moteurs, troubles auditifs, troubles de la sensibilité céphalique et surtout douleurs céphaliques, troubles psychiques sont particulièrement fréquents dans la forme amaurotique du tabes : c'est par leur fréquence plus que par leur importance que ces troubles donnent à notre sens au tabes amaurotique un aspect spécial. Les *pupilles* sont, non seulement immobiles, mais à peu près toujours inégales et déformées, irrégulières, fréquemment « obliques ovalaires », festonnées : tous ces signes sont plutôt, d'après les auteurs, symptomatiques de la paralysie générale que du tabes. Les *paralysies oculo-motrices* conservent le plus souvent l'aspect des parésies légères préataxiques, mais elles sont presque constantes et paraissent plus persistantes que celles du tabes vulgaire. La surdité est rarement complète, mais presque toujours l'*ouïe* est notablement diminuée. Des *douleurs céphaliques* intenses, le plus souvent frontales, parfois occipitales, existent dans plus de la moitié des cas au début de l'amaurose et cessent quand l'amaurose est à peu près complète.

Des *modifications psychiques* existent dans un très grand nombre de cas de tabes amaurotique : elles se limitent parfois à un trouble spécial du caractère et de l'intellect, à une véritable incoordination mentale ; d'autres fois, plus accusées, elles mènent à une véritable « folie tabétique ». Les troubles mentaux sérieux que l'on observe dans le tabes sont transitoires ou permanents : les troubles transitoires, rares, sont des bouffées délirantes généralement euphoriques et mégalomaniaques ; les troubles permanents consistent, soit en une diminution intellectuelle générale, une démence ordinairement tardive, soit en une psychopathie caractérisée par des idées de grandeur exceptionnellement, par des idées hypochondriaques et de persécution presque toujours. La prédominance de ces idées lypémaniaques et de persécution dans le tabes en général s'explique par l'existence de douleurs ; leur très grande prédominance dans le tabes avec cécité s'explique par l'existence très fréquente, dans les prémières phases de l'amaurose, d'une période d'irritation du nerf optique qui provoque des sensations visuelles colorées, des phosphènes : ces sensations suscitent facilement des hallucinations et du délire avec idées de persécution dans le cas où le cerveau est préalablement altéré.

Les *troubles spinaux* du tabes peuvent se rencontrer tous dans le tabes avec cécité, mais ils peuvent se montrer sous deux aspects. Parfois les douleurs fulgurantes sont très vives, les troubles de la coordination sont très accusés, les troubles de la sensibilité objective sont profonds et étendus ; on observe du côté des viscères des crises douloureuses très violentes, du côté des sphincters des troubles spasmodiques ou paralytiques très marqués, du côté de la puissance génitale une diminution considérable ou totale ; enfin la nutrition générale est très altérée : le malade est le type du tabétique ataxique classique, il n'en diffère que parce qu'il est aveugle et souvent par une série de troubles d'ordre céphalique, en somme, uniquement par des symptômes surajoutés.

Le plus souvent, au contraire, les troubles spinaux du tabes vulgaire sont *très minimes* : les douleurs ne sont pas très intenses et ne présentent pas nettement le caractère fulgurant, les troubles moteurs sont absolument minimes, le signe de Romberg lui-même n'existe pas, et ce n'est qu'en faisant mettre les malades à cloche-pied qu'on s'aperçoit de leur légère instabilité, les troubles vésicaux sont minimes et consistent seulement en un peu de retard du début de la miction ou en un peu d'incontinence des dernières gouttes, les troubles génitaux sont souvent tardifs et consistent en une diminution plutôt qu'en une abolition de la puissance sexuelle ; la nutrition générale est parfaitement conservée, les malades sont forts, gros, gras, leur face est colorée ; ils n'ont nullement l'air de tabétiques.

Tous ces troubles légers ne sont, en somme, guère plus marqués qu'on ne les trouve dans d'autres affections du système nerveux central, dans la paralysie générale en particulier. Ils peuvent même

faire complètement défaut et l'on est alors en présence d'amaurotiques syphilitiques, avec ou sans signe de Westphal comme
seul symptôme de lésion spinale.

Bien entendu, entre ces deux tableaux extrêmes on trouve tous les
intermédiaires, les tabétiques florides peuvent devenir tardivement
cachectiques et ataxiques ; les troubles importants de la motilité,
de la sensibilité, de la motricité et de la secrétion viscérales, de la
nutrition générale peuvent n'être pas tous associés ; mais les deux
tableaux n'en subsistent pas moins bien distincts dans la majorité
des cas de tabes amaurotique, et le type du tabétique floride, du
tabétisant, est bien plus fréquent que le type du tabétique vrai.

Les tabétiques amaurotiques présentent donc, à notre avis, un
ensemble de symptômes céphaliques qui, en dehors de l'amaurose, sont ceux du tabes vulgaire, mais sont dans cette forme
particulièrement fréquents ; quant aux troubles spinaux, ils les
présentent parfois tout aussi accentués que n'importe quel tabétique, mais généralement à peine ébauchés : il est cependant quelques-uns de ces symptômes qui sont souvent relativement un
peu plus marqués que les autres, ce sont, comme dans le tabes
vulgaire, les symptômes vésico-rectaux et surtout génitaux, en
somme les symptômes qui dénotent vraisemblablement une
altération prédominante de la partie inférieure de la moelle.

Y-a-t-il entre ces symptômes visuels et céphaliques d'une part,
spinaux d'autre part, une apparence de relation clinique ? Nous
ne le croyons pas. La cécité apparaît, en effet, beaucoup plus
souvent avant qu'après les symptômes spinaux graves ; mais
ceux-ci apparaissent presque toujours alors seulement que la
cécité est, depuis longtemps, complète ou du moins alors que le
malade n'a plus, depuis longtemps, que des impressions lumineuses ; cette seule constatation nous oblige à admettre que l'amaurose n'a pas d'action empêchante sur l'évolution ultérieure
des symptômes spinaux du tabes vulgaire.

Mais, de plus, quand la cécité apparaît après les symptômes
spinaux graves, après les douleurs fulgurantes, après les troubles

de la coordination, elle n'a pas sur eux, comme on l'a dit à tort, d'influence atténuatrice.

Les douleurs ne sont pas un symptôme permanent du tabes vulgaire, souvent elles n'en marquent que les premières étapes. Dans beaucoup de nos observations, les douleurs ont persisté jusque maintenant malgré la cécité ; dans d'autres, elles ont disparu, mais de si nombreuses années après la cécité, qu'il nous paraît tout à fait illogique de considérer leur disparition comme une conséquence de la cécité ; elles ont si rarement disparu peu après la cécité qu'il nous semble inutile d'invoquer dans ces cas exceptionnels l'influence de la cécité sur leur disparition : elles ont disparu uniquement parce que le processus spinal n'était plus en évolution active.

Quant aux troubles de la coordination, nous ne les avons jamais vu disparaître sous l'influence de la cécité : pourtant il existe des poussées d'incoordination au début du tabes ainsi que des paraparésies passagères : la connaissance de ces symptômes explique suffisamment la disparition de troubles moteurs récents observée chez deux seulement de nos malades, chez un seul peu de temps après la cécité, chez l'autre longtemps après : il n'y a pas lieu d'admettre que la cécité a eu une influence quelconque sur cette disparition.

Les conséquences cliniques très nettes que nous croyons pouvoir tirer de nos constatations portant sur quarante-cinq cas de tabes avec cécité sont les suivantes : *L'amaurose n'a aucune influence ni empêchante, ni atténuante sur les troubles spinaux du tabes* ; elle peut évoluer seule, avec ou sans quelques symptômes minimes de lésion des cordons postérieurs, symptômes qui ne dépassent guère en importance ceux que l'on observe très fréquemment dans la paralysie générale ; elle peut s'accompagner des signes d'un tabes vulgaire intense. Ces signes de tabes sont généralement postérieurs à l'amaurose, plus rarement antérieurs ; mais dans un cas comme dans l'autre, le début de l'amaurose et le début du tabes spinal sont généralement très distants l'un de l'autre, aussi distants que le début du tabes des paralytiques généraux ou de la paralysie générale des tabétiques quand il se produit des associations tabéto-paralytiques.

Cliniquement l'amaurose tabétique et le tabes vulgaire sont parfois associés, plus souvent isolés; leur étiologie est la même; à notre sens, ce sont *deux localisations distantes d'un même processus* qui n'ont entre elles qu'un rapport étiologique; le degré minime des symptômes de lésions médullaires cervico-dorsales fait penser qu'il n'y a probablement pas simplement propagation d'une localisation à l'autre. C'est presque par un abus de langage qu'on donne à l'amaurose des syphilitiques la dénomination de tabes amaurotique dès qu'elle s'accompagne de symptômes minimes de lésion des cordons postérieurs; les symptômes mentaux sérieux sont au moins aussi fréquents dans le tabes amaurotique que les symptômes spinaux graves, il n'y a presque pas plus de raison pour mettre l'amaurose sur le compte du tabes que sur le compte de la paralysie générale, par exemple. *Paralysie générale, tabes dorsal et amaurose des tabétisants, se présentent cliniquement comme trois localisations d'un processus morbide* qui frappe le système nerveux et ses enveloppes et dans la genèse duquel la syphilis joue un rôle tout à fait prépondérant, soit comme cause déterminante, soit comme cause prédisposante.

Voilà ce que nous montre l'étude clinique : nous pouvons ajouter dès maintenant que les recherches anatomiques que nous avons entreprises, nous ont conduit aux mêmes conclusions.

TABLE DES MATIÈRES

CORBEIL, IMPRIMERIE ÉD. CRÉTÉ. 271-04.

CORBEIL. — IMPRIMERIE ED. CRÉTÉ.

www.ingramcontent.com/pod-product-compliance
Ingram Content Group UK Ltd.
Pitfield, Milton Keynes, MK11 3LW, UK
UKHW022343130726
13694UKWH00006B/410

9 782013 580762